シリーズ日米医学交流◆2001

アメリカ・カナダ医学・看護留学へのパスポート

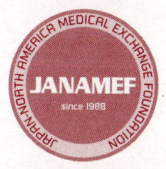

財団法人 日米医学医療交流財団／編

A PASSPORT FOR CLINICAL TRAINING IN THE NORTH AMERICA

はる書房

巻頭言

　日米医学医療交流財団（JANAMEF）は，1988年10月厚生省（現厚生労働省）の主管で認可を受け設立され，今年で13年目を迎えました．この財団の主活動は，北米での臨床研修や研究に従事される，あるいは現にされている日本の医学医療関係者の経済的助成，留学先の紹介，臨床研修に関するセミナーの開催，および北米等から来日される医療関係者の助成と来日者の医療トピックスを紹介して頂き，日米医学医療の交流をはかり，我が国ならびに世界の保健医療に寄与することであります．

　「日米医学交流◇2001 アメリカ・カナダ医学・看護留学へのパスポート」が，昨年に引きつづきシリーズの第2回目として上梓することができ，財団として大変喜ばしいことであります．

　今回は，在米の本間俊一先生と新原豊先生に特別に寄稿をいただきました．本間先生は，米国アルバート・アインシュタイン医科大学を卒業され，現在コロンビア大学循環器内科准教授として，また新原先生は，ロマ・リンダ大学医学部を卒業され，現在ハーバーUCLAの内科准教授として活躍されており，両先生ともご自身で数多くの日本人レジデントを育成されておられます．従って，留学をめざす医師にとって，厳しいながらも貴重な意見と励ましをいただき，大変参考になると確信しております．また，臨床研修を修了された多くの先生方が，自らご苦労された経験，今後の心得や反省すべき事柄など，血となり肉となる大切なポイントをご指摘いただき，臨床研修を目指されている方の座右の書となることでしょう．

　北米に留学される医師は，日本での研修と比較し幾倍ものご苦労がある反面，また楽しみもあり，本書によって激励され，21世紀の日本医学

教育および医療の改革者として苦労を乗り越え，夢を実現していただくべく熱いエールを送りたいと思います．

　なお，今回は新しく看護留学についても，貴重な留学の経験を紹介していただき，看護の領域においても最新情報を得られることと思います．

　最後になりましたが，編集にご尽力いただいた本財団の遠藤直哉常務理事，北嘉昭評議員に心から感謝いたします．

　2001年秋

　　　　　　　　　　　　　　財団法人　日米医学医療交流財団専務理事
　　　　　　　　　　　　　　　　　小玉正智

contents

巻頭言..1
小玉正智（財団法人 日米医学医療交流財団専務理事）

I部 夢実現への第一歩──それぞれの留学体験 PART2──

Chapter 1
コロンビア大学に見る日本人研究医たち....................9
本間俊一・杉岡憲一（コロンビア大学医学部循環器内科）

Chapter 2
マイアミ大学外科留学便り....................................21
西田聖剛（マイアミ大学医学部外科移植部門助手）

Chapter 3
国際保健と留学の役割..29
──ハーバード大学公衆衛生院修士課程を終えて
橋本洋之（NTT西日本大阪病院産婦人科）

Chapter 4
Johns Hopkins大学Wilmer Eye Institute発、留学のすすめ....41
山本 悟（ジョンズ・ホプキンス大学眼科）
●厳選に厳選を重ねた留学に役立つ情報集....................56

Chapter 5
Shortcomings to Sickle Cells..................................63
Yutaka Niihara, MD（Associate Clinical Professor of Medicine, UCLA School of Medicine, Harbor UCLA Medical Center）

Chapter 6
一般内科レジデントプログラムを終えて....................73
山田 亮（東京大学医学部附属病院アレルギー・リウマチ内科）

Chapter 7
プライマリ・ケア（総合診療）のスペシャリストをめざして....87
武田裕子（琉球大学医学部附属病院地域医療部）

Chapter 8
戦略的医学留学法 105
真野俊樹（株式会社大和総研企業経営戦略部）

Chapter 9
米国でAcademicな外科医となって 123
町　淳二（ハワイ大学医学部外科教授）

Chapter 10
一般内科・消化器病のさらなる研鑽を求め 133
──6年間の米国臨床留学を振り返って
谷口　誠（三井記念病院消化器内科医長）

● Short Exchage Program ●
Liver surgery and living donor liver transplantation at the University of Tokyo Hospital 146
Boonchoo Sirichindakul, MD（Department of Surgery, Chulalongkorn University, Bangkok, Thailand）

Ⅱ部　CSA特集──The First JANAMEF/NMRI Joint Seminar 2000 より──

Chapter 1
CSA　その実際と対策 151
新明裕子（元川崎市立川崎病院小児科研修医／現セント・ルークス・ルーズベルト病院）

Chapter 2
Clinical Skills Assessment（CSA）攻略の前に 159
伊藤澄信（国立病院東京医療センター内科医長／JANAMEF評議員）
　●資料1　コミュニケーション技法 179
　●資料2　習得すべき基本的診療態度 182

Ⅲ部　看護留学を実現するために

なぜ，アメリカ留学は人気があるのか 189
山村真佐枝（ニッポン・メディカル・クリニック，ロサンゼルス）

Chapter 1
アメリカ看護留学と就職事情 193
桑原直子（オレゴン・ヘルスサイエンス大学附属ドーンベッカーこども病院）

Chapter 2
臨床留学の実際 201
──カナダ・アメリカの留学体験から
東山由実（伊達赤十字看護専門学校外来講師）

Chapter 3
ロチェスター大学看護大学　大学院留学体験より ... 213
順子・ミルズ

Chapter 4
留学経験を看護教育の場に ... 225
谷口初美（佐賀医科大学医学部看護学科助教授）

解説
看護留学を実現するために ... 239
東山由実（伊達赤十字看護専門学校外来講師）

レポート
アンケート調査から明らかになった看護者の海外留学の実態 ... 251
高松聖子（東京大学大学院医学系研究科博士課程　保健医療情報学分野）

●ジュニアレポート● ... 271
オーストラリアのマクドナルドハウスを視察して
BUMC移植プログラムでの学習
パリ・アメリカ病院でのプライマリーケア短期臨床研修
ワシントン大学での基礎医学実験入門
Japanese Medicine in the 21st Century : An American Medical Student's Exchange Experience
亀田総合病院における研修制度

資料1　2002年度JANAMEF　研修，調査・研究助成募集要項 ... 297
資料2　JANAMEF助成者リスト ... 303
　　　　2000-2001年度助成者リスト（医師A項）
　　　　1989-2001年度助成者リスト（医師B項，看護婦，歯科医，薬剤師その他の医療者）
資料3　環太平洋・アジア基金 ... 311
資料4　AMPPフェローシップ ... 313
資料5　助成団体への連絡および，留学情報の問い合わせ先 ... 315

あとがき ... 317
遠藤直哉（JANAMEF常務理事，出版・広報委員会委員長）／北　嘉昭（JANAMEF評議員）

執筆者紹介 ... 321

I部
夢実現への第一歩
それぞれの留学体験　PART2

Chapter 1
コロンビア大学に見る日本人研究医たち

コロンビア大学医学部循環器内科　助教授　**本間俊一**
客員研究員　**杉岡憲一**
Echocardiography Laboratory
Division of Cardiology, Department of Medicine
Columbia University's College of Physicians and Surgeons

●要旨

　コロンビア大学医学部（Columbia University's College of Physicians and Surgeons）は，大都市ニューヨークにある歴史ある大学医学部です．我々の循環器内科心エコー・ラボ（Echocardiography Laboratory, Division of Cardiology, Department of Medicine）は心エコーに関する臨床，研究をとおして，アメリカ合衆国，さらには日本を含む世界の医学，医療に貢献していこうと努力しています．我々はまた，医者，医学研究者，医学生の教育にも力を注いでいます．ニューヨークに来る日本人医学留学生のサポートも積極的に行いたく思っています．

●研修プログラムと留学生および研究者の受け入れ

　コロンビア大学医学部は，1767年に創立されたアメリカ合衆国で最も歴史ある医学部の1つです．本学部は，これまでノーベル賞受賞者を含め，数多くの優秀な科学者，教授を輩出しています．このうち循環器内科（Division of Cardiology）からは，心臓カテーテル検査法を開発したDr. Andre CournandとDr. Dickinson Richardの2人のノーベル賞受賞者がいます．

コロンビア大学医学部は，マンハッタン（Manhattan）の北西部にあたるワシントンハイツ地域（Washington Heights section）にあり，ハドソン河のほとりに位置します．晴天の日には，ハドソン河をはさんでお隣のニュージャージー州を一望することができます．また，マンハッタンの中心であるミッドタウンにも地下鉄で25分の便利な場所にあります．医学部には日本の医学部附属病院にあたるThe Presbyterian Hospital of New York-Presbyterian Hospitalが隣接し，臨床病院としてはもちろん研修，研究病院としても重要な役割を果たしています．

　この区域は医学部，New York-Presbyterian Hospital，図書館，さらに多くの研究，臨床センターからなるColumbia-Presbyterian Medical Centerを形成しています．現在，50人を越える日本からの研究者，研究医がここで研究に従事しています．

1000万ドルを越える研究基金

　現在，循環器内科は総勢110人のスタッフで構成されています．心臓カテーテル，心エコー，心臓核医学，心電図などの通常のラボに加え，Dr. Thomas Bigger（不整脈），Dr. Molton Parcker（心不全），Dr. Andrew Marks（分子心臓病学），Dr. Paul Cannon（Niric Oxideの研究），Dr. Steven Bergman（PET）などの多数のユニークな医学研究者や医者のラボも当科に属しています．

　循環器内科の研究活動は非常に活発で，毎年1000万ドルを越えるNational Institute of Health（NIH）からの研究基金を得ています．また毎週，全米から各分野の高名な循環器学研究者を招待して講演をしていただき，スタッフ，fellowの医学知識の向上に努めています．

　臨床面においてもアメリカ有数の基幹施設として地域に日々高度な医療サービスを提供し，市民に大きな信頼を得ています．当科では事務局長であるCathy R. Flaminoが外部からの問い合わせに対応しています．（連絡先は後述）

コロンビア大学循環器内科の研修プログラム
(Fellowship Training Program)

　当科では，15人のclinical fellowと8人のadvanced fellowのためのプログラムを用意しています．clinical fellowの研修プログラムは，3年間の一般内科研修プログラム修了者を対象とする3年または4年間の循環器内科研修プログラムです．

　通常，循環器内科clinical fellowの5つのポジションに対して全米から300から400の応募があり，大変狭き門となっています．3年間の研修プログラムに対しては1年間の研究期間が，4年間の研修プログラムに対しては2年間の研究期間がそれぞれ組み込まれています．

　さらにadvanced fellowは，循環器内科のclinical fellow研修プログラムを修了した後，心臓カテーテル検査，心エコー検査，心臓核医学検査などの特定の専門領域に関してより深く研修または研究をおこないます．

　当科では近年，NIHから基金を得てfellowが幅広く研究分野にも参加して研修，研究生活を有意義に過ごせるように，資金面からもこれらの研修プログラムをサポートしています．

心エコー・ラボ（Echocardiography Laboratory）について

　私（本間）は心エコー・ラボのDirectorであると同時に，循環器内科のAssociate Chiefでもあります．我々の心エコー・ラボを訪れる患者の数は，年間約1万3000人にものぼります．一般的な経胸壁心エコー検査（transthoracic echocardiography）はもちろん，経食道心エコー（transesophageal echocardiography），運動負荷心エコー検査（stress echocardiography）にも力を入れています．心エコー・ラボには8人のスタッフと9人のエコー技師，4人の研究技師，6人の秘書，日本人2人を含む5人のfellowと日本からの客員講師1人がいます．

　日本からは，大阪市立大学医学部第一内科非常勤講師の穂積健之先生，大阪市立大学医学部第一内科の循環器内科から杉岡憲一先生，獨協医大越谷病院循環器内科から三宅由美子先生が研究留学中です．また，我々

のラボはかつてPhilippine Heart Centerからも数人の留学生を受け入れた経験もあり,今後マレーシア大学（Malaysia University）からの留学生,研究者も受け入れていく予定です．

さらに，本学の多数の内科系研修医が我々の研究プログラムに毎年参加し，実績を残しています．このような研究経験は，研修医にとって将来非常に役立つことであると我々は考えております．また，循環器内科以外のその他のラボも，我々のラボと同様に医学生や医学部卒業生が積極的に研究に参加できるように協力しています．

心エコー・ラボでは，NIHから5年間に600万ドルを越える研究費を得ています．研究内容が豊富で数多いために，臨床研究と動物基礎研究のラボを分けています．リサーチ・ラボには，Acuson Sequia, Agilent 5500, リアルタイム3D（Volmetric社）などの最新鋭エコーマシンを研究専用マシンとして使用できるようにしています．それに加え，TomtecやEcho–Tech Systemのような三次元再構築ソフトウェアなど多くのソフトウェアもそろえています．

技師もマシンも，臨床エコーと研究エコーに完全に分離分業し，臨床と研究が重複することのないように，そして効率的に研究がおこなえるように配慮しています．

●心エコー・ラボの研究テーマと日本人研究者

それでは，主な研究テーマに関してさらに詳しく紹介していきます．

(1) 心原性脳塞栓症（Cardioembolic Stroke）についての研究

全ての虚血性脳血管疾患のうち約40％は原因が特定できず，"cryptogenic stroke"と呼ばれています．我々は経食道心エコーを使用して脳虚血発作の原因を同定する数多くの研究をしてきました．

卵円孔開存（patent foramen ovale）が脳虚血発作の潜在的な危険因子の1つであることを見つけ出し，脳虚血発作の危険因子としてのPFOの経

食道心エコーにおける特徴を検討する臨床研究を他の施設に先駆けておこなってきました．この研究は，全米47施設が参加しているNIHの大規模研究である"PFO in Cryptogenic Stroke Study（PICSS）"のおおもととなった研究です．

この大規模研究は，経食道心エコーでPFOが存在するcryptogenic stroke患者において，さらなる脳虚血発作の再発予防目的の抗凝固療法の治療効果を評価するものです．2001年現在，本研究はデータ解析の段階に入っています．

我々はさらに，脳虚血発作の既往があり，経食道心エコーで大動脈内にプラーク（plaque）が存在した患者の発作再発を予防する治療法も開発していきたいと考えています．また，人種間の脳虚血発作の危険因子を検討するNIHの研究にも携わっており，これまで2000人以上の患者の経食道心エコー検査をおこなってきました．心エコー・ラボのAssociate DirectorのDr. Marco Di Tullioが中心となってこの研究をすすめています．

(2) 血管内皮機能（Endotherial Function）

我々は，血管内皮機能をエコーを使用して非侵襲的に評価する研究もすすめています．これまで約1000人の患者に対して，エコーを使って反応性充血（reactive hyperemia）に対する上腕動脈径の変化を測定し，内皮機能を評価してきました．さらにこれらの患者を様々な側面から予後を評価するために追跡調査を続けています．

当ラボのDr. Henry Wuがリポ蛋白（a）と内皮機能との関連を評価する研究においてNIHから研究費を提供されています．彼はさらに，リポ蛋白（a）の種類や異なる人種間での内皮機能についても検討しています．日本から留学中の三宅由美子先生もこの研究，解析に携わっています．

わがラボはNIHの大規模研究であるMulti-Ethnic Subclinical Atherosclerosis Study（MESA）にもアメリカ国内の参加6研究施設の1つとして参加しています．この研究はエコーによる内皮機能検査，MRI，CTなどの様々な非侵襲的検査結果と予後との関連を評価する研究です．

それぞれの施設で2年以上かけて1200人の患者データを集め，それらを10年間追跡調査する予定です．この研究は大規模なため他の研究とは独立しておこなっています．

このようにリサーチ・ラボの患者数は多く，全ての研究をあわせると内皮機能検査だけで1日に患者数が8人にもなることがあります．

(3) マウスによるエコー研究（Murine Echocardiography）

エコー・ラボには，動物研究用の小動物実験室があります．我々のAcuson SequoiaとAgilent 5500エコーマシンに高周波トランスデューサーを装備し，マウスエコー研究のために使用しています．我々のラボには特にマウスエコーのトレーニングを受けた技師（Rui Lui）がいます．

これまで何人かの日本人フェロー（卓馬紳先生；JANAMEF Fellow 1998，末広光太郎先生）がこの分野の発展に貢献してきました．現在は，杉岡憲一先生を中心にマウスエコーの研究，解析をおこなっています．

(4) 三次元エコー研究（3–dimensional Echocardiography）

三次元エコー研究は重要なエコー研究分野です．三次元エコー法により，容量や重量の正確な測定や複雑な心臓内構造物の評価が可能です．我々はリアルタイム3Dエコーを使用してこのマシンが運動負荷エコー検査においても有用であることや，エコー検査時間の短縮に貢献できることを報告してきました．

我々はまた，コロンビア大学工学部（Columbia University's School of Engineering）との共同研究で，リアルタイム3Dエコーを使って自動定量測定をする新しい方法を開発しました．工学部の学生の1人であるElsa Angeliniは"Development of Brushlet analysis for use in real–time 3–Dimensional Imaging"というテーマで博士号を得ました．

三次元エコー法は右室容量の測定が要求される先天性心疾患の患者や，2Dエコーで評価するのが難しい複雑な心臓内構造物を評価することにも有用です．当エコー・ラボの卓馬紳先生，Dr. Deborah R Gersonyがこの分

野の研究をおこなっています．

(5) 冠動脈予備能の評価（Coronay flow reserve）

近年の心エコーの発達により，カラードプラ経胸壁心エコー（transthoracic color Doppler echocardiography）を用いて冠動脈の描出が可能となり，アデノシン（adenocine）の静脈注入によって冠動脈予備能の評価を心臓カテーテル検査なしで非侵襲的におこなうことができます．

我々はこの方法を用いて，様々な冠動脈疾患の危険因子が冠動脈予備能に与える影響について研究をしています．この分野の研究に関しては穂積健之先生が中心になっておこなっています．

(6) 超音波療法（Ultrasound–Based Therapeutics）

超音波療法は大変興味深い新しい研究分野です．超音波は現在臨床ではほとんどが診断目的で使用されていますが，治療法としての超音波の研究が発達してきたことにより様々な疾患の治療に役立つ可能性がでてきました．

我々は，低周波のfocused ultrasoundを使用して不整脈治療と同じように心筋組織アブレーションをおこなえる技術を開発するため，最近NIHから研究費を得ました．この研究プロジェクトは，基礎超音波研究の盛んな研究施設であるRiverside Institute in New York Cityとの共同でおこなわれます．

● 関連ラボの紹介

これまで述べてきたように，我々のラボは多くの施設やラボとの幅広い協力体制が整っています．このような結果が，ラボの研究活動の活性化につながっています．現在，共同研究をおこなっているラボを紹介します．

・**Dr. Pinskyラボ**　　Dr. David Pinskyは，心臓移植後の血管障害に関

する病態生理学が専門分野です．彼のラボにも多くの日本人フェローが研究留学しています．また，多くのNIHからの研究費を得ています
　・**Dr. Manciniラボ**　　Dr. Donna Manciniは，アメリカで最大の臨床心臓移植プログラムのDirectorです．心不全に伴う骨格筋代謝に関する研究を主にしています
　・**Dr. Burkhoffラボ**　　Dr. Daniel Burkhoffのラボは，心不全患者に対する様々な装置の開発研究を専門としています．多種の心臓補助装置が彼のラボで開発されています．彼のラボでも数人の日本人研究留学生を受け入れています

　また，我々の病院を代表する日本人スタッフの1人に中好文先生がいます．彼は大阪大学で臨床トレーニングを受け，コロンビア大学にfellowとして来米した後，心臓外科医のスタッフとなっています．現在は研究のみならず，心臓移植などの臨床活動にも精力的に取り組んでいます．

●アメリカ日本人医師会（Japanese Medical Society of America）によるサポート

　アメリカ日本人医師会はアメリカ，特にニューヨーク在住の医師間の交流を深めるための組織です．医師会の会長は世界的に有名な乳腺外科医である，Dr. Roy Ashikariが務めておられます．私，本間は医師会の副会長であり，その育英会の会長も兼任しています．このアメリカ日本人医師会からは毎年，アメリカの医学，歯学，看護学校で勉学に励んでいる日本人学生に奨学金を給付しています．また，多くの医師会員は日本でもよく知られており，日本国内でもしばしば医学講義や発表をしています．

ニューヨークにおける留学生活
　ニューヨークは，世界の経済，政治の中心であるとともに，芸術，文

【留学先の情報】
Cathy R Flamino
Chief
Divisional Administrator
Division of Cardiology, Department of Medicine
Columbia University
New York Presbyterian Hospital PH3-137
630 West 168th Street
New York, NY 10032
Tel: +1-212-305-4712
Fax: +1-212-305-6937
e-mail ● cf193@columbia.edu

本間俊一　Shunichi Homma, M.D.
Director of Echocardiography Laboratories
Associate Chief of Division of Cardiology
Associate Professor of Medicine
Division of Cardiology, Department of Medicine
Columbia University
New York Presbyterian Hospital PH3-342
630 West 168th Street
New York, NY 10032
Tel: +1-212-305-9875
Fax: +1-212-305-9049
e-mail ● sh23@columbia.edu

杉岡憲一　Kenichi Sugioka, M.D.
e-mail ● ksugioka@hotmail.com
三宅由美子　Yumiko Miyake, M.D.
e-mail ● ymmiyake@hotmail.com

【研究情報】

Marco Di Tullio, M.D.
e-mail ● md42@columbia.edu

Henry Wu, M.D.
e-mail ● hdwl@columbia.edu

穂積健之　Takeshi Hozumi, M.D.
e-mail ● th318@columbia.edu

Deborah R Gersony, M.D.
e-mail ● drg5@columbia.edu

コロンビア大学　Columbia University
URL ● http://www.columbia.edu/

心エコーラボ　Echocardiography Laboratory
URL ● http://cpmcnet.columbia.edu/dept/cardiology/echo/

化のメッカでもあるエキサイティングな街です．ニューヨークバレー団やメトロポリタンオペラハウスのあるリンカーンセンターは病院から地下鉄でわずか20分のところにあります．また，有名なブロードウェイ・ミュージカルも毎年多くの観光客を魅了しています．メトロポリタン美術館やグッゲンハイム美術館などの数多くの美術館，博物館もこの街に点在しています．

　マンハッタン島の真ん中には広大なセントラルパークが広がり，夏にはフリーコンサートなどのイベントが数多く開催され，市民の憩いの場となっています．若者のファッションの最先端をいくニューヨークには

五番街，ソーホーなどがあり，ショッピングにも事欠きません．また多くの日本食レストランや日本食スーパーマーケットをはじめ，世界の食材が集まっています．

　当大学では短期間留学のために病院寮も用意しています．比較的長期の留学生のためには大学の所有するアパートを使用することができます．多くの日本人フェローがここでお互いに知り合い，日本に帰国後もよい友好関係を続けていると聞いています．我々は，このようなニューヨークでの貴重な経験をできるだけ多くの方々が体験できるように，これからもサポートしていこうと考えています．

【参考文献】
〔経食道心エコーによる脳塞栓症に関する研究（Cardioembolic stroke research using transesophageal echocardiography）〕
1) Di Tullio M, Sacco RL, Gopal A, Mohr JP, Homma S. Patent foramen ovale as a risk factor for cryptogenic stroke. Ann Intern Med. 1992 117: 461–5.
2) Di Tullio M, Sacco RL, Venketasubramanian N, Sherman D, Mohr JP, Homma S. Comparison of diagnostic techniques for the detection of a patent foramen ovale in stroke patients. Stroke 1993 24: 1020–4.
3) Homma S, Di Tullio M, Sacco RL, Mihalatos D, Li Mandri G, Mohr JP. Characteristic of patent foramen ovale associated with cryptogenic stroke. A biplane transesophageal echocardiographic study. Stroke 1994 25: 582–6.
4) Santiago D, Warshofsky M, Li Mandri G, Di Tullio M, Coromilas J, Reiffel J, Homma S. Left atrial appendage function and thrombus formation in atrial fibrillation–flutter: a transesophageal echocardiographic study. J Am Coll Cardiol. 1994 24: 159–64.
5) Homma S, Di Tullio MR, Sacco RL, Sciacca RR, Smith C, Mohr JP. Surgical closure of patent foramen ovale in cryptogenic stroke patients. Stroke 1997 28: 2376–81.
6) Di Tullio MR, Sacco RL, Savoia MT, Sciacca RR, Homma S. Gender difference in the risk of ischemic stroke associated with aortic atheromas. Stroke 2000: 31:2623–7.

〔血管内皮機能（Endotherial function）〕
7) Fard A, Tuck CH, Donis JA, Sciacca R, Di Tullio MR, Wu HD, Bryant TA, Chen NT, Torres–Tamayo M, Ramasomy R, Berglund L, Ginsberg HN, Homma S, Cannon PJ. Acute elevations of plasma asymmetric dimethylarginine and impaired endothelial function in

response to a high-fat meal in patients with type 2 diabetes. Arterioscler Thromb Vasc Biol. 2000: 20: 2039–44.
8) Katz SD, Balidemaj K, Homma S, Wu H, Wang J, Maybaum S. Acute type 5 phosphodiesterase inhibition with sildenafil enhances flow–mediated vasodilation in patients with chronic heart failure. J Am Coll Cardiol. 2000 36: 845–51.

〔マウスによるエコー研究（Murine Echocardiography）〕
9) Suehiro K, Takuma S, Cardinale C, Hozumi T, Shimizu J, Yano H, Di Tullio MR, Wang J, Smith CR, Burkhoff D, Homma S. Assessment of segmental wall motion abnormalities using contrast two–dimensional echocardiography in awake mice. Am J Physiol Heart Circ Physiol. 2001 280: H1729–35.
10) Kocher AA, Schuster MD, Szabolcs MJ, Takuma S, Burkhoff D, Wang J, Homma S, Edwards NM, Itescu S. Neovascularization of ischemic myocardium by human bone–marrow–derived angioblasts prevents cardiomyocyte apotosis, reduces remodeling and improves cardiac function. Nat Med. 2001 7: 430–6.
11) Takuma S, Suehiro K, Cardinale C, Hozumi T, Yano H, Shimizu J, Mullis–Jansson S, Sciacca R, Wang J, Burkhoff D, Di Tullio MR, Homma S. Anesthetic inhibition in ischemic and nonischemic murine heart: comparison with conscious echocardiographic approach. Am J Physiol Heart Circ Physiol. 2001 280: H2364–70.
12) Wang CY, Aronson I, Takuma S, Homma S, Naka Y, Alshafile T, Brovkovych V, Malinski T, Oz MC, Pinsky DJ. cAMP pulse during preservation inhibits the late development of cardiac isograft and allograft vasculopathy. Circ Res. 2000 86: 982–8.

〔三次元エコー（3–dimensional echocardiography）〕
13) Takuma S, Zwas DR, Fard A, Wu H, Chaudhry H, Di Tullio MR, Ota T, Homma S. Real–time, 3–dimansional echocardiography acquires all standard 2–dimensional images from 2 volume sets: a clinical demonstration in 45 patients. J Am Soc Echocardiogr. 1999 12: 1–6.
14) Zwas DR, Takuma S, Mullis–Jansson S, Fard A, Chaudhry H, Wu H, Di Tullio MR, Homma S. Feasibility of real–time 3–dimensional treadmill stress echocardiography. J Am Soc Echocardiogr. 1999 12: 285–9.
15) Angelini ED, Laine AF, Takuma S, Holmes JW, Homma S. IEEE Transactions on Medical Imaging 2001;20:457–69.16. Takuma S, Ota T, Muro T, Hozumi T, Sciacca R, Di Tullio MR, Blood DK, Yoshikawa J, Homma S. Assessment of left ventricular function by real–time 3–dimensional echocardiography compared with conventional noninvasive methods. J Am Soc Echocardiogr. 2001 14: 275–84.

Chapter 2
マイアミ大学外科留学便り

マイアミ大学医学部外科　移植部門助手　**西田聖剛**

JANAMEF Fellow 1997
University of Miami/Jackson Memorial Medical Center
Department of Surgery, Division of Transplantation

●要旨

　鹿児島大学を卒業後，鹿児島大学第二外科にて外科，心臓血管外科，消化器外科を研修し，外科認定医，消化器外科認定医を取得後，消化器外科を専攻し関連施設9施設および奄美大島，屋久島，甑島に出張する．

　鹿児島大学第二外科部外研究生とし，平明名誉教授指導のもとブタ小腸移植，多臓器移植の実験を約2年間おこなう．1997年より平名誉教授，医局の先輩，当時ピッツバーグ（Pittsburgh）大学藤堂省教授のご尽力にてDr.Tzakis，Dr. Millerの指導するマイアミ大学医学部外科移植部門にclinical fellowとして留学する．肝移植，小腸移植，腎移植，膵移植を研修する．

　2000年より，マイアミ大学のAttending Surgeon, Assistant Professorとなる．鹿児島大学第二外科所属の医局員でもある．肝移植，小腸移植を専攻する．

●移植部門としては one of the active program

　マイアミはフロリダ州の南部に位置し，キュウバ系米国人，ラテン系米国人がmajorityの南アメリカへのGatewayの都市です．気候は年中暖かく，四季はありません．

マイアミ大学医学部外科移植部門でのこの1年を紹介します．Dr. Tzakis率いる肝小腸移植部門とDr. Miller率いる膵, 腎移植部門よりなり, 肝小腸部門に6人のAttending Surgeon, 膵腎部門に3人のAttending Surgeon, 両部門に属するclinical fellow 7人, physician assistant 3人 resident 2人で構成されています．

肝移植プログラムの実際

1年間で肝移植は約210例, 多臓器小腸移植20例, 腎移植160例, 膵移植30例がおこなわれました．肝移植では──以前にしていたが成績がよくなく中止していた──cadavaric in situ splitingを再開しました．これは，脳死のドナーの肝臓をハーベストの時に生体肝移植のように右葉と左葉にわけて，2人の患者さんに別々に移植するもので，確実で素早い外科的な技術と適切な患者選択，上手な時間の管理が要求されます．

生体肝移植，小児の肝移植で技術を磨いたことにより，以前起こしていた合併症をすべて克服し，2人の患者さんが元気に約2週間で退院するようになりました．1人のドナーで2人の患者さんを救うドナー不足の解決のための努力がなされています．過去の失敗を必ず克服するDr. Tzakisの執念を見せつけられました．

HBcore抗体陽性ドナーよりの肝移植もおこなわれています．主にB型肝炎肝硬変の患者さんに移植しています．普通のドナーと変わらぬ成績を出しています．B型の患者さんは血液中のDNAを測定し，陽性例にはLamivudine150mg／日とHBIG（抗B型ガンマグロブリン）10000unit／日を術後7日とその後2週間に1回3ヵ月間投与しています．陰性の人はLamivudineのみの投与で好成績を出しています．

ほぼB型肝炎はunder controlの状態です．C型肝炎は移植後の再発が依然として起きています．HCV-RNA量の定量がなされ，InterferonとRibavirinの併用療法がおこなわれています．最近Peginterferonという週1回投与の血中濃度が持続する新しい製剤がでて，成績が期待されています．

小児のみならず，成人に対する生体肝移植もおこなわれるようになりました．血液型O型は，waiting listがとても長く，主にO型で体重の小さな人でそれほど病状の進行していない人を対象とするようにしています．

最新ドナー事情

心停止ドナーよりの移植もおこなわれています．これは，ほとんどがcontrol non heart beating donorといって，いろいろな理由で家族が臓器提供を心停止の後に行うようと申し出た例がほとんどで，人工呼吸器をはずし心停止を待ち，第三者の医師が死亡宣告をした後にハーベストを開始します．warm ischemiaは15-20分程度です．約50％くらい使用しています．

高齢者ドナーも増えています．最高齢は87歳でした．60歳以上の場合は何か問題はないか，とても慎重に選択されています．問題のある例はほとんど使用しません．

年間200例の移植に対して約350例のハーベストがあり，その背景には約800例のドナーの申し出がなされています．誰がどのドナーを使用するかにあたりいろいろな決まりがありますが，基本的には小選挙区のように米国中が地割りされており，その区の人に最優先権があります．

患者さんの状態により，Status 1，2a，2b，3と分かれており，さらに待ち時間の要因が加味され各地区の患者さんに順位がつけられています．同じ州内にStatus1の人がいるとマイアミ大学でハーベストされてもよその病院へ送られることになります．マイアミの区内でのドナーの場合はマイアミ大学に決定権があります．候補者を区内に見つけられない場などでは全米で地域を加味したうえでネットワーク上で患者が選ばれます．

成長著しい小腸移植

小腸移植は成績がますます向上しMedicareの認可がマイアミ大学に下りました．これは，日本でいうところの保険適応として認められたことにあたり，実験的医療より治療として確立されたと評価されています．

ネブラスカ，ピッツバーグ，マイアミの3大学に限定されています．Dr. Tzakisは大喜びでした．

1994年より始まったマイアミ大学での小腸移植は110例をこえ，CD52AntibodyのCampathや，anti IL-2receptor antibodyのZenapaxが臨床に用いられるようになり，その治療成績は近年著しく改善してきています．Rejection monitoringとinfection controlが課題です．マイアミ大学の移植部門は米国でもone of the active programとして高い評価を受けています．

●実験から臨床へ

私の経歴を紹介します．私は鹿児島大学第二外科の所属する医局員です．父が，外国航路の船員で子供の頃，外国にいて仕事をしてみたいとぼんやりと思ったりしながら育ちましが，ごく普通に1986年に鹿児島大学を卒業後，1987年に第二外科に入局しました．以後，関連施設で研修後，外科認定医，消化器外科認定医を取得し，一般臨床を約10年しました．

その間，日南市，宮崎市，鹿児島市，下関市，奄美大島，屋久島，甑島などに出張しました．1995年より部外研究生として，鹿児島大学第二外科で，当時の教授でいらっしゃった平明名誉教授の指導のもと，ブタの小腸移植，多臓器移植実験を2年間おこないました．

その間，実験を援助していただいた，以前ピッツバーグ大学に留学していたことのある先輩の生駒明先生より，「西田君，ECFMG certificateをとって臨床を勉強してくるといいよ」といわれ，単純にUSMLEを受験しました．Step 2の臨床は小児科，産婦人科を勉強し，あとは勘で運よくとおりました．

Step 1の基礎は一生懸命勉強し通り，TOFELで英語試験を代用しECFMG certicuteを取得しました．鹿児島から東京まで行くのは大変でしたが，どちらも運よく1回で合格しました．その後，先輩の学会発表

について，ピッツバーグ大学に見学に訪れる機会がありました．

　その後，実験を仕上げ，1997年，平明名誉教授，先輩の浜田信男先生，当時ピッツバーグ大学の藤堂省教授のご尽力，鹿児島大学第二外科医局の back up で，University of Miami, Department of Surgery, Division of Transplantation の Dr.Tzakis のもとで clinical fellow として研修する機会を得ました．鹿児島大学第二外科に赴任された，坂田隆造教授のご理解もあり，今日までマイアミ大学で働いています．

●Attending Surgeonへの道

　1997年7月より，clinical fellow として働き始めました．言葉，習慣，制度のちがいでいろいろと苦労しました．当直は大変に忙しく，電話でのやりとりも多く聞き取れずに何回も聞き直していました．話す方もなかなか上達しませんでした．さんざん怒鳴られましたが，手術は特に問題なくすぐに慣れました．

　国民性，personality，言葉の違いによるものと思います．外国人であるがためのいろいろな苦労も経験しました．特に気にせず，何もさせてもらえないときは，英会話の勉強にきたと思って楽しく過ごしました．2年目はいろいろな経験をもとに，習慣，仕事の運び方，言葉の問題も減少し，いろいろな機会に恵まれました．

　技術的には，鹿児島大学の実験室で繰り返しおこなった移植実験の経験が大変役に立ちました．この間の経験を振り返ってみますと，目的を明確にし，何をそのためにするかがとても大事であったように思われます．健康な体と強い精神力が必要と思われます．

　2年目がおわり，貯金も減少してきたし帰国しようかと思いました．当時マイアミ大学の Attending であった，Dr.Antonio Pinna と相談し，もう1年残ることにしました．家族は，子供の教育，財政事情等の理由で帰国しました．

　3年目に license のこと，将来どうなるかわからないので USMLE Step 3

をとりました．これは大変に苦労しました．勉強の時間がとれないこと，仕事が忙しいこと，Step 3の出題内容は，倫理，習慣の出題が多く，制限時間内に多くの文章題と取りくまねばならずに苦労しました．吐き気がするほど大変きつく，もう受けたくないと思いましたが，大阪大学より留学されていた山本慎治先生や家族に励まされ，3度目で合格しました．

肝移植手術の経験もいろいろと積めましたので，そろそろ帰国しようかと考えました．再度Dr. Tzakisよりもうしばらくうちでやらないか，visaとpostは用意すると言われ，いったん帰国し，教授や医局の先輩と相談し，マイアミ大学でしばらく働くことにしました．

Dr. Pinnaの帰国

2000年8月より，マイアミ大学のAttending Surgeonとなりました．Asisstant Professor of Clinical Surgeryのjob titleとofficeとsecretaryをもらいました．雑用は激減しました．実験，学会活動や論文執筆の機会が得られました．仕事内容も少し変わり，ドナーを使うか使わないかを決める当番をするようになりました．多臓器，小腸移植，小児のドナーに行くことが増えてきました．肝移植は術者として入るようになりました．

この間，師匠としていたDr. PinnaがイタリアのUniversity of ModenaにProgram Directorとして迎えられ，帰国しました．移植のすべてを彼より学びました．術者としての心構え，問題が起きたときの対処の仕方，技術の向上，肝切除，血管吻合，糸結び，知識，体力，気力，戦略すべてに妥協なく厳しく教えられました．

困ったときはe-mailで相談しています．1つひとつの動きにすべて理由があるというのが彼の理論でした．頭と腕を磨き彼に近づきたいと考えています．

2001年5月には米国のDDW（Digestive Disease Week）でマイアミ大学の小腸移植95例を発表する機会に恵まれました．すべての準備を自分でおこない，私の英語を会場の参加者が理解してくれたこと，質問をすべ

【留学先の情報】
Andreas G. Tzakis, M.D.
Director
Highland Professional Building 5th floor
1801 N.W.9th Avenue
Miami, FL 33136, USA
Tel: +1-305-355-5010
Fax: +1-305-355-5124
e-mail ● atzakis@med.miami.edu

て理解でき，それに答えられたことが，とても大きな喜びでした．また同僚友人でもあるICUの看護婦，ミッシェルより最近以下のように言われました．

"Seigo, you did not speak English at all, when you first came here. You are doing good liver transplant now. How do you feel?"

"Thank you. My pleasure. It's not a big deal. I will do what I have to do. That's all."

と答えました．これからも，時間と機会を無駄にせぬよう精進していこうと考えています．

　　　　　＊　　＊　　＊

同僚の日本人の先生に恵まれました．clinical fellowとしては，大阪大学より，田村純人先生，山本慎治先生が苦楽をともにしました．

私は日本の医局制度と米国のトレーニングと両方を経験しましたが，どちらも長所，短所があると思います．どのような形で留学するにしろ，どこで働くにしろ，各自がそれぞれの価値観でよしあしを判断すべきことだと思います．

日本の医療が移植を含め，発展し続けていくこと，私の経験がいつの

日か日本で生かされることを希望します．

　いろいろ支援してくれる両親，正道・タミ子，小坂則敏・ムツと，妻紀子をはじめとした裕太郎，健太郎，俊太郎の家族，そして鹿児島大学第二外科医局の皆様に深く感謝いたします．

【参考文献】
1) Nishida S, Komokata T, Ogata S, Ikoma A, Hamada N, Matsumoto H, Ushijima T, Tanaka K, Yoshida H, Taira A. Allograft rejection of small bowel transplantation in pigs. Surgery Today 1998; 28: 1138–45.
2) Nishida S, Komokata T, Ogata S, Ikoma A, Hamada N, Tanaka K, YoshidaH, Taira A. Small bowel rejection in isolated small bowel transplantation and in multivisceral transplantation: a comparative study in a large animal model. In Vivo 1998; 12: 259–66
3) Seigo Nishida, David Levi, Tomoaki Kato, Jose R Nery, Naveen Mittal, Juan Madariaga and Anderas G Tzakis. Ninety-five cases of Intestinal transplantation at the University of Miami. Journal of Gastrointestinal Surgery 2001 (on press)
4) Seigo Nishida, Antonio Pinna, Roberto Verzaro, David Levi , Tomoaki, Kato , Jose Nery, Shinji Yamamoto, Rajender Reddy, Phillip Ruiz, Andreas Tzakis. Domino Liver Transplantation with end-to-side infrahepatic vena cavocavostomy. Journal of the American College of Surgeons. 2001;192:237
5) S Nishida, A Pinna, R Verzaro, D Levi, T Kato, F Khan, J Nery, D Weppler, A Tzakis. Sirolimus (Rapamycin) –based rescue treatment following chronic rejection after liver transplantation.Transplantation Procedings 2001 ;33:1.
6) R Verzaro, S Nishida, M Angelis, F Khan, A Tzakis. Thoracoabdominal bypass graft with liver retransplantation for the treatment of a pseudoaneurysm of the supraceliac aorta after liver transplantation. Pediatric Transplantaiton 2000; 4; 1–6.

Chapter 3
国際保健と留学の役割
ハーバード大学公衆衛生院修士課程を終えて

NTT西日本大阪病院産婦人科 **橋本洋之**
JANAMEF Fellow 2000
Harvard University, School of Public Health

●要旨

　国際保健とは，厳密な定義は存在しませんが，世界の，特に発展途上国の健康問題を解決するための学問と考えられます．21世紀を迎え，国際化という大きな流れの中で，世界の人口動態や，疾患形態そして健康システムは益々複雑化してきています．これらの問題はそれぞれの場所で問題点が大きく異なり，医療だけでなく，社会学や経済学，政治学，また文化人類学的な価値観などいろいろな観点からの取り組みを必要とします．

　今回，アメリカのボストンにあるハーバード大学公衆衛生院修士課程を通して，これらを学ぶ機会を得ることができました．将来の仕事に直接的に役に立っただけでなく，自分の価値観や，日本で働いていては気づかなかった，日本に対する考え方にも大きな影響を受けました．1年という短い留学期間で多くのことを学び，かつ公衆衛生修士という学位も取得できるという長所もあり，今後，多くの人が留学することを期待します．

●公衆衛生学との出会い

　小さい頃より，エチオピアや，モザンビークで餓死している子供たち

をテレビで見て，漠然と彼らを助けるような仕事がしたいと思ったことを覚えています．また，幼少期に読んだシュバイツアーの伝記から，医者として患者を治すだけでなく，彼らの精神にも影響を与えうる人になりたいと考え，医学部へ入学しました．

留学以前の生活

学生時代は，アルバイトをして貯めたお金をアジアやアフリカの旅行に費やす一方，基礎研究室の学生研究として大阪大学微生物研究所，細菌感染部門（本田武司教授）*に出入りしていました．研究室で行っていたケニアでの細菌性下痢症のプロジェクトの見学へ現地に出掛けたことも何度かありました．

＊http://osaka.biken.osaka-u.ac.jp/bacinf/home-j.HTM

ケニアでは，日本ではほとんど見られなくなった，コレラ，チフス，サルモネラ，腸炎ビブリオ，病原性大腸菌などが頻繁に流行し，それらの感染を予防するために，大規模な調査と介入が行われていました．

これが，公衆衛生プロジェクトに触れた初めての経験であり，患者を直接診る臨床医学以外に多くの人々に対して調査や介入を行う公衆衛生の必要性に気づきました．

医師となり，関西の国際保健に興味がある有志と勉強会を続けていました（勉強会名「ぼちぼち」／代表　安東まや）．

独学で勉強するには公衆衛生という分野は広く，国際保健を含む公衆衛生全体を基礎から勉強する必要を感じ，包括的に，かつ短期間で知識，技術を習得できる施設としてハーバード大学公衆衛生院を選びました．

また，留学を間近に控え，東ティモールへの救急援助として2ヵ月間，ボランティア活動を現地で行いましたが，これは国際保健協力市民の会（SHARE代表　本田徹）＊という日本のNGOが中心に行っていたものでした．東ティモールでは多くの医療施設が壊され，また医療従事者がいなくなっていました．そこで，医療援助を必要としている人々を診察して

廻る一方，出産時の母体死亡率が高い（Maternal Mortality Rate >800/100,000 birth）いうことから，妊産婦の健康調査を行いました．

* http://www.ne.jp/asahi/share/health/

留学の準備

大学院留学に際して，TOEFL，GRE（Graduate Record Examination）の受験，400words程度のエッセー，履歴書，大学の成績証明書，紹介状が必要とされました．TOEFL対策としては，日本語の参考書だけでは歯が立たず，洋書の問題集をたくさん解きました．エッセーを書くうえでは，『エッセーと推薦状』（カーティス・S・チン　アルク出版）という本が大変役に立ちました．エッセーの内容は，これまでの経歴やハーバードにおいてどんなことを勉強したいか，勉強した結果をどのような分野で活かしていきたいかという点について述べました．

●ハーバード大学公衆衛生院とは

ボストンはアメリカ北東部にあるニューイングランド地域の中心地であり，緯度は北海道の稚内と同じくらいの高さです．そのため，冬はひどく寒いものの，四季の変化に富み，秋の紅葉の規模の大きさと美しさに心を奪われました．

ボストンは，学問の街としても有名で，ハーバード大学の他，世界の最先端技術をリードするマサチューセッツ工科大学，ボストン大学，ボストンカレッジ，バークリー音楽大学など60近くの大学があるそうです．

医学部から独立した学部

さて，ハーバード大学公衆衛生院ですが，日本とは異なり，公衆衛生学部は医学部から独立しています．学生約800名に対して教授陣は350名からなります．世界60ヵ国から集まってきているという学生のバック

グラウンド（職業）はまさに多岐にわたり，医師（40％）、行政官，疫学者，看護婦，歯科医，弁護士，統計学者，環境学者，技師，研究助手，精神科医，ソーシャルワーカーなど様々です．

学生の約3分の1はMaster of Public Healthを専攻し，あとはmaster of scienceとdoctoral programの学生となります．

公衆衛生修士

公衆衛生修士（Master of Public Health Program；MPH）は，公衆衛生全般を幅広く勉強するプログラムです．統計学，疫学，公衆衛生倫理，保健政策，社会行動医学，環境医学という6つの必修科目と，それ以外の選択科目という組み合わせです．

基本的には，上記の6つの必修科目を除けば100以上ある授業の中から自分にとって興味のある授業を選択できるという点で，かなり選択肢の幅広いコースといえます．また，このコースを卒業すると修得できる，MPHという学位は，公衆衛生の分野で最も幅広く受け入れられている専門家としての資格と言っていいでしょう．

学部は10の学科に分かれており，統計学，腫瘍細胞生物学，環境医学，疫学，社会行動医学，健康政策，感染免疫学，母子保健学，栄養学，人口と国際保健学です．

私が選択した人口と国際保健分野（Population and International Health; PIH）では発展途上国の健康について，民族学，人口学，環境学，経済学，統計学，倫理，医学，政治学，母子保健，社会学など幅広い観点から研究しています．講師陣もアジア，アフリカなど国際的で，当然学生も海外からの人たちで多くが占められます．

●学生生活

卒業するためには，9ヵ月間に40単位の取得が必要とされ，そのためには週に約8つから10の授業に出ることになります．授業やその後の討

論は全て英語であり，最初は英語が聞き取れず，一部の聞き取れた単語をノートに書き写すことに必死でした．特に討論となると，話題がどんどんと本題からズレていき，何を議論しているのかわからなくなることも度々ありました．

必修科目
・統計学，疫学
具体的には，まず統計学と疫学についてはその基本的な概念を論理的に勉強し，そのうえで統計ソフトの使い方を学び，データの基本的な解析方法を学ぶことになります．ついで，論文，特に臨床研究の論文を批判的に読み，論文の質の高さを判断できるように訓練される一方で，質問票や，臨床研究のプロトコールを作る練習もすることになります．

・公衆衛生倫理
公衆衛生修士の学生の必修科目である倫理学では，多くの医学または公衆衛生の行為は倫理的な背景によって説明されるという立場をとっています．倫理的な背景は功利主義，自由主義，communitarian，postmodernism，feministの5つに大きく分類（宗教的な倫理は除く）されますが，いずれの立場においても長所と短所があり，どれが正しくどれが誤りかは決められません．

例えば，ある国でダムの建設計画があり，その建設によって多くの人々に水や電気の供給が得られる一方で，ダム建築によって村からの立ち退きを余儀なくされる人々がいます．建設計画が適切かどうかという議論に対して，1つの考え方としては多くの人々がダムの建設によって恩恵を得るとすれば，一部の人々に不利益が生じても仕方ないといった功利主義の考えもできます．

では，立ち退きを迫られた人々の幸せはどうか，彼らは移住を強いられただけでなく将来的な保障も十分ではないとすると，それは彼らの人権を侵害しているのではないかというカントが述べるような自由主義の考えもあります．

どちらの意見も間違っていないし，どちらが正しいと判断できるというものではありません．同様に，医療や健康の政策にはいくつもの選択肢が考えられ，それぞれの選択肢が，どのような哲学的な背景から生じているかを考えることで，より深い理解につながります．

・保健政策

健康政策とマネジメントという分野で，私が選択した経済学（具体的にはmicro economics）の授業では，人々は自分に最大限の利益を得るように行動するという資本主義経済の基本部分から，それに伴う価格の決定，経済学的な観点からの公衆衛生活動など，われわれ医療従事者には欠けがちな経済原理に関しての授業がありました――例えば，健康保険への加入料の増額が人々の行動にどのような影響を与えるかという点を，人々は自分に最大限の利益を求めるという資本主義経済の観点から分析を行います．

・社会行動医学

収入，教育レベルなどの社会因子がどれだけ健康に影響を与えるか社会学的な理論づけをし，可能であればそれを統計学的に解析します．そして，その理論が有意に正しいかどうかを立証し，その結果を政策に還元するという学問です．個人主義が進んだ欧米や，最近欧米化してきた日本と比べて，発展途上国，特にアフリカでは，社会や行動因子が彼らに与える影響はとても大きく，発展途上国の医療を考えるに当たっては，決して避けることのできない分野だと思われました．

私は産婦人科医ということもあり，女性と健康という分野に興味があったため，その授業を選択したところ，社会学的な性（ジェンダー）が肉体的な性（セックス）に影響を与える一方，肉体的な性（セックス）が社会学的な性（ジェンダー）に影響を与えるという相互作用の関係にあるという議論となりました．

例えば，社会学的な性が肉体的な性（セックス）に影響を与える例として，人工妊娠中絶を取り上げてみます．女性の家庭内での地位が男性より低く，避妊に対して男性と交渉することができないために，希望し

ない妊娠が増え，その結果，中絶ということになると，女性の体が傷つきます．

　一方，肉体的な性が社会学的な性（ジェンダー）に影響を与える例としては，働いている女性は，子供を産み，そして育てることによって，その期間労働から遠ざかることとなり，その結果，仕事を辞めることを強いられます．このように肉体的な性の違いと社会学的な性の違いが密接に関連していることがわかります．

選択科目

　授業の選択は必修科目を除けば自由なので，国際保健学を中心として選択しました．

・Health Sector Reform

　選択科目で印象に残った授業として，Health Sector Reformという国際保健の中の健康政策をテーマとした授業がありました．これは，世界銀行が1980年代に施行した（財政の建て直しを目標とした）構造改革の結果，手薄になった健康システムを，健康の改善を目標としたシステムに再改革するというもので，1990年代より世界中で行われている行政改革です．

　この結果，人々の健康が改善したかどうかという点は議論の分かれるところですが，授業ではハーバードが最近開発した「ヘルスシステムの改善のためのマニュアル」に沿って勉強しました．ケニアやエジプトで行われた実例が示され，それに対して討論が行われました．また課題として自ら選んだ国のHealth Sector Reformのプロトコールを作成しました．例えば，具体的な健康指標を目標に設定し，一方でどのような問題点がその健康指標を妨げているかを列挙し，樹形図を用いて介入方法を考えるといった次第です．

　一方で，その政策に関してのキーパーソンは誰なのか，また，そのキーパーソンは政策に対して賛成か反対か，仮に反対ならどのように交渉し味方につけるのか，そのための理論や技術を勉強します．その結果ど

の程度，自分に有利なように政策を変更できるか推測をたてます．
　実際，ハーバード大学公衆衛生院では，上記の項目を入力にすることで，どれだけ自分の政策に有利にキーパーソンを動かすことができるかを計算するソフトを開発しており（Policy Maker）*，これらを用いて政策の分析を行えます．

　　＊ http://www.polimap.com

・避妊と性感染症
　"避妊と性感染症"という選択科目では，ベトナムの人口政策とHIVを中心とする性感染症に関するレポートをグループワークで行う課題があり，幸運なことに，ベトナム人留学生2人と私の3人のグループでチームを組むことになりました．
　ベトナム人留学生の1人は，ベトナムの保健省の母子保健部門からの留学生でした．彼女からは，ベトナムの母子保健システムに関しての正確な情報を教わっただけでなく，将来の方向性など意見を交換するようになるまで親しくなりました．また，もう1人は，イギリスのNGO Oxfamがベトナムで行っていた地域の女性開発のプロジェクトに参加していたという女性で，わずか20歳前後で海外のNGOに雇われていただけあり，とても有能な人物でした．
　数多くの途上国のトップレベルの人々と共に学習し，彼らと知り合いになることにより，将来的な繋がりを持てるという点でも，ハーバードは恵まれていると思います．
　また，ベトナムについて彼らと議論をしていると，欧米の価値観に相容れないアジア共通の価値観があることや，もはや日本では失われてしまった価値観がベトナムにおいては依然強く保たれている点など，授業では得られない多くのものをグループワークで学ぶことができました．

・Political Economy of International Health Policy
　私の指導教官であり，かつPIHの代表でもあったMichael Reich教授が担当する授業でした．授業では，発展途上国の保健政策がグローバライ

ゼーションの名のもと先進国から影響を受け，また時にはいかに先進国の利益のための犠牲になっているかが議論されました．中立な立場を期待される国際機関の政策にしても例外ではありません．すべて途上国援助の名のもとに行われる政策がどのような背景のもとに決定され，結果として誰が利益を享受しているかなど，政治や経済の観点から検証する授業でした．

また，一方ではある国の健康政策において，どのキーパーソンが政策決定に対して影響を与え，政策そのものも時代の変化に伴い，どのように変化していったかを扱ったケーススタディーがありました．例えば，日本における避妊用ピルの発売がなぜ1960年代には発売が許可されず，それは日本におけるどのようなキーパーソンがどのような立場で反対したのか，そしてそれが40年近くたった1999年，なぜ解禁されたのかを，日本における女性の地位などの社会的な背景をも考慮に入れ議論しました．

●留学を終えて

では，このような公衆衛生で勉強したことを将来どのように活かしていけるのでしょうか？　まず，公衆衛生を自分の仕事として選択したいものにとっては，公衆衛生全般の知識を身につけることができると考えられます．日本の公衆衛生が欧米に比べ遅れているとは思いませんが，公衆衛生教室の規模自体が全く違います．特に，ハーバード大学やジョンズ・ホプキンズ大学などはかなり大きいので，包括的に勉強でき，かつ自分の興味のある分野に関しても多くの授業の中から選択できるという利点があります．

就職先はあるのか？

ハーバード大学公衆衛生院は，MPHの学位を修得できることもあり，卒後の就職については企業からの依頼がたくさん集まります．アメリカ

【留学先の情報】

Roberta Gianfortoni

Director for Professional Education

Office for professional education, 677 Huntington Avenue, Boston, MA 02115

Tel: +1-617-432-0090

Fax: +1-617-432-3365

e-mail ● rgianfor@hsph.harvard.edu

URL ● http://www.hsph.harvard.edu/mph

では公衆衛生の専門家の需要が高いようで，特に保険会社や薬品会社，地方行政などへの就職に強いようです．

とはいうものの，そのような就職先はアメリカ人が優先され，留学生のアメリカでの就職はやはりかなり難しいのが現実です．では，国際機関への就職はどうかと言うと，これも求人はあるものの就職の条件としてMPHの学位以外に，国際機関で働いた経歴が5年以上などの条件が付けられていることが多く，就職条件は簡単にクリアできません．しかし，かなりの依頼が来ていることは確かです．

公衆衛生医の登場

今後，日本でも，臨床研究，EBMやCost Effectivenessなどでは統計学，疫学，社会学の知識が必要となってくると思われます．その基礎的な知識，技術を手に入れる機会として公衆衛生医の修士課程は——1年という短期間で学位修得が可能ということもあり——魅力的であると思われます．聞くところでは，日本においても，2000年度から京都大学でMPHの学位を出す修士課程が誕生し，今後，国内でこのような制度が増えていくものと思われます．

もちろん，私もそうした変化を喜ぶ者の一人ではありますが，公衆衛生という社会学的な要素を含む学問，特に国際保健など海外の様々な事

情に順応していく能力を身につけるには，海外で勉強することは依然として有効な選択だと思います．

　最後に，今回の留学に協力していただいた，先生，友人，日米医学医療交流財団の北嘉昭先生に深く感謝いたします．

Chapter 4
Johns Hopkins大学Wilmer Eye Institute発,留学のすすめ

ジョンズ・ホプキンス大学眼科　**山本　悟**

JANAMEF Fellow 2000
August 2000–August 2002（予定）
Wilmer Eye Institute
Johns Hopkins University

●要旨

　長年留学したいと思ってきましたが，その留学のきっかけからをお話し，Johns Hopkins Hospitalのこと，その眼科部門であるウィルマー眼研究所病院（Wilmer Eye Institute）のこと，また私が留学しているDr. Peter A. Campochiaro先生のラボのこと，さらに，そこでしている研究のことをお話ししたいと思います．その後で，研究以外で関心のあることをご紹介しながらアメリカ医療を感じていただければと思っております．
　それから，なんと言っても，皆さんのお役に立つような情報集の充実に努めましたので，後半の情報集をご活用になられることをお薦めいたします．

●真実のアメリカ医療の姿を求めて

　私が，このジョンズ・ホプキンス大学病院にあるウィルマー眼研究所病院に留学するようになったのは，19年前の高校3年生の時，神奈川県川崎市の友好姉妹都市の友好使節団の団員として，友好姉妹都市であるボルチモア市を訪れたのがきっかけです．そこで，ジョンズ・ホプキン

ス大学病院を見学させていただく機会に恵まれました．そのとき病院を見て非常に感銘を受けました．

また，ボルチモア市の受入れ側の担当の中に当時ボルチモアの医師会長をされていた中澤弘先生もいらっしゃいましたが，中澤先生は日本から来る医師たちを応援され，またレーガン大統領から感謝状もいただいていらっしゃるほどアメリカ医療に貢献されておりました．中澤先生とお会いできたことも大きいと思います．そして帰国後，東京にある日米教育委員会などに行って調べてみると，なんとジョンズ・ホプキンス大学病院が世界で3本の指に入る医学の殿堂であることを知ったのでした．

それからジョンズ・ホプキンス大学病院に留学できたらいいなと思ってきたわけです．それが無理でも，他のアメリカの大学に留学できないかと考えていました．医局から派遣された病院からアメリカの学会へ発表のため，1週間休みをもらった時も，アメリカ全土5ヵ所を訪れ，各々の病院のドクターにお話を伺ったりして，留学のチャンスを最大限に利用するようにしていました．しかし，なかなかチャンスは巡ってきませんでした．

私が留学できたのは，大学（東京医科歯科）医局の大野京子先生が留学先をホプキンスにされたことによってホプキンスの眼科との繋がりができ，その縁があって，やっと行けるようになったというわけです．参考のために留学に役立つ「情報集」を後ろに付けましたので，是非参照してみてください．

全米最古，評価ナンバーワンの眼科

ジョンズ・ホプキンスがアメリカ医学の中で重要な位置を占めていることは有名で（「情報集」参照），昨年ABC Newsが，ジョンズ・ホプキンス大学病院のドキュメンタリー番組を制作してアメリカ全国に放送して話題になりました．『Hopkins1日24時間／1週間7日』という題の番組で，あの"ER"のドキュメント版といった感じです．

特に，医学生が人体解剖をはじめてするときの緊張した様子など真に

迫っているだけでなく,研修医の1日を追い,いかに大変かということも撮っており(美人の女医さんがERで朝帰りして,冷蔵庫の有り合わせのもので食事をして,ばたんきゅうと寝てしまったり,履きつぶした靴の修理でナートの練習をしているところもあったりします),他方では肺移植を行っているドクターの姿が見られます.中でも,HIV患者の診察をERで行っていた研修医が処置中に誤ってその注射の針を自分の指にも刺してしまった場面など,まさにその現場の緊迫感や,その後の処置も一部始終映っており,真実のアメリカ医療を生のまま伝えております.これは,留学を目指す皆さんの臨床留学疑似体験にもなると思いますし,リスニングの格好の練習にもなるのではないでしょうか?(「情報集」参照)

そのホプキンスの中でも特に眼科は大きく,また歴史も全米最古を誇り,2000年のOphthalmology Timesの年間ランキングでは,Best Clinical, Best Research, Best Residency Programs, Best over allのすべてで1位に輝きました.また,US News & World Reportの調査でも同様でした(「情報集」参照).

ウィルマー眼研究所病院の詳細については,後述の留学先情報を見ていただければよくわかると思いますが,眼科の教授だけで25名以上いらっしゃり,年間のバジットも50億円を越えているのです(あくまで眼科のみです)が,それ以外にウィルマーへの寄付金が非常に多いのには驚かされます.――この5月にも,お一人の方より5億円の寄付がウィルマーの研究に対してありました.

私の留学していますPeter A. Campochiaro先生のラボは大変人気があり,同じラボに日本からは6大学の研究者が留学にやってきています.特に昨年は,後半の半年で4人もの新たな研究者が日本からやってきました(ラボについては章末の「留学先の情報」をご参照ください).

超人気研究室の日本人医師たち

私が研究している新生血管は癌,リュウマチ,糖尿病網膜症,加齢性黄斑変性症など多くの病気の発症・悪化に関与しています.特に日本では糖尿病網膜症が失明原因の1位となっており,治療法の進歩が待たれ

ております.

　この新生血管ができてくるのにはVEGF（Vascular Endothelial Cell Growth Factor）という因子が重要な役割を果たしているのですが，このVEGFを眼の中の網膜にのみ，また発現させたい時にのみ発現させる，すなわち病気の動物モデルを作るために，網膜に特異的に存在する物質の遺伝子と，VEGF遺伝子，それからある物質が体内に入ってくるとスイッチがオンになる特殊な遺伝子のスイッチの三者をマウスの遺伝子に組み込みトランスジェニックマウスが作られます.

　それでは，なぜ，動物モデルを作ることが，そんなに大切かと言いますと，モデルがなければ，どんなに様々な効く薬を作ってみたとしても，それらは一挙に人に使えるわけではなく，まずその薬がどれ程効くものなのか評価される必要があるのです．つまり動物での評価がなくては全く前に進まないわけです．そのような理由で動物モデルは非常に大切になってくるのです（また，病因の解明など重要な役割は，その他にもたくさんありますが）．

　ここでいう"ある物質"に我々はテトラサイクリンを使用していますので，毎日毎日テトラサイクリンをマウスに注射するのが私の日課になっています．病気の動物モデルが一度出来上がってしまえば，あとは可能性のある様々な薬を投与して，その有効性を確かめれば良いわけですから治療薬の進歩は目覚ましいものとなるでしょう.

　留学してから取り組んだ研究で論文も出そうです．留学のために病院を辞めさせていただく時に，患者さんたちに，皆さんの病気の治療が一層進むような研究をしてきますと約束をしたのですが，その約束を少しでも果たすことができ本当に嬉しいとともにホッとしております．また，幸い私の前に，同じ医局から留学した2人の研究者が現在帰国して医局におりますので，今の研究に沿った研究の継続が可能なのではないかと考えております．

　ここで，私たちのラボの6人の日本人研究者を紹介いたします．

《関西医科大学からいらしている安藤彰先生》

nNOS，iNOS，eNOSのトリプルノックアウトマウスを作られました．
Nitric Oxide Plays an important role in both Retinal and Choroidal Neovascularization
12th Annual Wilmer Research Meeting ARVO April 29 2001
《埼玉医科大学からいらしている森圭介先生》
　眼内新生血管病に対する遺伝子治療のご研究です．新生血管を抑える物質をウィルスに組み込んで，眼（硝子体中，網膜下）に注射するという方法です．
Pigment Epitherium–Derived Factor Inhibits Retinal and Choroidal Neovascularization
Journal of Cellular Physiology 188: 253–263（2001）
《群馬大学からいらしている高橋京一先生》
　新生血管を抑える様々な目薬を，新生血管モデルマウスに点眼して，その効果をみていらっしゃいます．
《東京医科歯科大学からの私》
Inducible Expression of VEGF in Adult Mice Cause Severe Proliferative Retinopathy and Retinal Detachment
という論文に名前が入る予定です．
　また，新たなプロジェクトにも取組んでいます．
《九州大学からいらしている大島裕司先生》
　新生血管を抑える物質を組み込んだトランスジェニック・マウスを作られているところです．
《大阪大学からいらしている西信良嗣先生》
　新たなテーマを模索されているところです．

●閑話休題……アメリカ医療の今

　ただ，研究ばかりではなく，できるだけ臨床の講義など受けられるものは受けるように努めています．

ことレジデントへの教育となると,毎日朝7時45分から8時45分まで講義がありますので,欠かさず出席するようにしています.レジデントたちは,ドーナッツやパンを頬張りながら講義を聞いていて,本当に映画で見たアメリカの授業風景そのものです.それ以外に講義があれば調べて出ています.

先日も,毎週行われている外科のグラウンドラウンドに出席しましたら,発表者がノーベル賞受賞者でした.また,7月にはブッシュ大統領も眼科にいらして演説をなさいました.

それでは,実験以外で興味を引いた講義や活動を以下に記してみます.

EBM (Evidence-Based Medicine) in Ophthamology

総合図書館が行っている講義にEBMに関するものがあり,聞きに行っております.アメリカに来て眼科のEBMに関する資料を探してもいるのですが,なかなかアメリカでは眼科関連のものが見つからないのです.また,アメリカ人医師に聞いてもEBMにはあまり通じていないようでした.EBMへの関心の強さという点から見るとイギリス・カナダの方がまさるのではないかと思っております.ホプキンスにあったコクランセンターも,現在は移動しておりません(Johns Hopkins Evidence Based Practice Centerなどはあります).一方で最近,Evidence-Based Eye Careという雑誌も発刊になり,期待しております.

また,昨年日本のコクランより世界基準のエビデンスになり得るかどうかということで候補に上がっている日本の6論文を送ってもらったことがあるのですが,残念ながら6論文ともRCT(Randomized Clinical Trial)の要件を満たしておらず,すべて却下されたということでとても残念でした.ただ,治験のあり方が最近,日本でも変わってきているようですので,これから世界基準となるような論文が出てくることを期待したいです.

リスク・マネジメント(RM)

最近，医療過誤が日本でも問題になっており，RMの重要性が指摘されておりますが，ホプキンスにはRMの講義がドクターたちの出席できる時間帯に行われており，また出席にはcreditも付くようです．講義では医療訴訟の生のビデオを見て話し合ったり，白衣のポケットに入るぐらいのRMブック（88ページ）も作成して配っております．
　そこで委員会の責任者に許可をいただいて，そのコピーを日本のある大学のRM委員の先生や厚生労働省医薬安全局のメディケーション・エラー防止対策委員会の委員長でいらっしゃる先生に送らせていただきました．

電子カルテ（EMR）

　ホプキンスでは，インターネット上でのWebEMRが試行されているようで，日本コンピュータサイエンス学会の先生方や亀田総合病院の眼科にて眼科領域のEMRの普及に努めてこられた綾木雅彦先生，またJOIN（Japan Ophthalmologists Inter Net）に参加されていらっしゃる先生方に情報提供ができるようにしております．

代替医学（AM）

　Alternative Medicineは，NIHにも専門のインスティチュートができましたように，どんどん広がっている分野で，ウィルマー眼研究所病院でも加齢性黄斑変性症への治験として枸子の実を試すという案内がありました．
　そこで私は，すぐに日本での民間薬の代表である Acer Nikoense Maximowics（一般名：目薬の木）の文献を治験の責任教授のもとへ持参し，紹介申し上げた次第です．こういうところで日本の民間薬が研究され認められれば，別の意味での日米交流になるのではないかと考えています．
　また，アメリカの眼科病院としては一番知られているこの病院の『ウィルマーの眼の良くなるレシピ』という本も見つけましたので，その本

の紹介にも努めております.

効果的なプレゼンテーションの方法

さすがにアメリカで,この同名の講義でさえ,総合図書館の講義,労働組合の講義,ポスドク委員会の講義と様々なところで行っています.中には,プレゼンテーションしているシーンをビデオカメラで撮影して,すぐあとで評価をされるという実践的なものもありました.

ヘルスケア・パークと National Health Museum

日本では病気にならないと病院へは行けず,健康を学ぶ機会が限られていますが,老若男女,健康な人たちが訪れて健康のことを楽しく学習できる,健康をテーマにしたテーマパーク,ヘルスケア・パークを日本中に作るという活動を東京女子医科大学の桜井靖久名誉教授が始められていますが,それに感銘を受けて仲間に加えていただいています.アメリカで2005年にワシントンのモールのスミソニアン博物館群の中に完成するというNational Museum of Healthの委員会の方々とも連絡を取り合って日米の関係を築けるよう頑張っております.

Japanese Medical Society of America(JMSA)

30年近い歴史を持つJMSAには,春の年次ディナーパーティ,夏のハッピーアワー,夏のイベントなどがあり,先日のディナーパーティには100人以上の方が出席していました.この会とJANAMEFとが連携できれば日米の医学の交流はもっと深まるのではないかと思い,JANAMEFの北嘉昭先生にこの会の存在を連絡申し上げたところ,2つの団体の交流を作って行きましょうということになりました.

そこで,パーティー出席の時に北先生から送っていただいたJANAMEFの資料をお持ちして会員の皆様にお配りすることもできました.また,来る5月30日には,会長のロイ芦刈先生がJANAMEFを視察されることになり,これからの日米医学の交流に一層拍車がかかるのではないかと期待しております.

●これからはじめるお薦めな英語勉強法

　ほんとうに，欲しい情報はいくらでも見つけることができ，やりたいことが至る所に転がっているのです．そういった環境をただ，それだけかと言う人ももちろんいると思います．それは個人個人の関心や感受性によるのでしょうから，それはそれで良いと思います．ただ，生き生きした感受性を持って，常に関心のアンテナを外に向けている人には，とても素敵なところになるのではないでしょうか．

　全く，こんな素晴らしい情報がアメリカにはゴロゴロしているのです．日本にいたときは欲しくてもないと思っていたり，捜し出せなかった情報が……ですからみなさんもしばらく，こちらにいらっしゃることができれば，その情報の多さ，近さ，運用のしやすさに驚かれることでしょう．

　英語の学習に関してもそうです．学生の頃，ホプキンスに英語の教室等はないのでしょうか？と手紙を出したことがあるのですが，全くないと剣もほろろでした．ところが，来てみると様々な教室が用意されています．また，教室以外にも様々なものがあります．私自身，英語ができる方でもなく苦労して色々な方法を模索しているわけですが，その経験も皆さんのお役に立つかもしれませんので，以下にご紹介させていただきます．

■Hopkins 24/7

　アメリカの放送局のABC newsで制作されたものです．1回の放送は1時間4話で構成され6回ありましたから合計6時間24話があり，ERのドキュメント版といった感じです．ABC newsがこの番組のホームページを作っており，インターネット上でも一部見ることができます．

　　＊ http://abcnews.go.com/onair/hopkins/index.html?qt=Hopkins

　もちろん，ビデオを直接購入することもできます．DVDも注文はでき

ますが，日本とアメリカとではリージョナルコードが異なりますから，アメリカ製のDVDは基本的には日本では再生できません．
　なお，スクリプト（全会話・ナレーション）の冊子も購入できます．

■CSA対策にもなるCD-ROM付き本
　1巻分で50ケースのそれぞれの患者さんが登場して自分の症状を説明します．これは，リスニングのチェックにもなると思います．第1巻，第2巻があり，それぞれ（こちらの価格では）$31.95です．
　　Video Casebook:Medicine
　　Andrew Levy
　　Blackwell Science
　　＊http://www.blackwell-science.com

■国際電話にてのリスニング
　日本から安い国際電話で，AT&TやVerison（ベライゾン）に電話してアメリカでの電話開設の方法を聞いてみるというのはどうでしょう．これは，かなり難しい英語の部類に入るのではないでしょうか？　しかし，それぐらいが聞き取れないとアメリカでの臨床はきついのでは？　私のような日本人基礎研究者には難しいです．
　安い国際電話で1分間20円として1時間で1200円，考えようによっては街の英会話教室よりもよっぽど安くはないですか？

■English for Medical Professionals
　これはHopkinsのSummer Courseにあるものです．
　July 2 to August 3, M, T, W, Th, 5:00～6:30 p.m.
　Tuition fee : $850
　　＊http://www.jhu.edu/summer/

■コミュニティカレッジの英語を第二外国語とする人のためのクラスなど

私は，コミュニティカレッジのクラスに通っていますが，初級，中級，上級，TOEFLクラスなどがあり，初・中級は無料（実質，教材費に25ドル），私の通うTOEFLクラスはCD-ROM付きの分厚いテキスト込みで150ドルです．なお，毎週月曜日には公衆衛生のビルの2階でも無料の英語教室が開かれています．
　ホプキンスのインターナショナルオフィス主催の英会話教室が3ヵ月45ドルで開かれています（初級・中級・上級）．その他，ノートルダム大学など近隣の大学の英語クラスなどもあります．また，とても高いですが，英語学校としてベルリッツなどもあります（個人授業になると1.5ヵ月で40万円程度）．

■バーチャルシアター
　これはコンピューターの映画ソフトですが，スクリーンに映画の画面と，日本語・英語のスクリプトを「どちらか一方のみ出す」「両方出す」「スクリプトは出さない」といった中から選んで学習できます．

■NHKのインターネット国際放送（Newswatch&Newsline）
　スクリーンの左にスクリプトが出ます．
　＊http://www.nhk.or.jp/daily/

■"英語を勉強する辞典"
　アルク出版社が毎年出版しています．この雑誌に考えられる限りほとんどすべての英語の学習法が掲載されていると思いますので，それをご覧になれば自身に最も合った方法を見つけることができるかもしれません．

● "アカンプリッシュ・ミッション・インポッシブル"
　の気概

　5000円札で有名な新渡戸稲造先生が大学入学のための面接試験のとき

に,「我日本とアメリカの掛け橋にならん!」と言われたと聞いたことがありますが,いろいろな仕事の掛け橋を作っていくことは非常に大切な仕事であると思います.

そんなことはこのインターネットという掛け橋の普及で世界が変わっていく過程を直に見ている皆さんに対しては説明不要かもしれません."アカンプリッシュ・ミッション・インポッシブル"の気概ですね.

付録1　大学周辺の危なさ

先日,日本大使館から安全情報が送られてきましたが,ボルチモアの昨年の総犯罪件数7万4764件,人口が72万人ですから,人口10万人当たりの犯罪発生件数が1万件以上と全米で最も犯罪の多い都市の1つ,と書いてあります(殺人30件,強姦188件,強盗1703件,傷害4146件,窃盗2万464件,侵入盗6100件,車両盗2924件).

その最も危険地帯にホプキンスはあります.危険度を郵便番号から知ることができるホームページを情報集に載せておきましたのでご参照ください.

付録2　『ホプキンス読本』

こちらに新たにいらっしゃる先生方のための生活情報一般をまとめて冊子を作っております.また,何人かの先生にお渡しして便利に使っていただきながら改訂を行っております.例えば,入っておいた方が良い保険,ビザの取り方の注意,銀行口座の開き方,社会保険番号の取り方,運転免許の取り方(過去問集・実地試験のアドバイス),車の買い方,近くの食堂案内,大学内での電話のかけ方,コンピューターの設定,税金の払い方,交通事故に遭ったら,危険地帯など50項目以上になっています.

もし,読者の方の中でジョンズ・ホプキンス大学病院に留学予定の方がいらっしゃいましたら,おっしゃっていただければコピーしてお渡ししたいと思います.

【留学先の情報①】
Peter A. Campochiaro, M.D., Ph.D.
Professor
Wilmer Eye Institute at Johns Hopkins University
Maumenee 815, 600N. Wolfe Street,
Baltimore Maryland 21287 U.S.A.
Tel: +1–410–955–4103
Fax: +1–410–502–5382

The Campochiaro Laboratory Home Page：
http://www.wilmer.jhu.edu/Campo/index.htm

Wilmer Eye Institute Homepage：
http://www.insidewilmer.jhu.edu/

Johns Hopkins Medical Institute Homepage (JHMI Affiliates Server)：
http://www.med.jhu.edu/

JHMI–InfoNet: Science Calendar（ホプキンスの講義予定）：
http://infonet.welch.jhu.edu/calendars/scical.cgi
Inside Hopkins Medicine: HotLine（病院内の情報紙）：
http://www.insidehopkinsmedicine.org/hotline/
The Johns Hopkins Gazette（ホプキンス大学全体の情報誌）：
http://www.jhu.edu/~gazette/
Inside Hopkins Medicine（インターネット専用の情報掲示板）：
http://www.insidehopkinsmedicine.org/
Medical News from Johns Hopkins from "Clara Marin"（メールでホプキンスの情報が送られてきます）：
crmarin@jhmi.edu

@Hopkins Medicine（5月1日に立ち上がったばかりのマガジン）：
http://www.hopkinsmedicine.org/webzine

【留学先の情報②】
The Wilmer Eye Institute : Now 1999–2000 (Oct 2000)
Wilmer Eye Institute sites : 12
Gross Square feet of clinical and research space
(at the Johns Hopkins School of Medicine and Hospital only) : >300,000
Number of beds : 12
Inpatients treated : >500
Outpatients treated : >110,000
Major surgical operations performed : >7,000
Laser operation performed : >11,000
Number of publications : >210
Residents : 24
Fellows : 41
Full–time faculty : 118
Part–time faculty : 117
Full professors : >25
Annual operating budget : $47.9million

※これはあくまで眼科のみのデータです
※入院数，ベッド数が日帰り手術の増加，保険の問題などにより極端に減ってきています
※眼科の教授のみで25名以上いらっしゃいます
※眼科のバジットも多いのですが，それ以外にウィルマー眼研究所病院に来る寄付金が非常に多いのです（バジットのみで50億円を越えているのですが……）

【参考文献】
1) 山本悟 留学の楽しみ方，教えます！〈第1回〉日本医事新報社 junior 1月号 No.399 p37-39 2001
2) 山本悟 留学の楽しみ方，教えます！〈第2回〉日本医事新報社 junior 2・3月合併号 No.400 p37-39 2001
3) 白楽ロックビル アメリカからさぐるバイオ研究の動向と研究者 羊土社
4) バイオサイエンス留学情報ネットワーク／編 医学・生物学研究者のためのホンネのアメリカ留学マニュアル―金とボスでつまずかないための必勝法― 羊土社
5) Reteguiz, Jo-Ann. Mastering the Objective Structured Clinical Examination (OSCE) and Clinical Skills Assessment (CSA). McGraw-Hill Companies, Inc.
6) Alternative Careers In Science/Leaving The Ivory Tower/Scientific Survival Skills. Edited by Cynthia Robbins-Roth Academic Press.*
7) Peter A. Campochiaro. Retinal and Choroidal Neovascularization. Journal of Cellular Physiology 184: 301-310 (2001).**
8) Research Articles, Book Chapters, Letters.***
http://www.wilmereyeinstitute.org/Campo/referenc.htm

＊医学部を卒業した後に，医師以外のプロフェッショナルになる本です．
＊＊総説として教授の書かれたこの論文が私たちの研究のベースを知るのに役立つでしょう．
＊＊＊研究室の現時点での120本の論文，8個のBook Chapters，5通のLettersが載っています．私たちの研究についてもっと深く知りたい方は，ここをどうぞ．

厳選に厳選を重ねた留学に役立つ情報集

【1】日常チェックすると良い留学関連の情報源

The New Physician

 1902 Association Drive, Reston, VA 20191

 Tel: +1-703-620-6600

 Annual subscription : $25 U.S. ; $41 foreign.

 Single copy price (prepaid) : $4.75 ; $6 foreign

※これはアメリカの医学生団体が出している月刊雑誌ですが，レジデントの募集広告があったりUSMLEや研修に関する情報，アメリカ医療の動向の記事などが載っています．

USMLEメーリングリスト

 ＊ http://www.egroups.co.jp/group/usmle

USMLE BBS

 ＊ http://www.jah.ne.jp/~jnet/cgi-bin/usmlebbs.cgi?log=

※USMLEと海外臨床医学留学の掲示板

【2】ホプキンスを軸とした医学部入学—医学部—留学（エクスターン—研修）という時系列で並べた情報集

2-1 プリメディについて

Post-baccalaureate Premed Program

 ＊ http://www.jhu.edu/postbac/

2-2　医学部での学習

The Johns Hopkins School of Medicine Office of Medical Informatics Education (OMIE)

　　＊http://omie.med.jhmi.edu/

LectureLinks

　　＊http://oac.med.jhmi.edu/LectureLinks/

※アメリカの学生が学ぶ全科目の教師が作った膨大な量のレクチャーノートと試験の過去問題集です．画面の左上のMake a selectionにてExams/Quizzesを選択すると各学年各学科の試験問題の過去に出題された問題を見ることもできます．

インターネット上でホプキンスの医学部の講義を英語で勉強しましょう！　これはほとんどアメリカの医学部のバーチャル留学体験ですね．これを使えば，留学対策のグループ勉強会もできるのでは？

2-3　留学先を考えるに当たって

BEST HOSPITALS HONOR ROLL

　　＊http://www.usnews.com/usnews/nycu/health/hosptl/honroll.htm

※The U.S. News BEST HOSPITALS Honor Rollのインターネット上のページ

Best hospitals: Health – News You Can Use – U.S.

　　＊http://www.usnews.com/usnews/nycu/health/hosptl/tophosp.htm

※アメリカの17の分野のBest Hospital年間ランキングを知ることができます

Ophthalmology Timesについて

　　＊http://www.ophthalmologytimes.com/

2-4　エクスターン（エレクティブ）に関して

School of Medicine Electives Book

　　＊http://www.hopkinsmedicine.org/education/electivesbook.html

※ホプキンスの全科のElective（エクスターンのようなもの）の情報集です．150ページ以上の大冊です

Johns Hopkins International Guidelines for observation applicants
　　＊http://hopkins.med.jhu.edu/international/jhi_web_site/educ/observer.html

2-5　USMLEに関して

National Board of Medical Examiners
　　＊http://www.nbme.org/nbme/index.htm
※NBME Examiner：日本で言えば医師国家試験委員会とでもいうところ

2-6　研修について

Hopkins 24/7
※「お薦めな英語勉強法」の項目でもご案内いたしましたHopkins 24/7が大変良くできており，1回1時間4話で6回ありましたから，合計6時間24話と量も多く，疑似臨床研修にもなると思います．
　　＊http://abcnews.go.com/onair/hopkins/index.html?qt=Hopkins

A Hard Day's Night
　　＊http://www.jhu.edu/~jhumag/0201web/night.html
※ホプキンスの外科レジデントがどれくらい大変かを書いた記事です

2-7　留学してから

JMSA（Japanese Medical Society of America）
　　＊http://www.JapaneseMedicalSociety.org/
※アメリカの日本人医師の会．交流会も催されており参加者多数

【3】奨学金情報源

財団法人助成財団センター
　　＊http://www.jfc.or.jp/

【4】研究留学に必要な情報

DoorToMedicine
　＊ http://www.biwa.ne.jp/~fumika/kenkyu.htm
※研究支援ツール（海外赴任・留学支援サイトとして関連サイトへのリンクもあります）
研究留学ネット
　＊ http://www.kenkyuu.net/
グラント情報
　＊ http://grants.nih.gov/grants/oer.htm
GrantsNet
　＊ http://www.grantsnet.org/

【5】看護について

Discovery Health Channelという番組でHopkinsのNurseがシリーズで取り上げられています．
　＊ http://www.hopkinsnursing.org/discovery

【6】留学全般に関して

ニューヨーク便利帳
　＊ http://www.us-benricho.com
この中に永住権のVISA関係を扱う弁護士の紹介もあります（日本でも大きな書店で入手可；ロサンジェルス等の他の都市の便利帳もあり）．また，医療関連のページには日本人ドクターや日本語が通じる医療機関も掲載されています．関心のある分野のドクターに連絡してアメリカ医療の見

学をさせてもらっては？
ボルチモア-ワシントン　メーリングリスト
　＊http://112ch.kakiko.com/baltimore/
※海外ガイドにもなる今までの投稿集もあります
※ホプキンスに留学されるほとんどの方がここで情報を取られています．特にムービングセール（引っ越しに伴う車・家具の売買）の情報は多くて役に立ちます．
APB Data Center : Crime Statistics You Can Use
　＊http://www.apbnews.com/resourcecenter/datacenter/index.html
※Zip Code 郵便番号で調べる地域の危険度．留学先・アパートの地域の犯罪危険度を予め調べておきましょう！　0点から10点までで，点数が高くなる程危険！（ちなみにホプキンスがある地域は9点！）

【7】日本にいながらアメリカのcreditのあるインターネット上の講義を取る

CME（Continuing Medical Education）Internet Program
　Johns Hoopkins Internal Midicine Board Review 2000–2001
　An audio broadcast with illustrative slides and questions andanswers from the annual
　＊http://www.med.jhu.edu/cme
※70以上の講義にアクセス可能でアメリカ人医師の場合は＄795です．USMLEの準備に，内科の実力試しにもいかがでしょう

【8】国際保健に関心のある方のために

インターネットによる遠隔教育コースでMasterまでも取得可です．
　＊ http://distance.jhsph.edu
その他，国際保健の公衆衛生でも全米最古を誇るホプキンスには，サマーインスティテュート，ウインターインスティテュートなどの期間限定コースも様々用意されております．
　＊ http://www.jhsph.edu/

Chapter 5
Shortcomings to Sickle Cells

Yutaka Niihara, MD Associate Clinical Professor of Medicine
UCLA, School of Medicine
Harbor UCLA Medical Center

July 1986–June 1989 for Residency
Completion of Residency in Internnal Medicine
Kettering Medical Center in Kettering, OH

July 1989–June 1992
Completion of Hematology/Medical Oncology Fellowship
Harbor UCLA Medical Center

● **Abstract**

In 1973, as a teenager, I came to the U.S.A. with intention of becoming a medical missionary someday. Since then, I became a physician–scientist at UCLA with R29 grant from National Institute of Health to do research for intervention of sickle cell disease. The research led to more funding and acquisition of patent on the technology that we developed. Eventually, the patent was licensed to myself by our research institution so that we can commercialize the technology. From my experience, I feel that the U.S. system of medical training and research encourages us to develop unique talents of each individual. The training is often intense but rewarding. Creative thoughts are always encouraged regardless of seniority. Also there are many financial incentives such as grants and commercialization of technologies developed in research. Although I am not quite a missionary yet, but am very pleased to be able to serve sickle cell disease patients in a special way.

●Prologue

During Junior high school years, the story of Albert Schweitzer told by our school Principal at a Christian School in Japan left such an impression that I decided to pursue medicine as my career with intention of becoming a medical missionary. As a teenager, I joined my sister who was studying in the U.S. to complete my secondary education and up. After attending Kaimuki Intermediate School, I proceeded to Hawaiian Mission Academy where I obtained high school diploma. Then I went on to Loma Linda University where I majored in "Religion" during the undergraduate years. After obtaining B.A., I entered Medical School at Loma Linda. Although my major in undergraduate school was not in science, there was no difficulty in completing pre-medical requirement during the four years. In fact, premedical students have been often encouraged to broaden their backgrounds by taking non-science classes or to major in non-science discipline. The four years during college were some of the best times that I have had. In those days, there was ample time to discuss ideas, enjoy literature, play music and study some science as well. Needless to say, things were not the same once the medical school started.

●Medical Education

In July of 1982, I became a proud medical student thinking that I am going to relax and enjoy studying medicine at my own pace. Boy, was I wrong? Many upper classmen have warned me how difficult the life in medical school could be, but it did not really hit me until I actually started. Once the classes began, it took only a few days before I realized I needed to straighten up my attitude. The concept and science presented at the lectures were not so difficult but the volume of materials covered seemed just impossible. I felt like I was expected to learn three or four languages and become fluent in them in a semester. I do not know how it was for others, but for me it was very difficult. In any case, I managed to get through the medical school in one piece along with most of my classmates.

Although medical school kept me on my toes almost the whole time, there were times that made me glad that I was studying medicine. One of these moments was one day in microbiology class. On that day the Professor was explaining about oncogenes. I do not know what hit me that day, but it made me feel that if all cancer is attributable to the activities of oncogenes, I thought to myself that cancer is "curable" with manipulation of genetic materials. Thoughts like that made me feel really excited about the prospect of what medical research could do. These moments kept me going through the medical school. Other than that I was constantly struggling just to keep up with everybody else in the class.

June 1, 1986 was one of the most memorable days of my life. On this day, I received an M.D. degree. I was no honor student by any means but the thought of surviving the four years of medical school made me feel so grateful. The life during medical school was difficult frankly, and required much endurance. Nonetheless, I must also say that the experience gave us much confidence in working with our patients. By the time of graduation, a typical medical student in the U.S. has delivered 20 to 50 babies, have performed 5 to 10 minor surgeries such as appendectomy as the primary surgeon, have assisted in number of surgeries and served as the primary physician to dozens of new patients coming to the hospital. If a student is aggressive and determined, he or she can do much more. By this time I was still long ways from being on my own, but I was ready to start my house staff training in Internal Medicine.

●Postgraduate Training

The Internship and Residency training started on July 1, 1986 at Kettering Medical Center in Kettering, Ohio. As many other trainees, I worked with patients day in and day out. I do not know how many new cases I saw during my tenure as a Resident, but every time I was on call as a ward team Resident, there were 5 to 10 new patients that I had to work up. Even on subspecialty services, I remember doing at least 3 to 4 new consults every day. Obviously, I did not always enjoy seeing so many new cases, but by the time I was through with the Residency training, I have seen majority of the cases you would see in any General Internal Medicine textbook. Also even if I did not see some of more unusual diagnosis during the training, because we had to prepare lengthy differential diagnosis to present to an attending physician, I would have at least looked up or thought about those cases as well. Although the training was intense, it was not so bad. I felt satisfied knowing that I have learned something with each case and also knowing that I was able to help someone in need. In addition, the attending staffs were very kind to each of us. The Residents were always looking out for each other as well.

The most intense part of my training days was during the year following the Internal Medicine Residency program. On July 1, 1989, I started Hematology/Oncology Fellowship at Harbor–UCLA Medical Center. For the first year of my training, Dr. Kouichi R. Tanaka,(a second generation Japanese Hematologist with quite a reputation in Internal Medicine and Hematology), became my boss. During this year my responsibility was to take care of all the hematology consults for the whole institution. Dr. Tanaka was known for very high standard in patient care, teaching and research. On top of that, he chose only one fellow each year for his

Hematology program. This meant that for that I academic year, I was the only consultant without a back up to work with the standard of this internationally known Hematologist. I must have seen over 1000 new cases between in–patient service and the clinics. In between working up patients, we had lectures that we had to give at least twice a week and sit in for various conferences every day. In addition, I did about 300 bone marrow biopsies and aspirations myself during the year. I do not know where I found the time to do all that. But it was the most productive year of my life. After going through this program, I was not afraid to see any case. Although, I did not have any back up of other Fellows that year, Dr. Tanaka was always there to teach me and guide for each case. The program has changed somewhat at Harbor–UCLA Medical Center since the retirement of Dr. Tanaka, but we still try to keep the tradition of maintaining high standard in education and training.

Subsequent two years in Medical Oncology program which was directed by Dr. Jerome B. Block was not nearly as difficult. Although we saw many new cases as we did in Hematology service, most were not acute cases and there were more than one Fellow to take care of the service. In addition, after the year in Hematology, everything seemed easy.

It was about 6 months before completion of my three year Fellowship training, when Dr. Block and Dr. Tanaka approached me to take a position in Faculty at Harbor–UCLA Medical Center. All these years, I had not accomplished anything significant so I wondered why they would ask me to joining the Faculty. It is a relatively high honor to be an Assistant Professor of UCLA School of Medicine. Well, it turned out that one of the Faculty members was leaving the program and they needed someone right away to fill the spot at least temporarily. So I was a very convenient person to approach because I knew the institution pretty well by this time and they did not have to pay me as much as some of others who were already established.

●Physician Scientist

Anyhow, this is how my academic career started. I felt excited to be a faculty member. There was one problem, however. I had hardly any experience in research. I could have just become what we call "Clinician-Educator" but I really wanted to do some research as long as I was going to become an Assistant Professor. Therefore, in order to compensate for my lack of experience in research, I asked my bosses for permission to spend all my non-clinical time at various laboratories on campus. During the first year, I volunteered in the laboratories of various scientists to learn techniques such as PCR, Southern blot, Northern blot and so on. At the same time, with the data that was provided to me by the Hematology Research Laboratory of Harbor-UCLA Medical Center, I wrote a research grant application to Sickle Cell Disease Research Foundation. With the support of Dr. Tanaka, I got my first grant of $25,000. With this funding, I was able to start up my own projects. From this time on, significant portion of my job became writing grant applications. I was very fortunate with my first grant, but subsequently, it has been my experience to write at least two or three applications before I get an award. With such an effort, this grant was followed by $30,000 grant from Harbor-UCLA Research and Education Institute, and $280,000 grants from National Institutes of Health/National Institute of Heart, Lung and Blood diseases(NIH/NIHLB). This grant from NIH was particularly important for recognition of my research. Aside from these, I was also able to obtain significant amount of support from various cooperate institutions in excess of $200,000 over the years. As you may realize, acquisition of these funding allowed me to work independently with my own staff since early on in my academic career. Writing grant applications takes away large amount of time from writing research papers, but the funding allows you to move at your own pace. All my laboratory staffs are paid through my grants. Thus, having a laboratory is like running a small business. In our laboratory, we also have a couple of undergraduate students who are supported by their schools for experiences in the laboratory.

You may wonder, so what am I doing in my laboratory? Well, we conduct a translational trials using L–glutamine to manage sickle cell disease patients. The idea was developed while experimenting on physiology of sickle red blood cells. I am not going to bore you with the details of my research here but if you are interested, please feel free to contact me any time. Fortunately, the data we obtained so far on our technology have been very good. Recently, we have heard from FDA that we are one of the contenders to receive their grant of over $1,040,000 to develop this technology.

In academic institutions, management of intellectual property along with research work has often been encouraged. Our institution is no exception and supported me through application of patent for the technology developed in our laboratory. Subsequently, I became an author of the U.S. patent on L–glutamine therapy for sickle cell disease and thalassemia. This patent was approved by the U.S. Patent Office in 1997. Then this year (2001), I licensed the patent to myself from Harbor–UCLA Research and Education Institute to establish a company to commercialize this technology. It may sound strange to obtain a license on a patent that you wrote, but a patent is typically owned by the institution where you conducted the research. Therefore, even if I was the author of the patent, I had to obtain the license from our institution before I could pursue commercialization of a patent. Currently, we are working toward FDA approval of our method in therapy of sickle cell disease.

【Contact Information】
Yutaka Niihara, M.D.
Hematology Research Laboratory
1124 W. Carson Street
Torrance, CA 90502
Tel: +1-310-222-3695
Fax: +1-310-328-1308
e-mail ● ysniihara@msn.com
URL ● WWW.REI.edu

Information on Support group for Physician Scientists from Japan:
Nichibei Doctors Club
Contact persons: Paul Terasaki*, Ph.D.
Address: Nichibei Doctors Club
    Terasaki Foundation Laboratory
    11570 W. Olympic Blvd
    Los Angeles, CA 90064
e-mail ● teraski@terasakilab.org

* Dr. Paul Terasaki is the pioneer and world authority on HLA tissue typing. Many feel that he is deserving of Nobel Prize. In person, he is a very kind, caring gentleman. He and his wife have opened up his house and his foundation to support scientists and their families from Japan. We meet once a month either at his house or his foundation for socializing and lectures. To have someone of his status to treat us as his friend is truly a privilege. He tells me that the club is open to any Japanese doctors and their families.

In a way, it sounds funny but I am now an owner of a pharmaceutical development company and full time Associate Clinical Professor of Medicine at UCLA School of Medicine. What is more interesting is that I am not an unusual case in academia of the U.S. There are many physician–scientists who have started biotech companies based on their research. There are many more who licensed their technologies to large established companies. These are very rewarding incentives both financially and socially. My hope is that this type of incentive will encourage many bright scientists to make the most out of their talents for advancement of humanity. Personally, I would like to reach out to as many patients as I can with effective therapeutic regimens.

●Postscript

Thank you for this chance to share my experience on becoming an academic physician in the U.S.A. I believe there are many talented physician–scientists in Japan. Also, I am sure that there are many wonderful opportunities in Japan, but if you would like to become an independent worker, the U.S. system has much to offer. There is no guarantee in anything and often you may feel lonesome in research, as there are very few people to tell you what to do. In addition, acquisition of funding is not always easy. However, in spite of the difficulties, there are many possibilities, incentives and rewards in the U.S. system with which I grew up with. I hope that each of you will find a chance to maximize your capabilities. Best wishes for your success.

References
1) Niihara Y, Shalev O, Hebbel RP, Wu H, Tu A, Akiyama DS, Tanaka KR. Desferrioxamine (DFO) conjugated with starch decreases NAD redox potential of intact red blood cells (RBC): evidence for DFO as an extracellular inducer of oxidant stress in RBC. Am J Hematol 2000 65:281–4.
2) Niihara Y, Zerez CR, Akiyama DS, Tanaka KR. Oral L–glutamine therapy for sickle cell anemia: I. Subjective clinical improvement and favorable change in red cell NAD redox

potential. Am J Hematol 1998 58:117–21.
3) Niihara Y, Zerez CR, Akiyama DS, Tanaka KR. Increased red cell glutamine availability in sickle cell anemia: demonstration of increased active transport, affinity, and increased glutamate level in intact red cells. J Lab Clin Med 1997 130:83–90.

Chapter 6
一般内科レジデントプログラムを終えて

東京大学医学部附属病院アレルギー・リウマチ内科　**山田　亮**

JANAMEF Fellow1994
June 1994–June 1997
Department of Internal Medicine
University of Michigan Medical Center
Ann Arbor, Michigan

●要旨

　ミシガン大学病院（University of Michigan Medical Center, Ann Arbor, Michigan）における内科レジデントプログラム（1994年6月より1997年6月まで，3年間）を修了し，米国内科卒後研修制度について実体験つきの知見を得た．

　日本において卒後研修プログラムの改善の必要性が論議される中，他国の制度を学んで日本の制度に活かすことが有用なのは当然であり，アメリカのレジデント制度を含む医師職業教育の良い点のうち，レジデントプログラム内の教育セッションの概要を述べるとともに，実際にレジデントプログラムの中に身を置いた結果として気づいた，さまざまな医療制度・慣習にまつわる感想を列挙してみる．

●内科研修中途での留学

　University of Michigan Medical Center（UMMC），Ann Arbor, Michiganは大学付設の教育病院として長い歴史があり，全米の臨床研修プログラムの中でも人気が高い病院の1つである．レジデントの構成員は将来アカデミックなポストを志向する者の比率が高い．

五大湖沿岸に位置するミシガン州の経済的中心地デトロイトから車で1時間ほどのところに位置するAnn Arborは、人口10数万人の大学町で、石を投げればPh.D., M.Dに当たるかと思うほど教育レベルが高い町である。UMMCの主な患者層はそうした地理的環境を反映して中流以上が多く、また近在でトップの医療施設であることから重症患者・希少疾患の患者はミシガン州および周辺の州から集まる。

　日本においてアカデミックな方面での医療・医学を志していた私が、日本での内科研修2年目の途中で、幸運にもこのUMMCでのレジデントプログラム（計3年）に入れたのは私の留学当時、東京大学医学部附属病院第一内科教授でいらっしゃった黒川清先生と私の留学当時のChairman of Internal Medicine, UMMCであったDr. Tadataka Yamada（私との姻戚関係はない）とが旧知の関係であったという幸運と、お二人のご尽力のおかげである。また当時内科研修をさせていただいていた国立医療センター（現・国立国際医療センター）の諸先生方が研修の中途終了をご快諾くださったことにも感謝している。

　このような事情であるので、臨床留学先の開拓に関しては助言できるようなことないが、あえて挙げれば、留学の希望は機会あるごとに表明し、アンテナを張っておくこととチャンスが来たらすぐに応じられるように資格（ECFMG certificate）の取得と更新を忘れずにおくということだろうか。

レジデントプログラムのカリキュラムに入っている教育的セッションの多さ

　まず内科プログラムには週1回1時間の病院内科スタッフによる講義があり、これは内科病棟実習の学生、内科レジデント、内科フェロー（レジデントの上のレベル）、内科スタッフが出席することになっている。

　最前列には内科のチェアマンはじめ内科のヘッドたちが座る。学生・レジデントは出席点を取られる一方、内容に対する評定欄が出席カードについていて演者を評価する機会が与えられる。また、月曜から金曜の

昼食時に内科臨床講義が開かれている．実践的臨床事項がテーマになっており，学生とレジデントが昼食を片手に聞いている．

次に1年目レジデントは全員が週1回1時間集まって，典型的な患者へのアプローチを学ぶ．指定された1年目レジデントが現病歴を紹介したあと，4年目レジデントの司会のもとにワイワイと診療シミュレーションを行う．2・3年目（シニア）レジデントは月曜から金曜まで毎日，週5回1時間ずつ時間をとって興味深い症例へのアプローチを学ぶ．

各回2症例ずつ，入院中の症例についてシミュレーション形式で行われる．シニア用のセッションには対応する専門スタッフが招かれチュータリングする．これにより，自分が直接受け持たない患者についても情報が入るとともに，同様の症例に対するアプローチ法が理解される．

以上は内科レジデント全員を対象にしたものであるが，小人数でのセッションも用意されている．内科病棟は1人のスタッフに1人のシニアレジデント，2人の1年目レジデント，2–3人の学生で20人程度の患者を受け持っているが，このチームにおいても教育的活動が組み込まれている．

スタッフは週3回1時間ずつの講義（そのとき受け持っている患者に即した内容，主に1年目レジデント向け，学生もついてこられる内容），を行うとともに，スタッフは学生のみを相手に週2回程度，1時間ずつの基礎的講義もしくは実技指導がある．これらは特に時間をとっての"講義・ミーティング"の形態を取っている．さらに日常業務に即したセッションがある．

スタッフ以外のチーム員全員は毎朝，全患者の回診を行うが，このときに1年目レジデントと学生は受け持ち患者を簡単にプレゼンテーションする．ここでのリーダーはシニアレジデントである．この繰り返しがプレゼンテーション技術をまたたくまに向上させる．

一方，シニアレジデントは毎日スタッフと患者の回診（全患者の診察・検査結果の確認・方針決定・患者への説明）をすることにより，診療に伴う診察から診断・治療への方針決定とその実行，退院決定と退院

後連携について一対一で学ぶこととなる.
　さらに同じレベルのレジデントの間での情報のやりとりが勉強になる．1年目レジデントは3-4日に1度の当直がある代わりに，当直でない日は自分の患者を当直の1年目レジデントに引き継いで帰宅する．このときの説明は一晩の間に起きることが予想される事象とそれに対する対応の仕方を指示する．翌朝は朝一番にその晩に起きたことと，それに基づいて行った対応の説明を受ける．この作業からどのレジデントの行うことも相互了解可能となり，均一化してくる．
　これらの内容が朝8時から夕6時くらいまでの間に組まれており，年52週間繰り返される．本当に日々教え，教えられることばかりである．このように密度は濃いが年4週間の休暇も保障されていてメリハリのある生活がおくれる．

●カルテの開示・カルテの内容・カルテのタイピスト

　カルテの開示が日本では一般の関心を呼びその是非が問われているが，現在のアメリカ市民が聞いたら，議論になっていること自体に驚くことであろう．多少なりとも病歴の込み入った患者は，新しい医師を受診するとき（紹介・転院など），ほとんどいつもカルテのコピーを持参することを求められるからである（紹介状の持参は当然である）．
　そのコピーをとるために患者が赴く専用窓口が設置されているし，もちろん費用も決められている．患者の健康保険によっては検査の重複は患者にとって非常に重い経済的負担となるから，それを避けるためだけにも重要である．このようにして手にした自分の情報は自分のものであり，それを見てはいけない理由など想像もできないことだろう．
　カルテの内容であるが，基本的に第三者が閲覧するにたえることが必要である．これに関しては，その患者診療に携わる医療従事者が必要な情報を適切に得られることを前提として整えられている．さらに，非医療関係者への開示も前提にしているともいえる．

ご存知の通りアメリカは訴訟社会であるので，その方面の対策専門の部署が病院に設置してあるとともに，万一訴訟になることに備えて不利にならないためのカルテの書き方という講義およびマニュアルも配布されていることも興味深い．このようにして作製されているカルテは原則として訴訟の資料としてにすぐに提出できるし，もちろん患者本人にも開示できる．

　さらにカルテに関する話の続きであるが，カルテ専門のタイピストが病院に24時間常駐しているというのも驚く．入院カルテの日々の記録は1年目レジデントによる手書きであるが，退院記録，入院中の転科時引継ぎ・外来カルテはタイプされたものである．

　これらは医師がタイプしたものではない．医師は録音テープに口述吹き込みをし，タイピストがテープおこしをしてプリントアウトされたものを医師がチェックして署名をして完成する．日本語のカルテの文字も読みがたい筆跡が多いが，アルファベットも同様であるためこのような方式が採用されている．

　この口述テープは病院の内線電話から操作できるので院内のどこからでもいつでも口述でき，大変便利である．はじめのうちはなかなか一息で口述できないが，数をこなすうちにメモ書きと記憶内容とから途中で止まることなくA4用紙にして2-3枚の記録を読み上げることができるようになる．このテープおこしには医学専門用語に精通している必要があるので担当者の収入は割が良く，専門の養成講座が新聞広告されていたりする．

●マニュアル化とEvidence-Based Medicine（EBM）

　医療のマニュアル化というと頭を使わずに決められたことをすること，と軽視する風潮がまだまだ強いように感じるがいかがであろうか．これに対し，アメリカはマニュアルの好きな国民性なのか，何事によらず事細かにマニュアルができている．このマニュアルを作成するにあたって

その底流をなしているのが，今や流行語といってもよいEvidence-Based Medicine（EBM）のようである．

ある問題がもちがったときに，合理的な範囲で情報収集をし，その情報を適切に解釈した上で導き出される結論はごく限られるはずであり，アプローチの仕方も異ならないはずである，というのがマニュアル作成者とその利用者の間の了解事項である．マニュアルには第二選択ともいうべきアプローチも掲載可能であるが，根拠のない選択肢というのはないはずである．

このことから想像できるように，マニュアルには紙幅の許す限り多くの根拠がreferenceとして掲載されている．しかもその内容は非常に高頻度に改定される．この実例は日本でもよく使われている内科レジデントマニュアル（いわゆるワシントンマニュアル）然りであるし，一部に愛好者のいるポケット版感染症マニュアル（Sanford Guide To Antimicrobial Therapy, 2002〈pocket edition〉）然りである．

究極のマニュアル clinical pathway と保険会社の圧力

このマニュアル化を推し進める力に医療保険会社の影もある．医療保険会社は加入者（顧客）の納得のいくレベルでベストと思われるサービスと低料金を実現することを目指さないと生き残れない．そのためには医療者側に相当程度画一化したアプローチを要求しているのが現状である．私が留学しているころはまさにこの圧力が吹き荒れていたころで，保険会社の担当者が毎日カルテをチェックし，無用な入院の延長を許さない，といった姿勢がありありと見えた．

また，画一化の進んだ疾患の1つである急性心筋梗塞の場合には以下に示すようなclinical pathwayという標準的治療プロトコルを策定する作業が進んでいた．このpathwayに従って治療をしていないと保険会社から診療提携医療機関としての契約を打ち切られてしまう，というような状況であったのである．

急性心筋梗塞のclinical pathwayの内容は，急患室での胸痛患者に対す

る標準的対処法に始まって急性期の治療法の決定，その後の観察方法へと引き続くスケジュールが時間の単位でびっしり書きこまれている．この紙がカルテの一部となり，医師・看護婦ともそれに従って治療をしていく．オーダーはあえて中止しなければ自動的に実行されるし，中止するからにはそれなりの理由が必要である．

具体的な記載内容は，CCU滞在時間，心電図モニター期間，ヘパリン使用期間とその使用量の調整方法（抗凝固モニタリングの採血頻度も含む），その他の梗塞予防薬の選定と投与量調整の方法，リハビリのスケジュール，経口抗凝固薬の開始日とその量の調整方法，退院前の安全性チェックのための検査予定日とその結果への対応法，退院後フォローアップの日程，退院前生活指導のスケジュールと内容，などなど．

もちろん非典型的な経過をたどる場合はこの限りではないが，8-9割はこの流れに沿って治療して問題なかったように記憶している．ただし，あまりにも強く保険会社サイドが医療内容を制約したためにやり過ぎであるという批判も出現し，軌道修正していることも確かである．

●病棟業務に携わる人々

病棟業務はさまざまな役割の人で構成されている．いわずと知れた医師・看護婦，その他に病棟事務係（検査日程の調整・予約取得，カルテの管理），薬剤師，患者の運搬係（検査室などへの移動），採血係，末梢点滴ラインをとる係，呼吸療法士（酸素・人工呼吸器・ネブライザーの係），物理療法士，言語療法士（咀嚼・嚥下の評価も），ソーシャルワーカー（転院・退院・外来ケアプラン），入退院調整係，心電図係，心臓エコー係，腹部エコー係，レントゲン係などなど．分業の思想が貫徹されている．

このような分業体制をわかりやすく示す例を挙げる．病棟で心肺停止の患者が発見されたとしよう（比較的頻繁に起こる）．発見者は最寄の医療救急ボタン（病棟のいたるところにある）を押す．すると医療救急用

ポケベルが鳴り，ポケベルの液晶画面にボタンの押された場所を表示する．院内には常に医療救急用ポケベルを携帯する当番がいて現場に急行する仕組みであり，その構成は以下のようになっている．

内科シニアレジデント1名，内科1年目レジデント2名，麻酔科当直レジデント2名，循環器科看護婦1名，薬剤師1名，呼吸療法士1名，心電図係1名．心肺停止時には大抵は病棟の看護婦により心臓マッサージとマスク式の人工呼吸が始められており，上記の医療救急用ポケベル携帯者の到着により，蘇生手順の指揮（内科医），心臓マッサージの続行（看護婦），呼吸管理（呼吸療法士），薬剤の投与（薬剤師，救急用の薬剤一式の入ったキャリーバッグを携帯している），心電図をとること（心電図係），気管内挿管（麻酔科医）と分担して仕事が行われる．この間病棟クラークは必要な事務（検査伝票，処置伝票，必要ベッドの確保のための病棟間連絡）等を行っている．多い晩にはこのような心肺停止が4件もあった．

この体制に慣れた状態で日本の大学病院に戻ってはじめての当直の夜は不安で仕方なかった．採血から伝票書き，クロスマッチ，心臓マッサージまで1人の仕事であり，万一心肺停止が複数の場所で同時に発生したらお手上げである．このことがこれまで比較的問題とならなかったのは，1日24時間のうちの大部分の時間帯に発生した相当数の救急事態を，勤務時間外に病棟にいた複数の医師を含む医療関係者が対処してきたからであり，厳密な意味での責任の所在がわかりにくい日本の諸制度と合い通じるものがある．

この辺りの責任の所在を明確にし，それ相応の勤務体制を作ることが必要である．このことは現在議論百出の感がある医療ミスへの抜本的対応の一部ではないかと思うのだが，いかがだろうか．

この分業体制の中では医師の役割は問診・身体所見取り，診断計画立案，そのオーダー，結果の解釈，診断，治療計画立案，観血的処置，治療効果判定，計画変更，入退院決定，死亡判定と考えられ，それらに付随する仕事はしかるべき資格を付与された者が遂行するべきであると考

えられているようだ．

　このような一見過剰とも思える人員配置の裏には採算重視の経済論理が隠れている．医師を含め，いずれの仕事も有資格者しか遂行が許されていないので，有資格者の必要数をコストパフォーマンス上最適化しようとした結果がこのような体制になっている．このような制度の是非はさておき，医師・看護婦以外の医療スタッフを今後の日本においてどのように整備すべきかは1つの大きな課題であろう．

●レジデントリサーチの立案から発表まで

　レジデントリサーチとは内科レジデントプログラムの必修項目に入っているもので，指導者を設定しその指導のもと，リサーチの立案から実行・発表をするものである．私のリサーチの内容はさしたる内容ではなかったが，立案から論文にするまでの過程は説明を加える価値があるかと思い記してみる．

　私のテーマは高齢者に心肺蘇生に関する情報を与えると，心肺蘇生を受けるか受けないかの意思に変化が生じるかいなか，というものだった．そもそもわたしが心肺蘇生に対する高齢者の意識に関心をもったのは，次のような理由だった．

　アメリカでは心肺蘇生術の一般向け講習・救急隊員のトレーニングが進んでおり，心肺停止で発見された人はある一定の手続きを踏んでいないと必ず蘇生術を施されてしまう．これは病院内であろうとそうでなかろうと同じである．しかしそれが本人の意思に反して行われてしまう可能性もあるので，心肺蘇生を希望しない人は予めその旨の文書をしたためておくことが必要である．この文書をAdvanced Directiveという．

　日本でなら，"ま，お年ですし，そこまでやらなくとも"といった話が家族と医療従事者の間で交わされたり，交わされもせずに相手の気持ちを推し量って蘇生術に手加減を加えるなどということが暗黒の了解のうちに行われているのが実情ではないだろうか．しかしながら，アメリカ

の社会を貫く自己決定重視の考え方においては次のようになる．

　アメリカの構成員はさまざまな文化的背景を持つので，このような推量が正しくできるわけがないし，個人主義の強い文化の持ち主たちは家族であっても相手の意思を推量する能力に関して懐疑的だ．従って本人に意思表示をしておいて欲しいし，自分も万一に備えて予め意思表示をしておくほうが良い．もちろん全員がこのように考えているわけではなく，家族に決めてもらいたい人も大勢いるようだったし，患ってはじめて実際にこの決断をつきつけられて途方にくれる患者さんを何人も見たが，大勢としては自己決断主義ということだろう．

　前置きが長くなったが，こうしたAdvance Directiveについての調査研究を行うことを指導教官に相談したところ，まずはじめに研究計画の立案を指導された．この研究計画書は病院の倫理委員会に諮られるもので，これに通ればすでに論文一本書けたのと同じようなものだ，という位置付けだった．

　その研究計画書の内容は研究目的，過去の研究とのつながり，今回の研究の独自性と意義，研究方法についていえばアンケートの具体的な実施場面の想定とそれに使用するアンケート書式の適切度の確認（過去の同様の研究の実行者との情報交換），アンケート返還率の推定，意味のある結果を得るために必要とされる協力者数の統計学的算定，予想される結果と多岐に渡っていた．このように書くと，日本での研究予算申請時の研究計画書で網羅されている内容なのであるが，実際にこの研究計画を作ってしまうと，研究の実行後にはすでに論文としての体裁が完成していて，若干の修正をするだけで論文1つ出来上がり，という状態であった．

　実際に指導教官のおかげもあり，全くの専門外の領域であった（Advance Directiveという言葉さえも知らなかった）にもかかわらず，このリサーチをAmerican Geriatric Society Annual Meeting 1997でスライド発表する機会に恵まれ，Journal of General Internal Medicineにも掲載される運びとなった．

この経験を通して伝えたかったことはリサーチの立案という研究の肝心なところを手取り足取り指導する体制のすばらしさと，綿密な計画が立てられないものには簡単なリサーチさえも始めさせない厳しさである．

● "医師の役割"についての認識の違いを知るということ

帰国後は東京大学医学部附属病院アレルギー・リウマチ内科に入局し，同科にて1年半にわたり研修医の指導を担当した．またアレルギー・リウマチ内科の病棟マニュアルの作成にも時間を割いた．その期間に抱いた感想を以下に記す．

医師数において比較的恵まれている大学病院ではあったが，アメリカ式の濃厚な指導・教育体制を持ちこむには指導人員が不足していると感じた．また指導される研修医も医学生時代の臨床実習の質的・量的不足を反映し，アメリカの医学生向けの指導が必要であることを痛感した．さらには，研修医が費やしている時間を適切と思われる職業研修に振り替えるためには医師以外の医療従事者との仕事の再配分も検討すべきではないかとも感じた．

不足を嘆いてばかりいても仕方がないのでできることから始めようと思いながらも，研修医とまとまって30分の時間をとることすらかなりの困難があるのが実情であったし，数人の研修医を30分なりとも集合させチュータリングの時間をとることなどほとんど不可能かと思われたほどであった．

現在は不本意ながら後輩の臨床指導から遠ざかっているが，聞くところによれば，私の母校でも遅れ馳せながら学生実習に病棟クラークシップ教育が導入されたそうである．その実務経験はないので推測の域を出ないが，スタッフも研修医も教える立場に不慣れなため苦労しているのではないだろうか．とはいえ，書物から学ぶことが学問であるという風潮が強い日本の学問の影響をまともに受け継いでいる日本の医学教育は，少なくとも臨床医の養成という職業訓練の場にあっては変わらなくては

【留学先の情報】

University of Michigan Health System

1500 E. Medical Center Dr.

Ann Arbor, MI 48109

Tel: +1-734-936-4000

The University of Michigan Medical Schoolのページ：
http://www.med.umich.edu/medschool/index.html
学生・レジデント・フェロー向け案内のページ：
http://www.med.umich.edu/medschool/education.html
Residency Programs and Postdoctoral Fellowships案内：
http://www.med.umich.edu/medschool/education.html#residency
Department of Internal Medicineのページ：
http://www.med.umich.edu/intmed/
Visiting Studentプログラム案内のページ：
http://www.med.umich.edu/medschool/visiting/

ならない．

　個々の患者の利益と社会全体としての利益とをもたらすような臨床医の養成が制度として確立されることを期待してやまないし，今後も微力ながらその役に立つことができればと思う．自らの臨床トレーニングとしてはアメリカでのRheumatologyのfellowshipをする機会に恵まれたらよいな，とは思うものの，新たな留学はレジデント留学での成果を日本で還元するための時間を減らしてしまうので迷っている最中である．

EBMの「真意」とは

　日本の医療は非常に進み，世界をリードしている分野も少なくない．また国民皆保険に代表される優れた保険制度もわが国が誇るべき事柄の

1つであろう．しかし，私の限られた経験だけから判断していることであるが，"医師の役割"の認識の違いを知ることだけでもアメリカでの臨床経験は有用である．

日本の医師のトレーニングはとかく手技の習得に重きをおきがちである．一方，アメリカの内科臨床研修では習得に時間のかかる手技はその多くが専門医の領分であることから，初期の3年間では医療上の判断を下す訓練が重要視され，医学的知識に裏づけされた臨床的判断が下せる人材を養成することに主眼が置かれている．

このように，医師が専門的知識に基づいて判断することの難しさと重要性が認識され，その労力が医師の労働報酬として正当に評価されるような医療制度が望まれる．医療経済的にEvidence-Based Medicineを支えることも大切なことである．

【参考文献】
1) Ryo Yamada et al. A multimedia intervention on cardiopulmonary resuscitation and advance directives. J Gen Intern Med 14 :559-563, 1999
2) Ryo Yamada et al. Identification of 142 single nucleotide polymorphisms in 41 candidate genes for rheumatoid arthritis in Japanese population. Human Genetics 106, 293-297, 2000
3) Ryo Yamada et al. Association between an SNP in the promoter of the human interleukin-3 gene and rheumatoid arthritis (RA) in Japanese patients, and maximum-likelihood estimation of combinatorial effect of two genetic loci on susceptibility to the disease. Am J Hum Genet 68: 674-685, 2001
4) Guyatt, G. H. and D. Rennie (1993). "Users' guides to the medical literature." *JAMA* 270 (17): 2096-7.
5) Oxman, A. D., D. L. Sackett, et al. (1993). "Users' guides to the medical literature. I. How to get started. The Evidence-Based Medicine Working Group." *JAMA* 270 (17): 2093-5.
6) Guyatt, G. H., D. L. Sackett, et al. (1993). "Users' guides to the medical literature. II. How to use an article about therapy or prevention. A. Are the results of the study valid? Evidence-Based Medicine Working Group.' *JAMA* 270 (21): 2598-601.
7) Guyatt, G. H., D. L. Sackett, et al. (1994). "Users' guides to the medical literature. II. How to use an article about therapy or prevention. B. What were the results and will they help me in caring for my patients? Evidence-Based Medicine Working Group." *JAMA* 271 (1):

59–63.
8) Jaeschke, R., G. H. Guyatt, et al. (1994). "Users' guides to the medical literature. III. How to use an article about a diagnostic test. B. What are the results and will they help me in caring for my patients? The Evidence–Based Medicine Working Group." *JAMA* 271 (9): 703–7.
9) Levine, M., S. Walter, et al. (1994). "Users' guides to the medical literature. IV. How to use an article about harm. Evidence–Based Medicine Working Group." *JAMA* 271 (20): 1615–9.
10) Guyatt, G. H., D. L. Sackett, et al. (1995). "Users' guides to the medical literature. IX. A method for grading health care recommendations. Evidence–Based Medicine Working Group." *JAMA* 274 (22): 1800–4.
11) Laupacis, A., G. Wells, et al. (1994). "Users' guides to the medical literature. V. How to use an article about prognosis. Evidence–Based Medicine Working Group." *JAMA* 272 (3): 234–7.

Chapter 7
プライマリ・ケア（総合診療）の スペシャリストをめざして

琉球大学医学部附属病院地域医療部 **武田裕子**

JANAMEF Fellow 1989
April 1990–June 1991
Division of General Medicine and Primary Care (fellowship)
Beth Israel Hospital, Boston

July 1991–June 1994
Department of Medicine (internship and residency)
Beth Israel Hospital, Boston

July 1994–November 1994
Infectious Disease Fellowship
Harvard Medical School

●要旨

　1986年に筑波大学医学専門学群を卒業後，大学院博士課程で4年間研究に従事した．プライマリ・ケアの専門的なトレーニングを受けるべく，1990年に渡米した．ハーバード大学の主要教育病院であるベス・イスラエル病院（現ベス・イスラエル・ディーコネス　メディカルセンター）で1年間エクスターンとして臨床経験を積んだ後，正式に研修医として採用された．プライマリ・ケア（総合診療）コースで研修を行い，米国内科専門医資格を取得した．臨床研修を行いながら，米国の卒前・卒後の医療教育システムについて学んだ．また，感染管理やリスクマネージメント等，当時，日本の病院ではあまり取りあげられていなかった領域の実際について興味深い経験を積むことができた．1994年11月に帰国

した．本稿では，渡米に至るまでの道のり，留学生活の概要，帰国後の活動について報告する．

●インターン正式採用までの1年間

　私は，医学部卒業後，臨床系（呼吸器内科）の大学院生となり，研究生活を4年間送ってから臨床研修を開始する進路を選択した．一生臨床医として歩むのであれば研究のみの生活を送る時期があってもよいと考え，基礎研究の経験は臨床医としての幅を広げてくれるのではと考えたためである．呼吸器内科は，より全人的な医療を行う診療科に思え，指導教官であった長谷川鎮雄教授の人柄に引かれて選択した．

　大学院生として，週に半日教授の外来で勉強させていただいたが，外来に来られる患者さんの多様な訴えや問題を解決したいと願ううちにプライマリ・ケア（総合診療）を学んで幅広い臨床能力を身に付けたいと考えるようになった．

　医学界新聞や医学雑誌に福井次矢先生（現・京都大学大学院教授）や福原俊一先生（同）が米国の臨床研修について紹介されていて大いに刺激を受けた．長谷川教授にご相談すると，ぜひ挑戦するように励ましてくださり，戻ってきたら大学のために働きなさいという言葉までいただいた．

留学先に受け入れてもらえるまで

　臨床研修の受け入れ先については，当時筑波大学社会医学系教授でいらした紀伊國献三先生にご相談した．プライマリ・ケアの重要性や国際的な視野を持つことの大切さを，講義で話されていたからである．

　紀伊國先生はハーバード大学教授のDr. Thomas L. Delbancoを紹介してくださった．手紙を書いたところ面接に来るようにとの返事を頂戴した．1989年の4月のことであった．丁度，シンシナチーで開かれるAmerican Thoracic Societyの国際会議でポスター発表することになっていたので，

その帰途にボストンに立ち寄ることとした．

　Dr. Delbancoは気さくな方で，米国の総合診療医学が消費者運動から始まったという歴史や，ご自身が呼吸器内科医でありながら全人的医療に惹かれて総合診療医になられたこと，当時は非常に変わり者と思われたことなどを話してくださった．病院長のDr. Mitchell T Rabkinにもお目にかかってインタビューを受けた．その日のうちに，とりあえずフェローとしてビザを出すので大学院修了後に来てもよいというお返事をいただいた．紀伊國先生のご推薦があったからだと思われる．臨床の実力や英語の能力を見て，他の研修医と同等の力があるとわかったら正式採用できるであろうとのことであった．

英語の実力

　英語については学校の授業とNHKラジオの英語講座を聞く以外に特別な教育を受けたことがなく，日常会話が少しスムーズにできる程度であった．大学2年の時に何の準備もせずに受けたTOEFLは513点であった．大学6年の時に受けたFMGEMSでは英語は不合格となった．

　FMGEMSの臨床と基礎医学の試験に合格し，残すは英語のみとなってから集中して勉強した．数ヵ月間，NHKのラジオ番組「英語会話」を録音して全て聞き取れるまで繰り返し聴いた．問題集『TOEFL 600点をめざして』のシリーズを全て2回解いたところ，550点をクリアしてようやくECFMG certificateを手にできた．資格更新のために渡米直前にTOEFLを受けなくてはならなかったが，このときも同様の勉強で約600点を取ることができた．

　しかし，渡米してみると試験の高得点と英語の実力は全く相関せず，病院では何度も悔しい思いをした．特に電話での対応が難しかった．

　ある時，心エコー室からの問い合わせの電話をとった上級研修医が皆に尋ねた．「心エコーのオーダーをしたDr. Quackと話したいと言っているけど，誰かエコー室に電話した？」．エコー室なら自分も電話をしたと思ったが，皆が変な顔をしているのでその訳を尋ねたところ，Quackと

いうのは"やぶ医者"という意味があると教えてくれた．もちろんそのような名前の研修医はいない．

　英語の実力のなさが身にしみていた私は，検査室の受付が英語を話せない医者をそのように呼んだのだと思い込み，落ち込んでしまった．周りにいた友人たちがしきりに慰めてくれたが，しばらくして上級研修医が「なぞが解けたよ」と笑いながら駆け寄ってきた．

　Quackと聞こえる中国系の名前を持ったハーバードの学生がクラークシップを行っていて，彼がオーダーした検査についての問い合わせだったことが判明したのである．おかしいやら恥ずかしいやら，皆の友情に感謝した出来事であった．

　渡米して2年目を迎える頃にようやく英語でのプレゼンテーションにもなれてディスカッションが理解できるようになり，急速に臨床の力がつくのを感じた．聴きとれるようになると英語の教科書を読む速度も増し，勉強会の準備などが非常に楽になった．3年目を過ぎる頃には，十分自己主張ができるようになった．中西部の病院に問い合わせの電話をかけた時には，全く事情を知らない相手に「ボストンの人だから訛っているのね」と言われた．私には最大級の賛辞であった．

米国医師免許（FMGEMS）取得と開業資格試験（FLEX）

　現在はUSMLEと呼ばれているが，私が受験した頃はFMGEMSという試験であった．basic science（基礎医学），clinical science（臨床医学），英語（TOEFLでも代用可）の試験に合格する必要があった．5年生で臨床実習を行いながら，並行して問題集で実習中の診療科の問題を解き，clinical scienceは合格した．basic scienceは大学院在学中に受験した．

　渡米した最初の年はエクスターンとして臨床経験を積みながら英語と米国のシステムに慣れていった．前述の通りこの時の評価によって正式に採用されるかが決まることになっていたため，自分の実力を証明する目的でFLEXという開業資格試験を受けた．現在は廃止されUSMLEに一本化されているが，当時，米国の医学部卒業生はUSMLEかFLEXに合格

すれば医師免許をもらえる仕組みとなっていた．また，マサチューセッツ州では，レジデンシー終了後にFLEX試験を受けて開業免許を取ることになっていた．受験資格は州によって異なっており，寒い冬にわざわざピッツバーグまで出かけて受験したことを懐かしく思い出す．

留学資金

正式な研修医として採用になるまでは無給であったため自己資金が必要であった．研究者に対する奨学金制度はあっても臨床留学を志す者への援助はなかなかなく，JANAMEFの活動を知ったときは励まされる思いであった．当時，筑波大学医学専門学群長であった堀原一教授のご推薦をいただき，幸いにもJANAMEFから助成をいただけることになった．引越しの費用や航空券の代金を賄うことができた．何よりも，奨学金をいただけたということが日米医学交流への貢献を期待されているという証となり，留学先に対しても非常によい印象を与えることとなった．

また，夫の協力で留学までに約2年分の生活費を貯金することができていた．1日20ドルで暮らせば無給でも3年は持つと計算して，家計簿をつけ生活費を切り詰めた．衣料品はFilene'sというデパートの地下で掘り出し物を探した．値札が付けられた日付から日が経つにつれ割引率が高くなり，4週間経過した商品は自分で値段をつけてよい仕組みになっていた．

こうして爪に火を灯して生活していた頃，筑波大学の長谷川教授から十分勉強できるようにと「研究費」が送られてきた．書籍代にあてることができて本当にありがたかった．

●外来診療教育とプライマリ・ケア教育

エクスターンの期間中，ハーバード大学の講義や臨床実習にも参加した．米国の卒前教育を知る貴重な機会となった．2年生を対象にした臨床入門の身体診察実習の指導を担当させてもらったのは特に良い経験と

なった．

　エクスターンとしての臨床研修は非常に勉強になったが，プライマリ・ケアの専門医になるという目標のためには，何としても正式採用されインターンシップからレジデンシーに進む必要があった．ボストンのベス・イスラエル病院は，優れた研修プログラムを提供していることで有名であり，内科のインターン枠40名に対して毎年2000名を越える応募がある狭き門であった．毎日のようにプレッシャーを感じた．

　渡米したばかりで一人暮らしをしていた頃は，病院の帰り道，よく本屋によってHallmarkのカードコーナーで立ち読みをした．Think Positive!とか，Be Happy!という言葉に元気を取り戻して下宿先に戻ったものである．日本で待っていてくれるであろう患者さんの顔を思い浮かべ，将来日本の医療に貢献するという大志を思い起こして自分を奮い立たせた．

　Dr. DelbancoとDr. Rabkinのお力添えもあって，渡米した翌年に内科インターンとして正式採用になった．担当患者数も増え，3日から4日に1度の当直で睡眠不足の日々が続いた．カルテを読むのに時間がかかり，書くのにはもっと時間がかかった．

　自分のプレゼンテーションが不十分なために患者が不利益を受けてはいけないと思い，診療録は誰がいつ読んでも十分に患者の状態が把握できるように詳細に記載した．おかげで，インターンシップを終える頃には研修医の中で一番カルテの書き方が優れているといわれるようになった．しかしそのため勤務時間も長く，年度末には"First In Last Out" Award（誰よりも早く来て最も遅く帰宅する研修医に与えられる賞）をもらうことになった．効率よく仕事ができないのは実力がないためと評価される世界であり，違った努力が必要と強く感じた．

　精神的にも緊張を強いられる研修医生活であった．乗り切れたのは一重に周囲の温かい励ましのおかげである．毎朝起こしてくれ，休みの日には美術館や植物園に連れ出してくれた夫には本当に感謝している．自分自身を客観的に眺めることができたことも役立ったように思う．

　研修医生活のドタバタは当事者には辛いが，外から眺めていると喜劇

的でもある．お風呂の中で眠ってしまい，食事中に箸を持ったまま寝てしまう生活は，悲惨ではあるが漫画のようである．CCUで当直をしていて，自分の実力のなさが情けなく泣きたくなって当直室に駆け込んだが，はっと気付くと泣き出す前に寝てしまっていた．そんな自分がおかしくて声を出して笑ってからは，何を深刻に悩んでいたのか思い出せなかった．

ストレート・トラックか総合診療プログラムか

ベス・イスラエル病院は，私が研修を受けた当時は450床の病院で，平均在院日数は3.5日，年間延べにして救急外来受診が3万6000，外来受診者が専門外来・総合外来合わせて6万5000，在宅医療を行うホームケアの訪問が2万4000と報告されている．研修医（インターン，レジデント，フェロー）は全科で675人であった．内科の研修プログラムは3年間で，卒後1年目がインターン（45名），2年目がジュニアレジデント（30名），3年目がシニアレジデント（30名）となる（括弧内は定員）．

研修1年目の終わりに，内科のストレート・トラックに進むか，プライマリ・ケア（総合診療）プログラムに進むかを決める．プライマリ・ケアのプログラムを選択するものは，毎年10名前後であった．

2つのコースの大きな違いは外来教育を中心とした総合診療のトレーニング期間で，プライマリ・ケアの研修レジデントは3週間ローテーションを年間5回，計15週間の外来研修を受ける．ストレート・トラックではこれが3～6週間のみとなっていた．しかし，3年間の研修を終えるとどちらのコースでも内科専門医の受験資格が与えられた．

その後は臓器別専門医の研修プログラムに進んでフェローとなる者もいれば開業する者もいて，身分や資格に全く差はなかった．Dr. Delbancoがチーフをされる Division of General Medicine and Primary Care がカリキュラムをつくり，研修に責任をもっていた．

3週間の総合診療部ローテーション期間中は，毎日午前中予約制の総合外来を担当する．初診は40分，再診は20分の枠となっていた．開業

しているプライマリ・ケア医も同様の診察時間で，1日の外来患者数は20人程度とのことであったが，マネジド・ケアが導入されてからは1人あたりの診察時間が短縮したと聞いている．外来では，ナースプラクティショナーやソーシャルワーカー，福祉担当者など多職種の専門家の協力が得られ，患者の問題によってはチームを組んで診療にあたった．

　午後は，プライマリ・ケアに役立つ専門外来で研修した．皮膚科，耳鼻咽喉科，泌尿器科，婦人科，眼科，整形外科，感染症科など興味に応じて選択する．予約制の外来のほかに，walk–in clinicと呼ばれる予約を持たない患者，かかりつけ医のいない患者の外来も担当した．

　また，5回の総合診療科ローテーションのうち1回は病院を離れて地域のプライマリ・ケアを担っている医療施設で研修することとなっていた．私は，ヘブル・リハビリテーションセンターというナーシング・ホームで高齢者医療を中心に研修したが，同級生の中にはアラスカのエスキモーの診療所に出かけたり，インディアン居留区で医療を実践してきた者もいた．

プリセプターの役割

　米国では，外来教育に非常に力を入れている．医学部の2年生（日本の医学部4年生にあたる）から本格的な外来実習が始まり，インターンとして研修を開始すると同時に半日の外来を週1回担当することになっていた．研修を修了する3年後まで，外来患者をかかりつけ医としてフォローする．内科インターンの研修プログラムにも4週間の総合診療科ローテーションが組まれており，全員がプライマリ・ケア教育を受ける．

　研修医が外来教育を行っている間，総合診療科のスタッフがプリセプター（専任の指導医）として別室で待機しており，必要に応じて研修医を指導していた．研修医は患者を待たせておいて，身体所見や検査結果の解釈，鑑別診断の立て方などを相談することができる．外来診療1年目のインターンは，プリセプターにプレゼンテーションをして指導を受けてから患者を帰すことになっていた．シニアレジデントになると自ら

プリセプターとなり，インターンの指導にあたる機会が与えられる．これは，教育の仕方を学ぶための研修という位置づけであった．

外来ローテーションでは，一日の最後にその日に経験した興味深い症例を互いに報告しあうカンファレンスがもたれていた．診断に苦慮した症例や患者との間のトラブルについて相談したり，失敗談を披露したりしながら，耳学問で経験を増やす楽しいカンファレンスであった．

●尊敬する指導医・友人との出会い

効率的に考えられた研修を受け，プライマリ・ケア（総合診療）の重要性と楽しさを学んでいった．医学的な知識や技能の修得もさることながら，尊敬する指導医，友人と出会えたことも臨床留学の成果であった．難しい患者と接したり，学生・研修医の指導で判断に迷うときに，"あの先生ならどうされるだろうか"と今も心の中で教えを乞う先生方や同僚が大勢いる．

渡米直後，右も左もわからない私の指導担当（mentor）となってくださったのは，Dr. Booker T. Bushである．初めの数ヵ月，文字通り影のように後をついて英語でのカルテの書き方，プレゼンテーションの仕方，身体診察法の指導を受けた．Dr. Bushの2つある診察室の1つを借り，外来診療を一から教えていただいた．Dr. Bushは，ハーバード大学スタッフの中でTeaching Awardを受賞するほど教え方の上手な先生であった．患者との接し方や，学生への指導法など多くのことを学んだ．ガーデニングがお好きで，私にも，週末にはきちんと休んで気分転換することを勧めてくださった．

Dr. Steven Weinbergerは呼吸器内科のチーフで，優れた講義に対して与えられるTeaching Awardを毎年連続して受賞され，学生に絶大な人気を博していた．非常に謙虚で，研修医がファーストネームで自分を呼んでくれたと嬉しそうに話される先生であった．どのようなときにも声を荒立てることなく指導してくださり，上手な講義の進め方を学ばせていた

だいた．

　Dr. Sanjiv Chopraは高名な肝臓病医で，その教科書は日本語にも訳されている．この先生のセミナーは非常にわかりやすい．教え方があまりにも上手なのでコツを伺ったところ，"One Minute Manager"を読むとよいと勧めてくださった．これは，学生・研修医を建設的に批判しなくてはならないときに特に役立った．この本の著者の一人Spencer Johnson, MDは，最近日本でもベストセラーになった『チーズはどこへ消えた』の著者である．『1分間マネージャー』も訳されて書店に並ぶようになった．ぜひ多くの教育関係者に読んでいただきたい一冊である．

　苛酷な研修医生活の中で思いやりを持ちつづけるというのは至難の業である．しかし多くの友人から，厳しい状況の中で感情をコントロールすること，忍耐強く後輩の指導にあたり優しく患者に接することを学んだ．当時の同級生は，大学のスタッフや研修プログラムのディレクターとして活躍しており，電子メールのおかげで気軽に情報交換している．学会やワークショップで偶然出会って旧交を温めることもある．留学生活の楽しいおまけである．

日本からのお客様

　留学生活のもう1つのおまけは，研修中にたくさんの日本からのお客様とお会いできたことである．ベス・イスラエル病院の病院長Dr. Mitchell T. Rabkin（当時）は，全米の病院で初めて患者の権利章典"Patient's Right"を掲げられた方である．また，看護部長であり副院長のJoyce Clifford女史（当時）はプライマリ・ナーシングの創始者であったため，医学・看護関係の方から行政担当者までよく視察に見えていた．

　病院長のご配慮で私も同席させていただくことが多かった．日本から視察に来られた理由や目的を伺うと日本の抱える課題を知ることになり，たいへん勉強になった．また，自分が研修を受けている病院であっても，どのような部門がいかに機能しているかなど知らずに働くことが多いため，こうした機会に病院のシステムを学ぶことができ非常に参考になっ

た．

　特にQuality Assurance部門の存在を知ったときは驚いた．毎日病棟にカルテを見に来る人たちが，医療の質向上のために働いているとは想像もしていなかったからである．医療事故を個人の誤りではなくシステムの問題として考えて対策を立てるのは，現在は日本でもあたり前の考え方であるが，当時は非常に新鮮であり感銘を受けた．

　帰国後，このようにしてお目にかかった先生方と学会や研究会などで再会することがあり，これも現在も続く留学生活の楽しいおまけである．日野原重明先生は，Dr. Rabkinの親しいご友人であるということで紹介いただいた．以来，現在まで励ましのお言葉やご指導をいただき感謝にたえない．名刺ホルダーを見返すと，当時は何も存じ上げずにたくさんの高名な先生方にお会いしていたことに驚く．貴重なお話を伺いご助言をいただけたのは本当に幸せであった．

患者さんから学んだこと

　研修医時代に患者さんから教えていただいたことは数え切れない．エクスターンとして英語に苦労していた頃，アクセントの強い英語を話される高齢の患者さんに何度も何度も聞き返し，その度に丁寧に答えていただいた．あまりにも申し訳なくてお詫びすると，「この病院は，最高の病院なので世界中からお医者さんが来ている．英語が母国語ではない人がいるのは当然だ．英語のうまい下手は臨床の力には関係ない．そんなことは気にしないでよく診てください」と言ってくださった．この患者さんへの感謝の気持ちとともに，このように患者に感じさせる病院の力に感銘を受けた．

　また，外来主治医としてフォローしていた患者さんの中に，その昔ジャマイカから移民として来られた方がいらした．かなりの高齢で，ある日，不整脈による失神発作で救急外来から循環器病棟に入院となってしまった．後から知って会いに行くと「私の先生が来てくれた」と言って大喜びされた．ご家族が「先生は日本に帰ってしまったのだろうか，と

心配していたんですよ」と話してくださった．プライマリ・ケア医のやりがいと喜びを教えてくださった患者さんとして忘れられない．

　ベス・イスラエル病院の患者の権利章典の中には，カルテの開示を始め患者の権利と義務が明確にうたわれていた．進行した卵巣がんの転移で血性胸水が貯留し入院してこられた老婦人に，DNRオーダー（心肺停止状態での医学的処置への希望）についてお尋ねすると，「ここで最期を迎えるというのなら，そこまででしょう（So would be it.）」と毅然とした態度で話され，お世話になってありがとうと手を握られた．

　また，慢性閉塞性肺疾患の急性増悪で入院され心筋梗塞を併発した別のお年よりは，挿管される前に，「10日以上もこの状態でよくなる見込みがないのなら，人工呼吸器は停止してください」と家族と医療者に告げられた．十分な説明，納得と同意が時間をかけて行われ，患者さんご自身が決断を下される様子にはしばしば圧倒された．患者の自己決定，説明責任，患者−医師関係について学んだ研修医生活でもあった．

コメディカル・スタッフに助けられて

　研修医は多くの医療従事者と共に患者診療にあたる．プライマリ・ナーシング制を敷いているため，看護スタッフは患者のことをよく把握しており教えられることが多かった．ソーシャルワーカーは，患者の心の支えになりつつ，経済的な問題や退院後の生活について素早くプランを立てていた．理学療法士，作業療法士，呼吸療法士，栄養士，薬剤師など1人の患者の周りには多くのスタッフがいて，その専門性を発揮しつつ協力しあっていた．

　全ての医療者は診療録の同じセクションに記録していくため，情報が簡単に共有できた．患者の問題解決を図るには医師一人の力は限られていること，適切にコンサルテーションできることの重要性を学んだ．他職種を尊敬しつつ，ファーストネームで呼び合うことのできるチーム医療のパワーを経験した．

リーダーシップとマネジメント能力

米国の研修医には教師としての役割も求められる．インターンは学生を，レジデントはインターンを指導することになっている．また，レジデントは学生数名とインターン2名からなるチームを率いて，患者マネジメントにあたる．そのため，様々な場面で「教える力」「チームをまとめる力」が試され，さらに熱心に教育したかどうかが学生や後輩研修医に評価される．この「教える力」が研修中に修得できるようになっていることも，米国の教育プログラムならではと思えた．

チーフレジデントになると，プログラムの大きさにもよるが数十名から100名近くの研修医をまとめることになる．あるときチーフレジデントが，「ジンギスカンが"全ての兵卒を喜ばせることはできない"と言っている．とてもよい言葉だよね」と喜んでいた．よほど苦労しているのかと推察された．

私自身，帰国前の2ヵ月という限られた期間であったが，フラミンガム・スタディを行ったフラミンガム病院のチーフレジデントを務めた．症例を中心とした勉強会を毎日担当し，研修医の進路相談などアドバイザーの役割を求められた．このときの経験は，教育技法の修得だけでなく組織マネジメントについて考えるのに役立ったように思う．

●Success is a journey を胸に……帰国後の活動

日本に帰る日が決まると，Dr. Rabkinが病院長室に呼んでくださり，これまでとは異なる環境の中で前進し続けることのたいへんさとそのための心構えについてお話しくださった．Dr. Rabkinは，ご自身の経験から，変化が必要でかつ理解が得られないときにどうしてこられたかを話してくださった．「失敗しても大きな痛手とならないほどの範囲で，期限を決めて新しい試みを実施する．一定期間で成果が得られなければあきらめればよい．失敗しても損失は少ない．もしうまくいけば周囲の理解を得ることができる．少しずつその範囲を拡大していけばよい」と．

「Success is a journey.」という言葉もいただいた．「ゴールに到達することが成功なのではない．成功は結果によって決まるのではなく，ゴールに向かって進む過程そのものである」というお話は，今も心の励みになっている．

数年経ってボストンを再訪した際，Dr. Charles Hatem（Director of Medical Education）からいただいた医学教育に関する助言も印象的であった．

「数は少ないかもしれないが，自分の周りにきっと心の通じ合える仲間（kindred heart）がいるはずだ．協力し合って小さな変化を起こしなさい．学生や研修医にきっと感謝されることだろう．最初は理解しなかった同僚が，そのうちになぜ評判がいいのか不思議に思うようになり，真似してみようと考えてくれるようになるだろう．そうやって良い変化は伝わっていく」

5年近く米国の文化の中で暮らしていて，日本の生活に適応できるか不安がなかったわけではないが，いただいた言葉を胸に帰国した．

筑波大学呼吸器内科チーフレジデントとして

1995年4月に，筑波大学附属病院呼吸器内科チーフレジデント（医員）として勤務を開始した．内科一般の研修は終えたものの呼吸器の専門的な研修は受けておらず，後輩を指導できるか心配であったが，スタッフの先生方のご指導により2年間の研修を無事に終えることができた．この間に，学生の呼吸器内科実習をクラークシップとするための体制作りに参加した．また，病院長の許可をいただいて，他の研修医とともに大学病院の中に"チーフレジデント横の会"という組織をつくった．連絡体制を整備して各診療科間の協力を得やすくし，研修環境の改善を図るという活動である．米国の病院で持たれていた house officer meeting と呼ばれる会をお手本にしたもので，研修の，ひいては診療の質の向上をめざしたものである．

医学教育の充実のために

1997年12月に筑波大学附属病院卒後臨床研修部講師に採用された．2000年4月からは琉球大学医学部附属病院地域医療部に異動し，大学教員として学生や研修医に接している．教育の仕事は楽しく，特に学生・研修医が成長していく様子をみるのは嬉しい．

帰国前に，「まだまだたくさん勉強したいことがある．分身の術を使って自分を増殖させ，一人ここに残しておきたいくらいだ」と同僚に伝えたところ，「だからこそ教育が大事ではないか」と彼は言った．自分の興味あることを熱意を持って伝えれば，後輩や学生が自分が勉強したかったことをきっと学んできてくれるというのである．その言葉を聞いて，留学で学んだことを日本の後輩や学生に伝えられることが楽しみになった．

米国での医学教育の様子については，様々な機会に紹介させていただくことができたいへんありがたく思っている．外国の制度を直輸入できないのは当然であるが，医学教育の問題の多くは日米に共通しており，方法論の中には利用できるものも少なくない．筑波大学附属病院における"Teaching Award 教育賞"の制定はその1つで，レジデント教育充実のために導入して3年を経過した．

感染管理の大切さを伝えたい

臨床留学で経験したことで，日本に持ち帰りたいと思ったことの1つに感染管理があった．レジデンシー修了後，短期間ではあるが感染症科フェローとして研修した．米国では，研修医や学生に対して職業感染防止対策を徹底する教育が行われている．院内感染防止対策も整っていた．

これまで感染管理についてはいくつかの医学雑誌に紹介させていただいたが，現在は"医療の質に関する研究会（代表：岩崎榮先生）"のメンバーとして，病院の感染管理評価に関する研究に参加している．また，日本医療機能評価機構の「医療における患者の安全確保」に関する作業部会で院内感染管理についての評価項目作成に参加させていただいた．

米国留学で学んだことをこのような形で伝えられるのはエキサイティングで嬉しいことである．

●プライマリ・ケアマインドを持った医師の養成をめざして

島嶼県である沖縄県では，地域に根ざしたプライマリ・ケアを実践できる医師の養成が求められている．プライマリ・ケアマインドを持った医学生も多い．かかりつけ医として診療できる能力を備えた医師，離島・へき地での診療も行える医師の養成をめざして微力ながら学生・研修医教育に取り組んでいる．

授業ではプライマリ・ケアやEBMに関する講義を担当し，コミュニケーション・スキルの修得を含めた医療面接実習を行っている．医療面接教育では，地域の方々が模擬患者となり協力してくださっている．

診療は総合診療科外来を担当している．琉球大学病院の総合診療科には専任の教員がいないため，精神科医を含めて交代で診療にあたっている．米国で研修中に学んだ精神科的なアプローチを深めることもでき，楽しく学びながらの診療である．周囲には沖縄県立中部病院や浦添総合病院といった優れた臨床研修病院があり，総合診療科も活発に活動しているので，症例検討会などを通して刺激を受けることも多い．

家庭医療学研究会や総合診療医学会では，Dr. Hatemの言われたkindred heartを持つ先生方に出会い励まされている．外来診療教育については，聖ルカ・ライフサイエンス研究所「外来診療刷新のための調査研究委員会」のメンバーとして研究活動を行っている（2000年度より2年間）．プライマリ・ケア診療の場として外来は重要であり，これらの研究活動を通して卒前・卒後教育の充実に貢献できればと願っている．

謝辞 これまでご指導くださったたくさんの先生方，友人たち，そし

【留学先の情報】

Thomas L. Delbanco, MD
Chief
Division of General Medicine and Primary Care
Beth Israel Deaconess Medical Center
330 Brookline Ave.
Boston, MA 02215
Tel: +1-617-667-3992
Fax: +1-617-667-2854

URL ● http://www.bidmc.caregroup.org/primarycare/welcome.htm

て家族にこの場を借りて感謝したい．日米医学医療交流財団には，臨床留学を応援していただいたのみならず，こうして執筆の機会を与えてくださったことに深謝申し上げる．

参考文献
1) 武田裕子　外国の医学教育．教育と医学44：p61-67　1996
2) 武田裕子　AIDS時代に対応したアメリカの院内感染対策（1）日本医事新報3783：p37-42　1996
3) 武田裕子　AIDS時代に対応したアメリカの院内感染対策（2）日本医事新報3784：p37-40　1996
4) 武田裕子，福原俊一　カルテの書き方．黒川清，齋藤英彦，矢崎義雄編　EBM現代内科学　金芳堂，p68-77　1997
5) 武田裕子，Kenneth Sands 米国における研修医のための感染管理教育．インフェクション・コントロール　8：p24-29　1999
6) 武田裕子，長瀬啓介，佐藤浩明他　筑波大学呼吸器内科におけるクリニカルクラークシップの導入とその評価．医学教育　31：p35-41　2000
7) 武田裕子　EBMマインドの米国臨床研修：ボストン・ベスイスラエル病院　EBM

ジャーナル1：p118-122　2000
8) 武田裕子　「考えて行う」医療面接・身体診察―pertinent negative とは？
medicina 37：p1414-1417　2000
9) 武田裕子，佐藤浩明，高橋秀人他　医学生の喫煙習慣と卒前教育における課題　日本胸部臨床59：p913-920　2000
10) 武田裕子　抄読会をEBM教育に活用する：McMaster大学研修コースに学ぶ　EBMジャーナル2：p74-79　2001

Chapter 8
戦略的医学留学法

株式会社大和総研企業経営戦略部 **真野俊樹**

September 1995–March 1997
New York Hospital
Cornell University of Medicine

●要旨

　私は1995年9月から97年3月まで，ニューヨークのマンハッタンのコーネル大学医学部に留学（研究）した．
　今回の私の論文は，他の方の論文と少し趣が違うことをまずはご理解いただきたい．それは私が財団を通した臨床医学留学を経験していない点と，私の留学が研究者としては失敗であったと言いきれる点による．したがって，私は私の体験に基づいた話に加えて，あくまで体験に基づくのであるが，今後留学される皆さんに少し一般化したメッセージを伝えたいと思う．もちろん一般化といっても，中心は私が行った米国での基礎研究におかれることはいうまでもない．
　私は米国留学でニューヨーク・マンハッタンに出てくるまでは，都会の中では比較的封建的と言われる名古屋市に産まれ育っており，さらに医学部・医師という比較的閉鎖的な環境の中にいた．ごく普通の内科医として診療に当たっていたのである．閉鎖的な環境下で純粋培養されていた私は留学中に大きな転機を迎えることになった．このとき私は真剣に医師としての生活を考えなおすきっかけを経験したのである．
　以下，少し特殊な例ではあるが皆さんの参考になればと私の経験を紹介する．なお，私自身すでに著書があり，視点は違うが若干内容に重複があること，また現在私の留学先教室に在籍する方もいらっしゃるかも

しれないので，極端に細かく批判的な話を避けた点をお許しいただきたい．

本稿の要点は，私が学んだことと経験，すなわち，①日米の研究に対する考え方の違いを見た，②医師過剰を目の当たりにした，③日米の全く異なる医療制度を直接見聞した，④いろいろな人と知合い影響を受けた，⑤米国の厳しさを知った，を読者の皆さんにお伝えしたいということである．

●臨床留学でなく研究留学を志した理由

私は愛知県の旭ケ丘高校を卒業し，1年浪人したあとで名古屋大学医学部に入学した．医師という職業を意識したのは，高校2年のころであろうか？　別に医師という仕事がどういったものか，明確に知ったうえでの選択でなかったように思う．だからその動機もそれほど強いものではなかった．せいぜい「親類に医師がいた」とか，「人命に関する仕事だから」とか，そんな程度にすぎなかった．

ちょうど私が医学部に入学しようとしていたころは，医学部人気がピークからややかげりをみせていたころであり，当初医学部希望であった友人が，文科系志望に変えたりしていたのを覚えている．やはり高校生の段階での決断はそんなものであろう——今でこそ私も，みなが立派な動機にもとづいて医師になったわけではないことを知ってはいるが，最近までそれを聞かれるのに抵抗がなかったといえば嘘になる．

医学部学生時代は結構まじめに授業に参加していた．ある意味で手当たり次第，濫読のようなものである．しかしそれが今，意外に役に立っている．理由は簡単，教官が自分の研究内容で勝手なことを教えていたからである．言い換えればその当時の最先端の話が10年以上たってやっと日常的な話題になってきたのだ．

私も留学については学生時代から意識していた．友人とハリソン内科学の勉強会を原書で行ったり，当時のECFMGの問題集を解いたりした記

憶がある．惜しむらくは情報不足で，日米医学医療交流財団も野口医学研究所も全く知らなかった．

さて卒業までに内分泌代謝科で身を立てようと決意していて，研修2年，その後臨床医2年ののちに1991年大学院に入る．大学院時代は，臨床，論文書き，バイトに明け暮れ忙しい毎日であった．今にして思うと戦略がなかった．しかしやみくもに働いたので，卒業時に4本のインターナショナルジャーナル（インパクトファクター計11弱）のアクセプトをもらっていた．そしていざ留学を志したのである．このときには学生の時に描いた臨床留学は頭から消え去っていた．

戦略の立て方を誤ると

基礎研究で留学先を選ぶに当たってのポイントは，場所と財政面である．場所を選ぶには：
（1）教授の紹介
（2）アカデミアの場所でのネットワーク
（3）自分で探す
の3つの方法がある．
一方財政面については：
（1）留学生になる，あるいは財団の奨学金をもらう
（2）留学先から給与をもらう
（3）日本で何らかの地位を得てそこから派遣される形をとる
（4）個人的にお金を集める
といった方法が考えられる．

その当時，そこまで戦略的に考えていたわけではなかったが，結果的に私は場所に関しては（3）で，財政については（1），（2）というパターンになった．

参考になると思うのでもう少し具体的に書こう．まず場所の選択である．留学先は自分で勝手に決めても，そこにそのまま留学できるほど甘

くはない．まず先方が受け入れてくれることが重要で，言いかえれば先方にもメリットがあることを示さねばならない．厳しいようだがこれが現実である．

なぜなら米国では，教授は自分の研究費をあちらこちらからかき集めてきており，アウトプットがなければ地位が保証されていない．その中でわれわれのような研究者の人件費を出さねばならないので，どんな研究者を採用するかは教授にとって至上命題なのである．

では，給与なしで行けばいいだろう，といった考えもあろう．日本人医師にありがちである．しかしこれもなかなか難しい．見学にいくのならまだしも実験をおこなうということになると，その実験のための費用がかかる．この手当てをだれがするのかという話になるのだ．

その意味では，教授の紹介というのはわかりやすい．こちらの教授と留学先の教授が信頼関係にあるからだ．多くは教授の以前の留学先や，そこの研究室から独立した，例えば教授の同僚の研究室ということになる．非常に安全かつ効率的な方法である．ただここでの欠点は，留学先が昔ながらの手法や研究テーマをいまだに行っている場合が多いこと，留学先までが日本の教授の監視下にあることである．

私が行った，(3)の自分で探す場合であるが，これは一番お勧めでない．なぜなら一番トラブルが多いからだ．それは当たり前で，完全に実力勝負の世界，何の仁義もない．お互いの関係のみである．さらに研究というのは偶然が作用する．実力がないのに何かの拍子で，有名な論文が出たために研究にしがみついている人も多いが，逆に実力があってもうまくいかないケースも多い．思いあがってはいけない．突然解雇されることだって多い．だから(2)が一番優れた方法である．

ではなぜ(2)が難しいか，その原因のひとつには臨床と研究の乖離がある．つまり米国で基礎研究をするためのネットワークとしては，日本で，たとえば生化学会などの基礎研究の学会で発表し評価されたほうがいいのである．しかしわれわれ臨床家は普通，臨床学会で発表するので，基礎のネットワークが作りにくい．

いずれにせよこの方法だと（1）の欠点がなく，事前に学会などで先方の情報が入手できるので，極めて安心である．実際にはこの方法が，（1）とのミックスでおこなわれることも多い．例えば，教授が日本で行った学会なり研究会なりに招待された米国人教授のところへ留学する場合は（1）と（2）のミックスであろう．

私は（3）になったのだが，私の例では10箇所に応募して2本返事がきた．もう少し詳しく説明すると，これは私が思いあがっていた部分かもしれないが，私が関心のある分野，いままでの継続でやれそうな分野をMedlineでサーチして論文を抽出，それを詳細に調べた後でいけそうなところに応募の手紙を出した．大学にはこだわらず，製薬企業の研究所にも応募した．それが10本．

そして駄目の返事が数本ほど来た．駄目のなかで印象的だったのは，今はなきウエルカム社の研究所であった．製薬企業であったせいかもしれないが，かなり詳しく面接をしていただいた．

そしてOKの返事が来たのが2ヵ所であった．1ヵ所は大学でなく医学系のみの研究所であったのと，コーネルがマンハッタンにあったこと，IVYリーグの著名な大学であったことから，待遇，研究の条件が同じようであったので研究所でなくコーネルを選んだ．しかしここが間違いで，研究環境を実際に渡米し確かめてみるべきであった．

ただ，おもしろいのは今となっては，このときの視点が生きていることだ．つまりマンハッタンという場所にいたから現在の私があるのであるし，現在何かのInternational Meetingで自分の経歴を説明するときに，特に米国人にコーネルに留学というと，納得してもらえる面がある．

いざ留学

さて財政については，最近状況が変わっているかもしれないので，私の経験のみを述べる．私は上原財団，横山臨床薬理財団，興和生命科学財団その他いくつかの日本の財団に応募した．結局上原財団からOK，横山財団はうわさではいい線をいったとのことであるがいただけなかった．

さらに留学先の教授が研究費がないので，人件費が出せないということで，AHA（米国心臓財団）若手研究グラントに応募してくれた．

これは嬉しかったが，この結果がでるまで留学させてくれなかったために半年以上留学が延びた．結局，上原財団（270万円：1年のみ），AHA（2万5000ドル：2年）の2本のグラントをもらった．興和生命科学財団には渡航費用をいただいた．以上資金的にはそこそこのはずで，私は意気揚々と留学に向かった．応援していただいた医療機関や餞別をいただいた製薬会社もあったので，今でも感謝している．

●米国での生活は苦難の連続

全く予備知識がないまま私はマンハッタンでの留学・研究生活に入った．研究室はマンハッタンの中でも高級なアッパーイーストサイド，旅行者は余り近寄らないエリアにあった．コーネル大学自体はニューヨークでも北の田舎，イサカにあるのだが，医学部のみがマンハッタンにあるのだ．

そこでなにより困ったのは物価の高さである．米国は物価が安く暮らしやすいというのは間違った『一般化』であった．上述のように一般的な留学生並の条件は確保していたはずなのだが，ここでの生活はまたすごかった．友人の中には家賃が3000ドル（年でなく月である）の人もいたし，逆にひらきなおって，保険料が高いので生活保護の申請をしたものもいた．

これはまさに資本主義の世界だが，残念ながらわれわれにはビザも含め平等な競争条件が確保されていなかったので，基本的に持ち出しとなった．1997年時点で家族がいれば平均2年で1000万から1500万円は覚悟した方が良いと思われた．さらに現在では，最近の好景気でこれまで以上に家賃などが上がっていると聞く．円安でもあり，今の人たちがどんな留学生活を送っているのか他人事ながら心配である．

聞いた話だが，サンフランシスコがシリコンバレーの影響で今，同じ

ような状態だと聞く．いずれにせよワンルーム（日本の1DK）で20万円以上の世界であろう．

研究とは程遠い日常

1年間，研究生活は全く進展がなかった．

ひとつには，私が志していたNO（一酸化窒素）と情報伝達関連の研究を，私が入った研究室ではほぼ中止していたことがある．これは当該研究室の資金的な問題，担当していた講師が教室を出てしまっていたこともあったし，教授自身がそこそこの年齢のうえに研究費の問題もあり，新しいテーマに取り組むのに積極的でなかったことによる．幸い，コラボレーションという形でいくつかの著名な研究室と共同研究を行う態勢が作られたのでそれを活かそうとしてはいたが，事を進めるにあたっての手続きの煩雑さには閉口した．

つまり研究の場所を提供し指導してくれる共同研究者と実際は議論しながら研究を進めていくのだが，私の給与を（実際にはAHA）Fundしてくれる教授が内容を理解しないと次に進めない．しかしながら，その教授にとっては全く初めての分子生物学ということもあり，何がどうなっているのか理解できない様子であった．

したがって3人で行う会議や，当該教授が納得するために裏を取るための時間などが複雑に絡みあい，全くやることがなく細胞の世話をする（正味1日1時間）のみの日々が続いた．今から思えば，細胞培養にはお金がかかるので研究費を誰が出すのだとかいった会話もなされていたのであろう．

もともと基礎研究者として一本立ちをしようとしていたわけでない私にとっては，このやることがない状態は苦痛以外の何物でもなかった．また，友人の多くが研究に没頭している姿を見ることはうらやましくもあったが，そのために全てを犠牲にしている姿には悲壮感も漂っていたと今にして感じる．

医師以外の資格?

　ところで，私の留学先であったニューヨーク・マンハッタンは，ご存知のように世界的なビジネスの街である．その意味で多くの違った職種の方々との出会いは印象的なことが多かった．愛知県人会やさまざまな交流会を通して，さまざまな分野でさまざまに活躍している多くの人たちを知る機会に恵まれたのである．そのような出会いがある一方，1年たっても研究生活は相変わらずあまり進展がなかった．

　そこで私は方向転換を計った．あまり公になってはいないが，理由は別にしても，私のように上司とうまくいかなかった研究者は多く，米国での研究者の流動性は高い．最初は同じ研究関連でいくつかの研究室を探した．なかにはかなり関心を持ってくれたところもあったが，問題はまたしても給与と研究費であった．

　私用の研究費が取れたらOKといった話になってしまい，その結果が出るまで例えば半年間を無為にすごすのもまずいと考えた私は，思いきった転身を考えるようになる．まずは資格の取得である．

　ここにいたるにはもうひとつのきっかけがあった．それは日本からのうわさである．前述したように，マンハッタンの生活というのは，同じ米国内ではあっても他とはまったく違う．資金の不足に苦慮する私の実状などを知る由もなく，うわさによれば私が2年目のFundを取るために日本の財団へ応募したことに対しての批判もあったという．確かに米国でも田舎でしか生活したことのない人には，マンハッタン暮らしの大変さはわからないであろう．

　そこで，私はどんな資格があるかを考えた．友人の中には，研究はそこそこに米国の医師免許取得を狙うものもいた．しかしながら私はちょっと異なった戦略を考えた．それはMBA（Master of Business Administration；経営学修士）の取得である．

　私がMBAという資格を知ったのは，20台後半ころであったと思う．友人が企業派遣でMBA取得に出かけたり，あるいは友人が人事部でMBA派遣の担当をしていたりした時があり，そのときにMBAという名

前とどんな資格かは聞いていた．しかし，当時第一戦の臨床医であった私にはMBAについて具体的なプランは見えてこなかった．結局私のMBA受験はMBAという言葉を知ってから数年後に行われることになったのだ．

　米国では医師が医療周辺企業に多く就職していることも参考になった．それはマネジドケア会社であったり，製薬企業であったり，mediaや投資銀行の医薬部門であったりした．今後は，日本も米国同様，医療（周辺）ビジネスが盛んになるとの予感や期待に心動かされた私がいたのである．

　そういったわけで私はMBAスクール入学のためにTOEFLやGMAT（米国経営大学院に入るための試験）を受験し，その結果，米国戦略コンサルタント系の1年間の経営大学院に合格することに成功した．この詳細は拙著『MBA10人の選択―進化するキャリアー』（はる書房）を参照されたい．

Pharmaceutical Physician（企業内医師）として

　しかしながら，私は大学院には進まず帰国の道を選ぶことになる．理由は，今から考えると極めて消極的である．この時期に私は米国の医療関連企業（非営利も含め）に就職をいくつか探していた．しかしながら，米国企業では，ビジネスの相手（顧客）は米国人や米国人の医師であるので，彼らと英語で対等に話せることが条件というケースが多く，日本での採用についてはOKでも，米国での採用には二の足を踏む企業ばかりであった．

　そうなると仮に1年間でMBAを取得できたとしても米国での就職（これは医療関連業種への就職のことだが）には問題があるのではと危惧された．また，どうせ米国で就職しないのであれば，日本に戻ってあらためてMBAを取得した方が，場合によっては企業派遣で取得した方が良いのではと思い直した．

　もちろん，医師としての帰国も考えていなかったわけではない．しかし急な帰国であり，日本人の失敗を許さない体質を考えるとあまりにリ

スクが高いと判断し，結局私は一時的に大学医局を離れ，米国系の製薬企業の日本法人においてPharmaceutical Physician（企業内医師）の道を選択した——現在は，母校の名古屋大学医学部の医療情報部にも籍を置いているので，人事は医局ではないが研究ではつながっている関係である．

●留学を医師としてのこれからの自分を考え直すきっかけに

　私のような医師が今後増えることが望ましいのか，不幸なことなのか，私自身が判断することは難しいが，私自身が留学中に学んだポイントを記載する．
　①日米の研究に対する考え方の違いを見た
　②医師過剰を目の当たりにした
　③日米の全く異なる医療制度を直接見聞した
　④いろいろな人と知合い影響を受けた
　⑤米国の厳しさを知った
　以下，おのおのについて説明する．

<u>①日米の研究に対する考え方の違いを見たこと</u>
　ポイントは2つである．ひとつは，米国では必ずしもインパクトファクターにこだわらず独自性を重視した研究をしていること，もうひとつは研究テーマの選択肢が幅広いことである．
　日本でも最近，臨床系では必ずしもインパクトファクターにこだわらない人事があるようであるが，私の留学した研究室ではそもそもインパクトファクターを見ていたかどうかも疑わしい．教授は頑固に昔からのテーマを貫き，その分野のジャーナルにこだわった．ある意味でこれが研究者なのかもしれない．ただ，そのためか研究費はあまりなかったようだ．
　研究テーマの選択については，日本で分子生物学が全盛で，日本から

の留学者が皆分子生物学の力仕事をしていたときに，ある米国人研究者はMRIによる構造解析を行っていた．これは全く力仕事ではないので，その研究者は休暇もとり優雅な生活であった．しかし彼はNatureに何本も論文を出していた．

<u>②医師過剰を目の当たりにした</u>

上述したが，米国での他業種への医師の進出は激しい．またマネジドケアにより，思ったような医療ができないという米国在住日本人医師の話をよく聞かされた．この原因として医師過剰もあろう．またこれが将来の日本医療の姿か？と考えさせられた．

実は，留学の後半私は野口医学研究所やその他のつてで，米国の医師の実態を見学させていただいた．中には週1回，臨床に立ち合わせてくださった先生もいらっしゃった．今でも感謝している．

<u>③日米の全く異なる医療制度を直接見聞した</u>

JETRO関連（厚生省の方の出向），製薬企業の皆さん（Pharma Forumなど）のおかげで，実際の現場だけでなく，医療制度論についても学ばせていただいた．厚生省の技官の方は，ハーバードの公衆衛生大学院（MPH；Master of Public Health）で学ばれることが多いと知ったのもこのときであった．それまで公衆衛生とは無縁であったので考えたこともなかったが，医療制度を学ぶなら実はMBAでなくMPHであったのだ．

<u>④いろいろな人と知合い影響を受けた</u>

そこで私が痛切に感じたことは「医師というのは将来がわかる仕事だな」ということと，「医師には意外に勉強する場が与えられない」ということであった．前者についてはそれほど説明を加える必要はないであろう．これは必ずしも悪い意味ではない．

私の周りの医師たちも，日本に帰国後は大学に残り，場合によっては教授を目指すのかもしれない．またあるものは勤務医・開業医になる．極めて安定した路線ではあるが大きな変化を求めるのは難しい．その意味で「将来がわかる」のである．

後者については誤解があるといけないので補足したい．医師である以

上，医学に関しては勉強熱心な人が多い．しかし医学の学会は多すぎるくらいあるものの，学会への出席を含み勉強に対する補助は少なすぎると思う．また，製薬企業や医療周辺のビジネスに対する日本での言われのない蔑視が，米国では全く見られないことも参考になった．

⑤米国の厳しさを知った

やはりお金につきよう．米国では大学教授と言っても中小企業の経営者である．研究費がつかないと何もできないし，それがなくなれば容赦なく人を切る．例えば企業で，年俸制に移行するときには，リストラのリスクを考え高い年俸になるのだが，私を含め研究者の給与にはそういった配慮がなかった．それでもいいからという研究者が，さまざまな国から流入してくるのであろう．これは米国という国の活力にはなるが，使われる方はたまったものではない．

実際，中国からの研究者は何家族かが大学近くのツーベッドルームに同居しているといううわさがあった．これは日本人ではできない．

留学のタイミングとその意味

以上の体験から後輩の皆さん方にメッセージを送りたい．もっとも重要なことは，留学をする際には何を学ぶか，すなわち医療の実地（臨床）を学ぶのか，基礎研究をするのか，医療制度の違い，資格を取るなどその他を学ぶのか，少なくとも留学の4年前には決定すべきである．

4年前といったのは，特に基礎研究に行くのなら自らの実力を証明するのには英語のEstablish Paperがあるほうがいいのだが，論文を提出し，査読を受けたりしていると1年2年はあっという間に経ってしまうので，それくらいの時間が必要であるし，臨床留学であればTOEFLやUSMLEの受験が必要であるからやはり準備は早い方がいい．

そしてその決定後に，
- 実地なら，先輩，財団に相談する（詳細は他の方の論文）
- 基礎研究なら，上述3パターンのうち，(2)が実現できるようにすることが望ましい

> 【留学先の情報】
> Divsion of Departmeent of Pharmacology
> Cornell University Medical College
> 1300 York Ave.
> New York, NY 10021
> URL ● http://www.med.cornell.edu/

・その他たとえば，米国公衆衛生学の修士（MPH）取得なら，情報を収集して行動に移す

以上のことが必要である．いずれにせよあくまで，日本での仕事，やりたいプランの延長線上に留学があることが重要である．ただここで難しいのは，私のようにいくつかの論文があっても，またいろいろアイデアがあっても米国でそれを実行できる可能性は少ないということである．

考えてみればこれは当たり前で，米国という多民族国家で実力の程もわからない日本からの若造のアイデアを採用すること自体よほどのことがない限り有り得ないと考えた方が無難であろう．

もうひとつ留学の利点として，米国の潤沢な研究費，進んだ技術がよくあげられる．しかし，日本でもミレニアムプロジェクトなどで選ばれたような，研究費が潤沢な研究室は多くあるし，技術も引けをとらない．そういった意味では，特に基礎研究では，本当に米国に留学する意味があるかをしっかり考えてから留学にふみきったほうが良い場合もあろう．

さらに，あまり重視されていないが臨床留学の場合はむろんのこと，基礎研究をしに行くにせよ，留学先での日常生活というものがある．その意味では都会に行くのか，田舎に行くのかも考えた方がよい．

もちろん留学を人生の1ステージと考え，エンジョイするもよし，やみくもに働くのもかまわないと思う．しかし貴重な何年間，貴重な投資と考えれば，将来のキャリアにつなげることができたほうがいいであろ

うというのが私の考えである．くどいようだがその意味で事前の準備，将来設計をしっかり行って留学されることをお勧めする．やみくもでも，いい生活ができた医師の時代はすでに終わりを告げているかもしれない．

　以上，私のやや薹のたった経験を述べた．なお前述したようにさらなる意見の交換を希望される方はメールをいただければ幸いです．

【参考文献】
〔英文文献〕
内分泌・代謝学関連の基礎研究（薬理含む）
1) Glucose and insulin metabolism in patients with hyperthyroidism due to Graves' disease. N.J. Med. Sci. 1994 57: 61-8
2) Changes of calmodulin concentration and cyclic 3', 5'-nucleotide phosphodiesterase activities in cardiac muscle of hyper-and hypothyroid rats. J. Endocrinol.1994 143: 515-20.
3) Effects of thyroid hormone on coenzyme Q and other free radical scavengers in rat heart muscle. J. Endocrinol. 1995 145: 131-6
4) Changes of calmodulin concentration and cyclic 3', 5'-nucleotide phosphodiesterase activities in skeletal muscle of hyper-and hypothyroid rats. J. Endocrinol. 1995　146: 287-97
5) Lipid peroxidation in the brain of hyper-, hypothyroid aged rats. J. Endocrinol. 1995　147: 361-5
6) Changes in free radical scavengers and lipid peroxide in thyroid glands of various thyroid disorders. Horm. Metab. Res. 1997 29: 351-54
7) Effects of thyroid hormone on catecholamine and its metabolite concentrations in rat cardiac muscle and cerebral cortex. Thyroid 1998 8: 353-358
8) Vitamin E and coenzyme Q concentrations in the thyroid tissues of patients with various thyroid disorders. Am J Med Sci 1998 315: 230-323
9) Scavenging effect of nicorandil on free radicals and lipid peroxide in streptozotocin-induced diabetic rats. Metabolism 2000 49: 427-431

内分泌・代謝学関連の臨床研究
1) A case of primary hypoparathyroidism complicated by heart failure. Jap. J. Med. 1991 30: 464-7
2) Isolated IgA deficiency accompanied by autoimmune thyroid disease. Intern. Med. 1992 31:

1201-3
3) Effect of γ-globulin on ARDS in a patient with diabetes mellitus. Med. Postgrad. 1992 30: 198-200.
4) Accelerated conversion of DHEA-S to estrogen in a patient with Crow-Fukase syndrome and diabetes mellitus. Endocrine Research 1999 25 (3-4) 371-380
5) Increased urinary phosphate excretion in pseudohypoparathyroidism typeII. With long-term treatment of phosphodiesterase inhibitor. Horm. Metab. Res. 1999 31 (11) 602-605

経営関係
1) How do we improve the quality of clinical trials in Japan? -The Role of Medical Doctor- QA Journal 3:71-75 1999

〔邦文文献（帰国以降）〕
医療経済・政策・経営
1. 現在の新薬治験の現状と問題点を探る　JAMIC Journal　1998年4月号　p62-65
2. 新薬治験の現状と課題　治療　1998，80：177-183
3. 医療の標準化の潮流　治療　1998，9月号から12月号まで連載
4. どこへ行く日本の医療：医療の国際比較—臨床治験—　治療　1999年4月号
5. 医療と福祉の接点を求めて　治療　1999年5月号
6. 臨床治験—米国のDrと日本のDr—　ばんぶう　1999年5月号
7. 治験と内科専門医—現状の問題点を踏まえて—　内科学会専門医誌　1999年8月号
8. 医療における情報の非対称性—医師患者関係からの考察　治療　1999年9月号
9. 医学部大学院化構想に対する提言　内科学会専門医誌　1999年11月号
10. 治験と病院経営　ばんぶう　1999年12月号
11. 薬のリスクマネージメント　治療　1999年12月号
12. 臨床治験とQOL　臨床と薬物治療　2000年3月号　ミクス社
13. 医療における薬剤の考え方　内科学会専門医誌　2000年2月号
14. 我が国の医療経済学・経営学の方向性—米国との相違—　ばんぶう　2000年3月号
15. 医療における情報の非対称性に対する考察—医師患者関係再考—日本医師会主催ヘルスエコノミクス研究会（田中滋委員長）：経済学による医療政策の分析（研究業績集　2000年3月号
16. 日米の医療周辺ビジネスの比較　ばんぶう　2000年4月号
17. 包括払い導入に対する財務リスク　病院　59（7）2000年4月号
18. 薬剤効果判定におけるグローバルスタンダード—間欠性跛行，脳血管障害急性期を例に—　治療　2000年5月号

19. 日米の公衆衛生学／予防医学に関しての考え方の相違　ばんぶう　2000年5月号
20. 我が国の医療経済の方向性　内科学会専門医会誌　2000年5月号
21. 一般医機能充実のためのインセンティブ施策　社会保険旬報　2000年5月11日号（2060）
22. 臨床治験のグローバルスタンダードと我が国の方向性　メディカル朝日　2000年7月号
23. 価値（Value）に基づいた病院組織論—病院におけるValue Chain—　社会保険旬報　2000年7月21日号（2068）
24. 高齢者に対する薬剤投与の問題—副作用発現の観点から—　内科学会専門医会誌　2000年8月号
25. 日米医学・医療の比較—臨床医の視点から—　ばんぶう　2000年9月号
26. 医療情報とは何か？　メディカル朝日　2000年9月号
27. 医療情報の意味　メディカル朝日　2000年10月号
28. カルテ開示について—誰のためのカルテか？　メディカル朝日　2000年11月号
29. 欧米の医療ベンチャーと我が国の方向性　治療　2000年9月号
30. 高齢者に対する治験　臨床と薬物治療　2000年9月号
31. 米国の薬剤経済学の現状　月刊ミクス　2000年9月号
32. 薬剤の経済評価と経営戦略　月刊ミクス　2000年10月号
33. 医療における価格メカニズム再考　社会保険旬報　2000年11月1日号（2078）
34. 医師の転職に関する問題点　内科学会専門医会誌　2000年11月号
35. 米国での病院経営戦略：日本への適応　ばんぶう　2000年12月号
36. 米国の薬剤経済と日本　治療　2000年12月号
37. 薬剤基礎研究に対する政策的考え方　社会保険旬報　2000年12月11日号（2082）
38. EBM普及をはばむもうひとつのEBM：Experimental Based Medicine　内科学会専門医会誌　2001年1月号
39. 医療経済学視点から見たインフォームドコンセント　治療　臨時増刊号　2001年2月
40. 医療マネジメントとEQ　Jamic Journal　2001年21巻2月
41. EBM普及のためのキーワード　ばんぶう　2002年2月
42. DGG／PPS導入による病院経営に対する影響　MMP　2月
43. 処方用医薬品マーケティングとDTC（1）月刊ミクス　2001年4月
44. 米国医療システムの現状—マネジドケアを正しく知ろう—　内科学会専門医会誌　2001年5月
45. インターネット利用と医療費の変化　医療情報学会雑誌　2001年5月
46. 処方用医薬品マーケティングとDTC（2）月刊ミクス　2001年5月
47. かかりつけ医のインセンティブ再考　社会保険旬報　2001年5月1日

48. EDに対して有効率が増したシルデナフィル「バイアグラ錠」 メディカル朝日　6月号
49. 新世代の医薬品マーケティング（1）：医師の動向から見たマーケティング　ストラテジー　ユートブレイン社　2001年6月
50. 新世代の医薬品マーケティング（2）："E"の変化と医薬品マーケティング　ストラテジー　ユートブレイン社　2001年7月
51. 日本における患者リクルートの倫理的問題点―米国の状況も踏まえて―　臨床評価　2001年7月　2001；28：437-40
52. かかりつけ医の役割と在宅医療の展開　社会保険旬報　2001年7月11日号
53. 医療機関のIT活用についての経済学的考案―医療機関における取り引き費用について―　病院　2001年8月
54. 医療機関に必要な組織行動の考え方 内科学会専門医会誌　2001年8月
55. 新世代の医薬品マーケティング（3）：ストラテジー　DTCと医薬品マーケティング　ユートブレイン社　2001年8月
56. 新世代の医薬品マーケティング（4）：ストラテジー　インターネットのまとめ　ユートブレイン社　2001年9月
57. ITが切り開く新しい医療コミュニケーション：医師患者関係が変わる　メディカル朝日　2001年10月号
58. 医療における医師への管理の問題点：日本と米国との比較　経営行動学会学会誌　2001年11月号
59. かかりつけ医の意味：その経済学的考察　からだの科学　11月号
60. 医療の標準化と医師における暗黙知　東海病院管理学会年報　2001年度

基礎研究
1. PC12CELLにおけるNOドナーによるカテコールアミン分泌反応の相違　上原記念生命科学財団研究報告書1997，11：p327-329
2. 新規オリゴサッカライド系抗生剤SCH27899単回投与時の健常人における忍容性と体内動態の検討　日本臨床薬理学会誌（共著）1999, 30: p235-236

分担執筆
1. 治験のローカルマネージメントと品質保証・品質管理　新GCP下における治験のデータマネージメント 植松俊彦編　1999　ライフサイエンス社
2. 医療ビジネスの現状と問題点　医療ビッグバンの基礎知識　内科学会専門医会編　1999年9月発行

Chapter 9
米国で Academic な外科医となって

ハワイ大学医学部外科教授　**町　淳二**

February 1981–December 1994
Department of Surgery (Research Fellow)
University of Illinois at Chicago

July 1989–June 1993
Department of Surgery (Surgical Resident)
Medical College of Pennsylvania

July 1993–June 1995
Department of Surgery (Surgical Resident)
Mercy Hospital of Pittsburgh

●要旨

　卒業後24年になるが，その間米国での研究留学と臨床研修（レジデント）を経験し，現在ハワイ大学外科に籍を置いている．まず，研究留学で学んだこと，臨床研修で学んだことをまとめる．それらの経験を現在どのように活かしているか，そして将来の抱負を述べる．また，医学教育と卒後研修について一言加える．後輩へのアドバイスとして，健康，人格，家族，性格，コミュニケーション，恩師の重要性を考える．最後に，将来を夢みる方々へ一言，私の期待をまとめる．

●研究留学：術中超音波と出会って

　沖縄での卒後研修中に米国留学を夢みていた私は，研究目的ということでJ-1ビザを取り，なにはともあれ渡米した．しかし，今から思うと

無計画で，イリノイ大学に行った時には何の研究をするかもはっきりしていなかった．外科のチェアマンであったDr. Nyhusに紹介され，そこで行われている研究を見せてもらった．その中で私の興味をひいたのが，当時はまだ臨床でやっと広まりはじめたばかりの超音波診断であった．
　外科の教授の一人のDr. Sigelが，米国では初めて超音波を手術中に応用する"術中超音波"を開始した時であり，その人柄にも好感をもち，彼を師とした研究生活がはじまった．彼をmentorとして選んだことが，その後の私の人生を決定する大きな分かれ目となった．
　基礎研究としては，血行動態や赤血球・血小板凝集のダイナミックスを，高周波超音波を使って行った．ブラジルからの留学生とともに，病理や生理学のPh. D.の人たちと協力し，実験室や動物舎にこもって，何か新しいことを見つけ発表や論文にすることの喜びを味わった．臨床研究としては，大学病院と関連病院の手術場をかけ回って，あらゆる分野（腹部外科，胸部心臓・血管外科，脳外科，泌尿器科など）で術中超音波を試し，その適応や利点・限界などを研究発表した．
　研究生活は比較的時間の余裕があったし，仕事の他にも，家族とともに米国の生活をエンジョイできた．その意味でも，シカゴは今でも思い出の多いよい所であった．多くの人々の世話になり，様々な人種の人たちと接し，米国の良い点・悪い点を体験することができた．
　この研究留学で学んだことは，オリジナリティーのある発想と新しいことを発見することの大切さと面白さ・醍醐味であった．また，多くの人々と"和"をもって仕事をすることの大切さを知った．そして，恩師Dr. SigelとDr. Nyhusの雄大で寛大な人間性を学んだ．

●臨床研修：目指すべきゴールとは

　米国での臨床研修（レジデント）は，ことに外科は競争が厳しいにもかかわらず，多くの人の援助，そして運もあり，何とか完了できた．
　米国レジデントの研修目的（ゴール）は，一言で言えば"種々の疾患

に対してスタンダードかつ安全な，更には患者さんの満足する治療ができる，independentな医師を育成すること"である．外科レジデントは5年間であるが，その間に知識や判断力の面でも技術面でも，十分教育できる研修システムが確立している．この一定期間内に一人前の外科医になるには，手術も含め多くの症例を経験する必要があり，外科レジデント研修は体力的にも精神的にもかなりハードである．

　レジデントの生活を通して，米国臨床研修の良い点を学んだ．ことに，レジデントは上から教育される一方で，下のレジデントや学生を教えることを日頃から訓練し，これを実践している．教え方を学ぶことは，将来教える立場になった際に大変役立つ．

　また，よい意味での競争や，positive feedbackのための評価（研修プログラム内での評価や，年に一度全米のレジデントを対象に実施されるin–training examinationなど）があり，常に自分の弱点を認識でき，より良い外科医となるべく方向づけられる．

　Evidence–Based Medicineにのっとったスタンダードを，救急も含めてより一般的な疾患を中心に十分教えこまれる．このような卒後研修教育システムは，今後日本でも学ぶべき点が多々あると感じる．

●Academic Surgery：臨床・研究・教育の一体化

　私は医学部卒業の頃から，いつかは自分のやりたいことができる所でAcademic Surgeryをすることを夢みていたが，米国での研究留学と臨床研修を修了して，現在その夢を実践できるポジションにつくことができた．Academic Surgeryでは当然，臨床・研究・教育を実施していく必要がある．

　臨床に関しては，ハワイ大学の教育病院にてレジデントとともに，一般外科医が扱う種々の疾患をみているが，腹部外科ことに肝胆膵が私の興味のある分野である．研究に関しては，超音波関係の研究をつづけている．基礎研究は，ニューヨークの友人（PhD）と協同しながら，こと

にultrasonic tissue characterizationによる癌（リンパ節転移など）の超音波診断を行っている．

術中超音波は私のライフワークとなり，臨床研究の対象となっている．開腹時での術中超音波は肝胆膵を中心にルーチン化しているが，腹腔鏡下術中超音波も広く応用し，その有用性を研究発表した．腹腔鏡下胆摘術中には，腹腔鏡下超音波は術中胆道造影にほぼ置き換えて使用可能である．また，種々の癌（ことに肝臓胆管膵臓癌）に対して，pre-laparotomy laparoscopyを施行する際にも腹腔鏡下超音波は必須となっている．

約4年間，超音波下のラジオ波熱焼灼術を肝腫瘍などに対して積極的に施行し，臨床研究している．ラジオ波熱焼灼術は，日本ではまだ比較的小さな原発性肝癌が対象のようだが，私も含め米国では大きな肝癌（5-6センチ以上のもの）や転移性肝癌にも適用を広げ，その有用性を認めている．対象となる肝癌の状況や患者さんの状態により，経皮的，腹腔鏡下そして開腹下（最近はhand-assisted laparoscopicも導入）に焼灼術を使い分けている．

米国で臨床医が研究を続けていくには，いかに他の研究者とよい協同関係を保ち，よい協同研究をしていくのかがカギであると感じる．臨床研究は臨床症例の積み重ねで行えるが，ことに基礎研究は時間，研究費そしてアイデアの面で，すぐれた基礎研究者の協力が必須である．

教育に関しては，臨床例を通してレジデントや学生の教育を行っている．種々の患者さんのマネージメントを通して日頃からディスカッションすることが，レジデント教育の中心となる．手術はできるだけレジデントにさせ（チーフレジデントは原則的に全例執刀者），自分は第一助手として手術手技を指導する．

米国ではこの数年の間，外科医による超音波（これは日本では長年行われているが）が注目され，American College of Surgeons（ACS）を中心に超音波の教育が開始された．対象は外科医が習得することによって患者さんのbenefitになる超音波，すなわち外傷や救急時での超音波や，乳腺，甲状腺などの頸部，血管，腹部や直腸・肛門（内視鏡超音波）などで

ある．

　私もACSの超音波指導のグループの一員に選ばれ，特に腹部超音波のco–directorとして，ACSの学会のたびに外科医のための超音波の卒後教育コースを実施している．ACSの卒後教育コースのdirectorとして仕事ができるのは名誉なことである．ハワイ大学でも，外科レジデント・学生への超音波の教育を任されている．将来，外科医による超音波が最大限に有効に活用されるべく，今後もこの教育に専念したい．

　一方，日米の医学交流とも関連して，野口医学研究所の活動に参加している．セミナーへの参加のほか，ハワイ大学への短期間の臨床研修の受け入れを手伝っている．そのほか沖縄県立中部病院をはじめ，研修医や学生が，ハワイ大学を訪れることが大変多い．いずれも短期間ではあるが，皆まじめであり，各々に何かを習得しているはずである．

　また，数年前から，野口医学研究所の援助を通して，正式な内科レジデントとして採用される人が増え，今年はハワイ大学内科レジデントを修了した人が3人もいることは，非常に喜ばしい．ハワイ大学外科の方でも，（わたしも多少手助けをし）昨年と今年で計4人がレジデント（1人はcategorical，3人はpreliminary）に入った．

●医学教育：卒後研修の転換

　ハワイ大学外科のスタッフとなって6年間，学生の教育と研修医の研修に携わってきた．野口医学研究所の活動や日本での外科医卒後研修に関するシンポジウムへの参加を通して思うのは，日本において医学教育や卒後研修が変遷期にきているということである．

　医学生の教育に関しては，米国では系統講義による教育は減少し，診療に参加する形での実習が有効に行われている．学生は，"教わるのではなく自ら学ぶ"という方向へ転換しており，そのよい例がProblem–Based Learning（PBL）である．学生にとっても教える方も，この転換はチャレンジングなことだが，今後日本の医学教育もこの方向に向かうであろう．

そして向かうべきだと感じている.

　米国でのレジデント・卒後研修は，そのゴールや研修期間が確立していること，指導医・研修医・学生の中で研修医は教育する側にも参加すること，患者中心の診療を通して広い分野の臨床を学べること，研修医ばかりでなく指導医や研修プログラム自体も評価されること，外部からも大学や研修制度が評価され常に改善されること，など種々の優れた面があり，日本の医局を中心とした研修とは，その内容や制度の点でかなり違いがある.

　指導医は自らの知識や技術をupdateし，常に学生や研修医を教育することへの"責任"と"喜び"を感じていなくてはいけないと思う．現在そして将来，私の米国での経験が，日米医学の交流などを通して，日本の医学教育や研修に何か役立てばと考えている．

●留学を成功に導くために：後輩へのアドバイス

　米国での研究留学や臨床研修を目ざしている人，夢みている人たちへ，私の経験から考えられるいくつかのメッセージをまとめる．

(1)　健康　　海外での留学中やはり健康は第一．新しい土地や環境に慣れない家族の健康にも，十分配慮してほしい．特に臨床レジデントやフェローの間は，苛酷な生活になるので体力も要求される．

(2)　人格　　研究にしろ臨床研修にしろ，そのポジションを得てそこで仕事をしていくためには，多くの人たちの世話になりサポートを受けるはず．それらの人たちと"和"を保っていける人格が必要と思う．優れた人格を持って個人関係を広げていくと，また思わぬチャンスを与えられたりする．米国は個人個人の関係を重視する国だから，誠意をもって良い人間関係を保ってほしい．

(3)　家族　　ことに外国という環境で新しい生活に入る際，家族の絆は大切になる．研究生活では，家族との時間は取りやすいから，一家そろって外国の文化や社会に接し，見聞を広めてほしい．一方臨床研修では，

家族と過ごせる時間は少なく，家族の理解とサポートが必要となる．

(4) 性格　積極性，外交性，ポジティブ思考の人が，やはり留学・海外生活には適していると思われる．臨床研修ではことに，挫折や失敗にも直面することがあるだろうが，常に自分の夢に向かって，ポジティブに一歩一歩進んでほしい．

(5) コミュニケーション　日本人にとって大きなハンディーとなるのが言葉（英語能力）だが，それ以上に日本的な間接的というか内向的な表現は得をしない．良い意味で自分を直接的に，積極的に，かつ正確に表現できるコミュニケーション能力が必要である．

(6) 恩師　これは多少とも運があるが，研究では良いmentor，臨床研修では優れたchiefにめぐり会えるかが将来を大きく左右する．逆に，そのような良い師に認めてもらうには，努力とともに，その人の性格・人格やコミュニケーション能力が大切になる．

●米国留学を夢みる方々へ

研究留学や米国臨床研修には，それぞれの方々の将来への夢が託されていることだろう．それをいかに実現していくかには，いろいろな要素が関与するが，最終的にはその人の努力次第と思われる．そして，外国で1つの夢・目的を果たしたならば，それは必ず自分自身の自信につながる．

研究留学では与えられたものをただ行うだけでなく，常に独創性を発揮し，新しいものへの想像力を広げてほしい．臨床レジデント研修ではいやでも臨床をたたきこまれるので，それにしっかり追いついていき，なおかつ研修教育システムの優れた点や教育に対する根本的な考えを十分吸収してきてほしい．

ことにレジデントは教育されると同時に，下を教育していくことを常日頃から学び実践していく．教育・指導を行うにはそれ自体努力・勉強が必要で，逆にそこからいろいろと自らが学ぶことになる

【留学先の情報】

George McPheeters, M. D.

Program Director, University of Hawaii Surgical Residency Program

1356 Lusitana Street, Sixth Floor

Honolulu, HI 96813

Tel: +1-808-586-2920

Fax: +1-808-536-1140

e-mail ● daguayu@hawaii.edu

インフォメーション（ホームページ）

http://hawaiimed.hawaii.edu/residency program/surg.html

http://hawaiimed.hawaii.edu

http://www.catalog.hawaii.edu/2001

＊私が研究留学や臨床研修でお世話になったmentorやchiefらは，すでに退官されたり他の施設へ移ってしまったので，現在私の所属するハワイ大学外科レジデンシープログラムの連絡先を記します．外科レジデンシーは，chief resident 3人を含め約30人のresidentから成っており，1年目には3人のcategoricalと約10人のpreliminaryのresidentがNational Matching Programにて採用されます．

(teaching=learning)．このような人対人の積極的な教育体制が，学生や研修医の教育には不可欠であり，この点が日本にはやや欠けているのではないだろうか．研究においても，自分が尊敬するmentorの研究教育面でのすぐれた能力を吸収してほしい．

　留学や臨床研修を実現し夢・目的を達成した際には，そこで得たものを自分個人だけで終わらせることなく，更に将来へ向けて，まわりの人々や後輩と分かちあってもほしい．それは後輩への教育であったり，あるいは後輩への留学支援であったり，そして広く日本の医学教育や医療体制の改善につながるものであるのを期待したい．

【参考文献】

1) Machi J, Sigel B.ULTRASOUND FOR SURGEONS. Igaku-Shoin Medical Publishers, Inc., New York, and Lippincott-Williams & Wilkins, Philadelphia, Baltimore, 1997, 368 pages.
2) Machi J and ACS National Ultrasound Faculty.Postgraduate course-abdominal ultrasound: transabdominal/intraoperative/laparoscopic (syllsbus) American college of Surgeons, 2001, 220 page.
3) Machi J, Sigel B.Intraoperative ultrasound: A surgical tool of great versatility. In: Mastery of Surgery (3rd edition)/Eds: LM Nyhus, RJ Baker, JE Fischer. Little, Brown and Company, Boston, 1997; 223-233.
4) Machi J.Improvements of Japanese surgical training for the 21st century: Problems and suggestions from the United states—U.S.surgical residency traininig.J Japanese College of Surgeons 2001; 26:3-13.
5) Machi J, Oishi AJ, Morioka WK, Yu M, Hundahl SA, Furumoto NL, Oishi RH. Radiofrequency thermal ablation of synchronous metastatic liver tumors can be performed safely in conjunction with colorectal cancer resection. Cancer J 2000; 6 (Suppl 4): S344-S350.
6) Machi J, Tateishi T, Oishi AJ, Furumoto NL, Oishi RH, Uchida S, Sigel B.Laparoscopic ultrasonography versus operative cholangiography during laparoscopic cholecystectomy: Review of the literature and a comparison with open intraoperative ultrasonography.J Am Coll Surg 1999; 188: 361-367.
7) Tateishi T, Machi J, Feleppa EJ, Oishi R, Jucha J, Yanagihara E, McCarthy LJ, Noritomi T, Shirouzu K. In vitro diagnosis of axillary lymph node metastases in breast cancer by spectrum analysis of radio-frequency echo signals. Ultrasound Med Biol 1998; 24: 1151-1159.
8) Machi J.Intraoperative and laparoscopic ultrasound.Surg Oncol Clin North Am 1999; 8: 205-226.
9) Machi J, Uchida S, Sumida K, Limm WML, Hundahl SA, Oishi AJ, Furumoto NL, Oishi RH. Ultrasound-guided radiofrequency thermal ablation of liver tumors: percutaneous, laparoscopic and open surgical approaches. J Gastrointest Surg (In Press)

※超音波関係の基礎研究の論文は，連絡していただければ興味のある方にはお送りします．最近の臨床関係の本・論文のいくつかは上記のごとくです．

Chapter 10
一般内科・消化器病のさらなる研鑽を求め
6年間の米国臨床留学を振り返って

三井記念病院消化器内科科長　**谷口　誠**

JANAMEF Fellow 1994
July 1993–June 1996
Department of Medicine (residency)
Yale University/Norwalk Hospital

July 1996–June 1997
Division of Gastroenterology and Nutrition (fellowship)
Yale University/Norwalk Hospital

July 1997–June1999
Division of Gastroenterology and Hepatology
University of Pittsburgh Medical Center

●要旨

　米国での一般内科研修をイエール（Yale）大学関連病院であるノーウオーク（Norwalk）病院で開始した．ハードで密度の濃い臨床研修の洗礼を受け，6年間の内科経験と日本の内科専門医資格では太刀打ちできないことがわかった．

　3年間のレジデンシーの後，面接，マッチングを経て，同病院の消化器・栄養科のフェローとして1年間勤務した．この時，臨床栄養の考え方や大切さを学んだ．その後，ピッツバーグ（Pittsburgh）大学の消化器・肝臓病科に移り，ここで臨床フェロー研修を2年間行った．複雑で重症度の高い患者の診療をした．ウイルス性肝炎と肝移植について臨床研究を行い，AASLD（American Association for the Study of Liver Disease）

で発表した．

　最後の1年は雑用係兼苦情係であるチーフフェローを任命され，交渉，説得，忍耐などを学んだ．一般内科専門医と消化器専門医資格を獲得した．この留学を通じて，いろいろな場所を訪れ，いろいろな人と知り合いになることができた．このことは私の医療に対する考え方，見方を広げてくれた．

●一般内科研修と専門医資格の日米比較

　1993年7月から一般教育病院であるノーウオーク病院で3年間の内科研修を行った．日本での6年間にわたる三井記念病院での内科研修と内科専門医資格はもちろんのことながら，更に2週間程米国の病院の見学をしたこともあったので，英語はできないが医学的知識，経験では十分だと思っていた．見学の時はこれなら何とかできそうだと思っていたが，実際に行うのはとても大変であった．

　当初は病歴，身体所見のとり方，アセスメント，カンファレンスでの症例提示なども要求されるレベルには達していなかった．殊にカンファレンスの症例提示では病歴に相当な時間が費やされる（新入院の場合は20分以上）．鑑別診断を考えながら，5W1Hを含めた詳細な病歴聴取が必要となる．

　ある日，不明熱で他院から転院してきた患者に対し，発熱してからの状況や前医での検査結果を織り交ぜて2ページ以上の病歴を書いたことがあった．そのうえ身体所見，基本的な検査（心電図，レントゲン，尿・採血検査など）から，鑑別診断を考え，治療方針を決めるという具合である．日本のようにすぐに，心エコー，CT，MRI，腫瘍マーカーがどうだと尋ねる指導医はいない．

　病歴や診察能力が特に不十分と痛感し，医学生が読むインタビューの本や身体所見の本などを読んだ．これらの本にはmedical interviewの具体例がたくさんのっていて，英語での言い回しの参考になった．また他の

人がどういう表現を使って質問するかをメモして，ノートに書きためた．
　米国の医療の特徴の1つは，peer reviewである．1人の患者のカルテを指導医，シニアレジデント，他科のコンサルタント，医学生，看護婦，ソーシャルワーカーなどが毎日見る．このためきちんとしたカルテを毎日書くことは当然であり，書いてないとさぼっていることになる．検査や治療も自分流というのは認められない．代表的な教科書やWashington Manualに書いてあったとか，こういう論文があったからこの方針にしたという理由が必要である．

　ほとんどの場合，医学生がチームの中におり，彼らは疑問に思ったことをそのまま，代表的な教科書にはこう書いてあるがそのようにしないのかと聞いてくる．ここできちんと説明できないと彼らからの評価は低くなってしまう．

　デイスカッションでは常になぜ，何を考えてそう決断したかが要求される．例えば，肺炎患者の抗生物質選択の場合は，インフルエンザ感染症後の肺炎なのでブドウ球菌による可能性を考え培養検査結果が出るまでバンコマイシンを投与する，といった具合である．もちろんこの際，コスト，evidenceの有無などについても要求される．

6週間のローテーションごとのレジデントに対する評価
　1年目の場合，当直であれば一晩に4～6人の新規入院があり，これらの患者の病歴を聞き，診察し，検査・治療方針をシニアレジデントとアテンデイング（診療の最終責任をもつ）と話し合い，完全な病歴を書き，指示を出す．さらに，翌朝のカンファレンスで症例提示が必要となりそうな患者の場合は，寝る時間を削って図書館で文献を調べる必要がある．私の場合はカンファレンスに関連する文献を予めコピーし，発表のときに引用すると語学力の不足を補うのに役立った．

　こうして普段から当直中，当直あけでも図書館に行き，毎日文献を読むようにした．同じチームの医学生に指導することは，こちらの勉強になった．少しずつ努力を積み上げていくことでやがて同僚や上司からの

信頼を得ることができた．

　レジデントに対する評価はかなり厳しい．6週間のローテーションが終わるごとに医学知識・判断，人間的な面（患者にたいする思いやり，他の職種の人との連携など），向学心，医療技術などを評価する．評価をするのは，シニアレジデント，指導医などである．一定水準に達していないと1年間研修をしたというcreditをもらえなかったり（もう1年やり直すことになる），翌年度レジデントとして契約してもらえなかったりする．

　こういう厳しい状況のなかで私としては一日一日を一生懸命頑張る以外になかった．3ヵ月に1回プログラムデイレクターとの面接があるたびに，くびだといわれるのを恐れていた．しかし，1回目の面談の時は，英語に関しては相当向上しないといけないが，文句も言わずhard workerで，よく勉強もしておりこれからも頑張れと言われた．また，医学生からはpositive responseが多いと言われ，うれしかった．さらに，2年目の契約書をもらったときはほっとした．

ピッツバーグ大学移植チーム

　米国医学では救急医療，移植医療などが優れていることは知っていたが，実際に体験した中では，老年医学，リハビリ医学，臨床栄養，臨床感染症，集中治療，研修システムなどが印象的であった．

　老年医学は高齢者を対象に消化器疾患，循環器疾患，骨疾患などの診療・研究をするというより，高齢者が入院しないで過ごせるために，栄養状態の評価，転倒防止対策，予防接種の実施などを通じて個人を包括的に診る．入院した場合には，誤嚥，筋力低下，せん妄，褥創，失禁などを防ぐ対策を講じ，寝たきりをつくらないように早期からリハビリをする．日本で持っていたイメージとずいぶん違い興味深かった．

　リハビリでは壊死性筋膜炎のため，両下腿，左腕切断を余儀なくされたが，リハビリのおかげで，両足装具，杖を使って独歩歩行ができるようになった30歳の男性を担当した．彼はICUでは敗血症性ショック，

DIC，呼吸不全，腎不全でほとんど救命できないと思われていただけに，元気な姿をみて感動した．

　臨床栄養は消化器病の大切な一分野であり，栄養療法は薬物療法と並んで大切だと強調されている．36ヵ月間の消化器病fellowshipのカリキュラムにも数ヵ月の栄養のローテーションが含まれ，消化器病の専門医試験にも必ず出題される．

　病棟では常に"Use the gut（腸管を使って栄養せよ）"といわれる．消化管出血で入院しても，止血が確認されればすぐに飲食が開始される．膵炎，潰瘍性大腸炎でもできるだけ経腸栄養をトライする．安易に経静脈栄養（TPN：Total Parental Nutrition）にはしない．これらのことは内科や外科のレジデントにもよく浸透している．

　ノーウオーク病院では，入院後丸2日間禁食の指示があれば自動的に栄養士が病棟に来て患者のカルテをreviewする．入院理由，禁食の理由，基礎疾患，病気の程度，栄養状態の指標（身長，体重，末梢血リンパ球数，血清アルブミン値など），必要カロリー・タンパク質量，今後のプランなどを所定の用紙に記載する．

　すでに低栄養状態にあるか，または今後栄養状態の悪化が予想される場合はNutrition Support Service（栄養専門医，栄養士，薬剤士，看護婦等からなる）に連絡がいき，このチームがさらに詳しく評価し主治医にフィードバックする．特にICUでは早期から経腸栄養を始める．ピッツバーグ大学の消化器外科では膵頭十二指腸切除術の時に，経皮的に栄養チューブを回腸に留置していた．

　3年目のレジデントの時に，藤堂省教授（現北海道大学教授）のご紹介で6週間ピッツバーグ大学移植チームと消化器・肝臓科のローテーションをおこなった．これが"credit"となり，後にピッツバーグ大学で働くことができた．

　肝臓ICUのラウンドに出たり，手技を見学したり，移植前evaluationクリニックで新患の患者を診察したり，実際の肝移植手術の見学もした．同時に消化器科のカンファレンス，抄読会等にも参加した．当時，心・

肺移植で活躍されていた川合明彦先生（現東京女子医科大学）のご紹介で，病棟ラウンドや症例検討会でも勉強させていただいた．

内科専門医試験の合格率

　3年間の内科レジデンシーを終了すると，一般内科として開業する人と循環器や消化器などの専門研修をする者に分かれる．米国では卒業時に借金があるという経済的な理由が大きく，一般内科医として開業するレジデントが日本に比べると圧倒的に多い．レジデントとして経験する患者数が多いため，3年間でかなりの経験を積める．日本の一般病院と比較して約3倍，大学病院だとそれ以上と考えられる．

　研修終了後にはほとんどが内科専門医試験を受験する．専門医資格がないと医療保険会社と契約してもらえないことが多いからである．内科専門医試験は，2日間にわたり朝から晩まで行われる．1年以上前から準備するにもかかわらず70％弱の合格率である（以前は50％くらいだった）．再受験者に限って言えば，合格率は30％くらいである（American Board of Internal Medicine*）．

　　＊http://www.abim.org

　臨床に関連した出題がなされ，判断能力を問う問題がほとんどである．単なる知識だけでは解けない．例えば，

　【問い】ある吹雪の日，山あいに住む高血圧，狭心症，肺気腫を既往にもつ患者が吐き気，嘔吐，頭痛があると電話連絡してきた．あなたはどうするか？

　【答え】①感冒薬を飲んで様子をみる，②血圧の薬を追加して内服する，③部屋の暖房をしっかりして吹雪が止んだら受診する，④直ちに救急車を派遣する

　正解は……④で，暖房用ボイラーの故障による一酸化炭素中毒と考える必要がある．

●ピッツバーグ大学での消化器病専門フェローシップ

　基本的に3年間の消化器病のトレーニング（fellowshipという）を受けるためには，その前に3年間の内科研修が必須である（内科研修なしでもclinical fellowとして研修を受けることはできるが，専門医資格は取れない）．私が研修を開始した1996年に消化器病フェローとして研修を開始したのは全米で354人だった．それ以前は年間500人以上いたが，専門医過剰のため研修枠が減らされており，1998年には265人であった．
　臓器移植やAIDSに関連した病態，celiac sprueなどの日本では経験したことがなかった病気はもちろん，commonな病気の患者をたくさん診て勉強することができた．研修中に代表的な消化器の教科書（Yamada's Textbook of Gastroenterologyなど）を輪読し，体系的な考え方を学んだ．
　ピッツバーグに移動してからは特に肝臓疾患に関して多くを学んだ．重症アルコール性肝炎，ウイルソン病，アルファアンチトリプシン欠損症，ヘモクロマトシースなど本でしか読んだことがない病気を経験した．肝移植に関しては，移植前クリニックでの初期評価，Morbidity & mortalityカンファレンスでの症例提示，肝臓ICUでの移植前後のケア，肝病理カンファレンスと一連のことを系統的に勉強することができた．
　膵臓では，遺伝性膵炎の原因であるトリプシノーゲン遺伝子の変異を初めて発表したDr. David Whitcomb（現在，ピッツバーグ大学消化器・肝臓病科のチーフ）がおり，basicな話も聞けた．ここでの研修は特にハードだった．
　ピッツバーグ大学病院の消化器系患者をカバーするために，一般消化器チーム，肝臓チーム，胆膵チーム，栄養サポートチーム，内視鏡チームがあった．消化器チームは1日に10人の新規コンサルトがあることも当たり前なくらい忙しく，午後2時にスタッフと回診を始めても9時，10時に終わるのが普通であった．
　忘れもしないのが，Dr. Whitcombと回診した1日で，午後2時過ぎに回

診を始めた．はじめの新患が大学病院から徒歩で10分くらいのところにある産科婦人科専門病院で出産直後の患者だった．重症膵炎で，腹水があり，呼吸状態が悪化しているという状況だった．診察をしてすぐに転院が必要と判断し，ピッツバーグ大学病院への転送の手配をした．この時点ですでに4時近くになっていた．これから本院に帰り新規の患者とこれまで診ていた患者20人以上を全員回診した．すべてが終わったのは午前1時近かった．

通常，当直は午後5時に始まるが，ある晩は当直がはじまるとすぐに救急外来の上部消化管出血，肝移植ICUに入った劇症肝炎，内科病棟からの急性大腸閉塞のコンサルトなど合計7人の新規患者を診察，カルテ書き，内視鏡検査等を行った．最後の患者のカルテを書き終えたのは朝7時であった．

早期胃癌や陥凹型大腸癌，小さな肝癌などの診断・治療は日本が圧倒的に進んでいる．しかし米国では3年間の消化器病のトレーニングを経験すれば，消化器病疾患の基本的なアプローチ，上部・下部の内視鏡検査，内視鏡治療，肝疾患患者のケア，臨床栄養の基礎などが一通り習得できる．さらに全米どこの研修施設でも一定レベル以上の実力を持った消化器病医を養成している．こういう研修システムを作り上げた点は評価できる．

研修修了者は消化器病専門医試験を受けるが，受験する1年以上前から勉強会をし，問題集を使って試験勉強をする．中には5日間のBoard Review Courseに参加する人もいる．このくらい勉強しても合格率は70％弱である．問題の難易度は日本の認定医試験より難しい．

回診やカンファレンスで積極的に発言

海外生活経験もなく，英語を日常的な言葉として使ったことのない私が英語を話しながら医者として仕事をするのは大変であった．渡米前に英会話学校にいったり，ラジオの『やさしいビジネス英語』を聞いたりしていたが，全く不十分であった．病棟の看護婦や患者からは，彼の言

っていることがわからない，などと言われる状況であった．幸い間違えても余り気にしない，何とかしようとする性格と周りの協力もあって何とか仕事ができた．

カンファレンスで症例呈示をする前には，発表内容を紙に書いて歩きながら練習をした．回診やカンファレンスでも積極的に発言するようにした．他の職員や患者がどういう言い回しやどういう説明の仕方をするかを聞いてメモし，自分でもその表現を使うようにした．

看護婦の中には会う度にth，θの発音をチェックしてくれる人もおり役立った．病院には日本語ができる人がいなくて，英語でしかコミュニケーションができないという状況が幸いした．

研究でも臨床でも間違えることを恐れず積極的に話し，フィードバックを受けるのがよい．はじめの3ヵ月は十分聞き取ることもできず，思っていることの10分の1も話せないが，とにかく機会をつくって発言すべきである．

●留学の糧

日本では研修を終わって内科専門医で消化器内科医だ，と話すと決まって聞かれることがあった．それは米国で開業するのか，と．研修が終わったら日本に帰るつもりだと答えると，それでは米国での経験が日本に帰った時のadvantageになり偉くなるか，または給料が上がるのか，と聞かれた．否，必ずしもそんなことはない，と答えると．なんでそんなcrazyなことをするのか，とからかわれたものである．

はじめはこの質問に対して，自分の勉強のためだと答えていたが，厳しいインターン生活の1ヵ月目では，正直十分な答えもなく，何のためにこんなことをしているのだろうと，後悔した．しかし，退院する患者さんから感謝され，上司からがんばっていると誉められたりしたことが研修を続ける励みになった．教育では誉めることが大切だと教わった．

研修を通じて感じたのは，米国は懐が広いということである．一旦1

年目の研修を終了すればその経験をcreditとして認めてくれて，他の病院に移り2年目として研修を継続することも可能だ．私の場合も見聞を広めようと他所の施設で1ヵ月ほど研修したいと思い，病院のプログラム責任者と交渉した．OKをもらえたので知り合いの先生に電話をしたり，手紙を書いたりしたところマサチューセッツ総合病院（Massachusetts General Hospital），ピッツバーグ大学，ハワイ（Hawaii）大学等での研修をすることができた．

●チャンスは自らつかむもの

1. きちんとした病歴聴取・診察ができ，上手なプレゼンテーションができるように努力する．
2. 代表的な教科書（HarrisonやCecilなど）やいわゆるmajor journal（New Engl J Med，Ann Inter Medなど）を読む習慣をつける．
3. 臨床疫学，統計学を勉強する．
4. 英語を勉強する．上述のラジオの『やさしいビジネス英語』がお薦めである（ただし，内容は決して易しくない）．
5. 米国の臨床医学に少しでも興味があるなら，1週間でも2週間でも現場を見学する．できるだけ学生のときがいい．自分の上司の先生に紹介してもらうか，行ってみたい病院の先生にe-mailを送ってみよう．
6. 実際に病院を訪れたら，積極的にいろいろなことを見るのがいい．じっとしていても誰もかまってくれない．付き合いのよさそうなレジデントか医学生と行動を共にする．医学のこと，英語など何でも聞けばよい．

　私が最初にトーマス・ジェファソン大学の消化器病科に行ったときは，彼らと一緒にICUやERで患者を診たし，レジデントや学生向けの講義にも参加した．行った先々で今は何と言ったのかとしつこく尋ねた．マサチュセッツ総合病院に1ヵ月いたときは，CPC

【留学先の情報】

Jorge Rakela, M.D.（Pittsburgh大学消化器病科の元ボス）
Chair, Transplantation Medicine
Mayo Clinic Scottsdale
13400 East Shea Boulevard
Scottsdale, Arizona 85259
Tel: +1-480-301-8000
e-mail ● rakela.Jorge@mayo.edu

David Whitcomb, M.D., Ph.D.
Chief, Division of Gastroenterology, Hepatology and Nutrition
University of Pittsburgh Medical Center
Mezzanine Level, C Wing – PUH
200 Lothrop Street
Pittsburgh, PA 15213
Tel: +1-412-648-9115
e-mail ● whitcomb+@pitt.edu
URL ● www.gi.pitt.edu

（New Engl J Medに掲載されている），レジデントカンファレンス，さらにはリサーチレクチャーなどにも出た．図書館に入るには正式なIDが必要と言われ，無理矢理頼んでつくってもらった．

内科レジデント3年目にピッツバーグ大学にいたときは，アセトアミノフェンによる劇症肝不全で亡くなった方の剖検を見学し，その結果を移植カンファレンスで紹介した．決してずっと図書館で過ごすとか，市内観光に行くとかはしないように．

間違いを恐れず，機会をつくって必ず発言するように．日本人で英語が上手に話せる人はほとんどいないと米国人は承知している．

今度の見学者は積極的で，いい奴だったという評価をもらえるようにしよう．
7. もしECFMG certificateを持っていれば，1ヵ月くらい見学させてもらおう．私の2年下のインド出身のレジデントは，米国にきてECFMG certificateをとり，私のいた病院で見学をしていた．真面目で優秀だったので年度途中に欠員が生じた時，正式レジデントとして採用された．がんばった結果その年のIntern of the Yearに選ばれた．どこのプログラムでも欠員が出ることがあり，採用のチャンスはあるからである．
8. インターネット時代では情報が簡単に入手できるから留学する必要はないとか，留学しても日本には医局制度があり医療制度も違うのだから役に立たないとか，浮いてしまうとか，とよく言われる．確かにそういう面もある．しかし，自分が一緒に働いて作った人間関係は学会でちょっと話をしたり，e-mailで連絡を取り合うだけではない温かみがある．

   苦労して得た経験は本や体験談を読んだだけではその本当のところはわからない．責任を持たされて自分でやってみないとわからない．自分の留学経験が生かせるかどうかは個人のがんばり次第である，と信じる．
9. 私が渡米前に感染症専門医の青木眞先生からいただいた言葉を：
   1）30分でよいから毎日図書室で勉強するように（当直あけでも）．
   2）臨床をやるにはスパッと切れるナイフより，（刃こぼれしない）切れる鉈(なた)がよい．

◎推薦したい書籍……………………………………………………………
① The Intern Blues: The Private Ordeals of Three Young Doctors
著者：Robert Marion　　出版社：Mass Market Paperback Reissue edition（August 1990）

(3人の小児科インターンが毎日の生活を日記風に口述したものを，プログラム責任者が出版した．インターンの過酷な労働・生活が細かく描写されている．www.amazon.com によれば2001年に新版が出ている）

② **Encyclopedia of Medicine**
著者：American Medical Association　　出版社：Random House
（わかりやすい英語で書かれており，患者に病状を説明する際に役立つ）

【参考文献】
1) Makoto Taniguchi, et al. Hepatitis C genotype and hepatocellular carcinoma: a Pittsburgh experience. (poster) IASL Biennial Scientific Meeting, Chicago, November 4-6, 1998
2) Makoto Taniguchi, et al. De novo hepatitis B virus related hepatocellular carcinoma after liver transplantation: a report of three cases. (poster) AASLD Annual Meeting, Chicago, November 8, 1998
3) Makoto Taniguchi, et al. Clinical and virological outcome of hepatitis B and C viral coinfection after liver transplantation: effect of hepatitis D virus. Liver Transplantation 6 (1), 92-96, 2000.

Short Exchage Program

Liver surgery and living donor liver transplantation at the University of Tokyo Hospital

Boonchoo Sirichindakul, M.D. Department of Surgery
Faculty of Medicine, Chulalongkorn University
Bangkok, Thailand

June 3, 2001 to August 20, 2001
Hepato-Biliary-Pancreatic Division
Artificial Organ and Transplantation Division
Department of Surgery, Graduate School of Medicine
University of Tokyo

Objectives of Study

1. To learn the techniques of resection the liver safely.
2. To learn how to use preoperative and intraoperative ultrasonography effectively.
3. To learn the procedures of living donor liver transplantation including both donor and recipient

In addition, I can share experiences with staff members about the liver surgery and other aspects of surgery.

Activities

1. Observe the operation from 9.30 a.m. on Monday, Wednesday, Friday (elective case) Saturday (emergency case)
2. Attend the morning conference on Tuesday and Thursday starting from 8.00 a.m.
3. Attend the transplantation conference everyday From 5.00 p.m. on Monday–Friday (except Wednesday due to transplantation operation) and 10.30 a.m. on Saturday and Sunday (including holidays)
4. Attend the outpatient clinic on Tuesday and Thursday (after morning conference)
5. Further study and search the journals in the library and from the internet when time is available.

Results of the study

From June 5, 2001 to August 15, 2001 I have observed 50 operation cases which can be categorized as follows:

Hepato–Biliary Surgery

Liver resection	29 cases
Living donor liver transplantation	9 cases

Pancreatic Surgery

Pancreaticoduodenectomy	4 cases
Distal Pancreatectomy	1 case
Enucleation of tumor (Head of Pancreas)	1 case
Second stage Pancreaticojejunostomy reconstruction	2 cases

Miscellaneous

Cholecystectomy	1 case
Subtotal Gastrectomy–D2 resection	1 case
Splenectomy	1 case
Transmesenteric Portal Vein Embolization	1 case

Performing ultrasonography at outpatient clinic and learn how to use and interpret intraoperative ultrasonography in the operating theater.

Advantages

After finishing this program, I have learned many aspects of liver surgery as described :

1. The techniques of liver resection

Surprisingly, there was no blood transfusion for more than 30 cases I have observed. The useful techniques are the Pringle's Maneuver and knowledge of the intrahepatic vascular anatomy detected by intraoperative ultrasonography (IOUS).

2. Anatomy of liver by ultrasonography

It is useful for me to have the chance to perform the ultrasonography preoperatively by myself (under Dr. Sano's supervision). After studying further by reading the book 'Abdominal Intraoperative Ultrasonography' edited by Professor Masatoshi Makuuchi (reference 1–4) and Intraoperative echography for hepatic resection (reference 5). I have more knowledge about the anatomy of intrahepatic vascular structure.

3. Living Donor Liver Transplantation

I have seen many kinds of donor liver grafts: 1 extended left lateral segment, 3 left extended hepatectomy, 2 right hepatectomy, 1 right extended hepatectomy and 2 posterior segmentectomy. The techniques they used were described in the literatures (reference 6–8). However, the

Short Exchage Program

techniques of liver resection are the fundamental steps to harvest many kinds of these grafts.

In addition, I have learned the techniques how to reconstruct the hepatic veins outflow, portal vein reconstruction, hepatic artery anastomosis under microsurgery and biliary reconstruction especially duct to duct anastomosis in the recipients.

Comments

It is my great honor to receive the scholarship from JANAMEF for cost living and NMRI for accommodation during my stay in Tokyo.

Academically, I have learned many techniques of liver resection from Professor Masatoshi Makuuchi. He is not only expert but also excellent in liver surgery. He showed me the fundamental to advanced technique which some I have never seen before.

Intraoperative Ultrasonography (IOUS) is the most important tool to carry out liver resection safely and effectively. It delineates the intrahepatic vascular structure, tumor, tumor feeding vessels, flow study which is essential in living donor liver transplantation. With kindness of Dr. Sano, one of the member staffs in Tokyo University hospital, he not only taught me the basic knowledge of ultrasonography but allowed me to perform ultrasonography by myself. This enlightened me the intrahepatic anatomy.

Socially, I have known many doctors and younger staffs who we can share our knowledge and attitude. I realized how hard working they were which encouraged me to study harder and harder.

Culturally, it is wonderful to stay in Mr. and Mrs. Tanaka's family. They are very kind and generous. Mrs. Tanaka taught me Japanese language and some Japanese cultures. I taught her Thai language. This made me more comfortable and enjoyable.

Finally, I have to thank Dr. Kita who offered this program and arranged everything for me, also JANAMEF and NMRI. I hope I will have the chance to collaborate with JANAMEF and NMRI again.

To be Grateful to

1. JANAMEF
2. NMRI
3. Professor Masatoshi Makuuchi
Director of Hepato–Biliary–Pancreatic Division
Artificial Organ and Transplantation Division
Department of Surgery, Graduate School of Medicine
University of Tokyo.
4. Dr. Yoshiaki Kita
Japan–North America Medical Exchange Foundation
5. Dr. Keiji Sano
Member staff of Hepato–Biliary–Pancreatic Division
Artificial Organ and Transplantation Division
Department of Surgery, Graduate School of Medicine
University of Tokyo
6. Mr. and Mrs. Tanaka's family

References

1. Makuuchi M. Ultrasonic anatomy of the liver. In Makuuchi M,ed. Abdominal Intraoperative Ultrasonography. 1sted. Tokyo:Igaku–Shoin Ltd.; 1987: 3–36.
2. Makuuchi M. Liver scanning and puncture technique. In Makuuchi M,ed. Abdominal Intraoperative Ultrasonography. 1sted. Tokyo: Igaku–Shoin Ltd.; 1987: 46–53.
3. Makuuchi M, Takayasu K, Moriyama N. Diagnostic significant of intraoperative ultrasonography. In Makuuchi M,ed. Abdominal Intraoperative Ultrasonography. 1sted. Tokyo:Igaku–Shoin Ltd.; 1987: 54–88.
4. Makuuchi M. Application of intraoperative ultrasonography to hepatectomy. In Makuuchi M,ed. Abdominal Intraoperative Ultrasonography. 1sted. Tokyo: Igaku–Shoin Ltd.; 1987: 89–123.
5. Miyagawa S, Makuuchi M, Kawasaki S. Intraoperative echography for hepatic resection. J Hepato Bilirary Pancreat Surg 1995; 2: 108–15.
6. Imamura H, Makuuchi M, Sakamoto Y, et al. Anatomy keys and pitfalls In living donor liver transplantation. J Hepato Biliary Pancreat Surg 2000; 7: 380–94.
7. Sugawara Y, Makuuchi M. Technical advances in living–related liver transplantation. J Hepato Biliary Pancreat Surg 1999; 6: 245–53
8. Belghiti J, Guevara OA, Noun R, et al. Liver Hanging Maneuver: A Safe Approach to Right Hepatectomy Without Liver Mobilization. J Am Coll Surg 2001; 193: 109–11.

Study Program

Liver Surgery and Living Donor Liver Transplantation Program
In Hepato-Biliary-Pancreatic Division
 Artificial Organ and Transplantation Division
 Department of Surgery, Graduate School of Medicine
 University of Tokyo
 Chairman: Masatoshi Makuuchi, M.D., Ph.D.
Position : Clinical Fellow
June 3, 2001–August 20, 2001

Scholarship supported by

1. JANAMEF (Japan-North America Medical Exchange Foundation)
2. NMRI (Noguchi Medical Research Institute)

Ⅱ部
CSA特集
The First JANAMEF/NMRI Joint Seminar 2000より

Chapter 1
CSA その実際と対策

元川崎市立川崎病院小児科研修医
現 St. Luke's Roosevelt Hospital Center　**新明裕子**

　1998年CSA導入により早や2年が経過し、CSAの全体像が見えてきました。当時日本人医師のECFMG certificate取得者数の激減が予測されていましたが、優秀な先輩方が確実にCSAをパスしてくださったことで後輩である私たちがどんなにか励まされたことでしょう。先輩方から受け取ったバトンを受け渡すべく、今回は2000年4月CSA受験合格の経験を皆さんにお伝えしたいと思います。

●CSAは基本

　まずCSAは医師として働く必要最小限の臨床能力を評価するテストであることを認識してください。……患者さんの訴えに耳をすまし、その間に自分の頭の中に鑑別診断がうかび、診断をより明らかにする、もしくは除外するためにこちらから質問し、さらに患者さんを診察することによって確実にする。……この診察技法は医師である限り何度となく日々繰り返すものです。
　全ての医学校で診断学として教えられていることではありますが、日本では、医学の究極の"ART"である診断学は、むしろおろそかにされる傾向にありました。私自身の学生時代を振り返って、もしCSAを意識してポリクリをすることができたならどんなにか能率よく臨床実習を将来の診療に役立て得るものにすることができただろうか，と惜しまれることがあります。

CSAを意識することによって、学生の興味が国家試験合格のみにとらわれず、医師としての基本であるプライマリ・ケアをまずある程度きちんと患者さんへ提供できる、ということへ向かうと思いますので、将来アメリカで研修することを望まない方にも大いにCSAを想定した勉強をお薦めしたいと思います。

　今回セミナーにインストラクターとして来日したトーマス・ジェファソン大学医学生のChang氏にCSAについて意見を伺うと「アメリカの医学教育では、患者を診察できないで卒業することはありえない」と笑っていました。この言葉は真実です。アメリカの医学生はその臨床医学教育の中で、すでに内科、小児科、外科、産婦人科、精神科、救急などの基本的な診察診断治療能力を身に付けているのです。おそらくこれはアメリカ医療と日本医療の根本的違いに直結しうる要素だと思います。

　つまりアメリカでの医学教育／研修は基本からの積み重ねでベースが広く、そのうえに一段一段積み上げていくために、どこまで自分は自信がありどこからは他の医師に任せなくてはいけないのか、がはっきりしています。対して日本ではまず大きく背伸びをし、その後何年もかけて隙間だらけの土台を埋めていくために自分の達成度を確認することが難しく自分の提供する医療に関して自信を築きあげづらい背景があります。

　初期臨床研修のシステムがまだ全然整わず、その義務化もされていない今の日本の医学界において、6年間もある医学校教育における臨床教育のあり方を真剣に見直し早急に改革する必要があるように思えてなりません。

●CSA対策のための参考図書

　すべての医学生にCSAを想定した勉強を薦めるにあたって、以下のテキストが非常に効率よく学べますのであげておきます。（なお真剣にアメリカ臨床医学研修を望んでいる方には同時にUSMLE Step 3受験の勉強をはじめるといいことを付け加えたいと思います。Step 3は主にClinic／

Out-Patient Careが出題範囲ですので。)

① Clinical Skills Assessment (CSA) ―その実際と対策―

佐藤隆美編/野口医学研究所

これは野口医学研究所で販売している小冊子であり、おそらく世界中に現存するCSA関係の本で一番的確かつ実践的にCSAの実際が描かれているものでしょう。CSA受験を控えている方にお薦めです。これだけの情報があれば、もう情報不足を不安に思う必要はありません。

② Mastering the OSCE/CSA

著者: Jo-Ann Reteguiz

出版社: McGraw-Hill

ISBN: 0-07-135012-8

③ The History and Physical Examination Casebook

著者: Diane L. Elliot / Linn Goldberg

出版社: Lippincott-Raven

ISBN: 0-316-23339-0

この2冊はPatient Noteの書き方を習得することができるので全ての医学生にお薦めです。

　アメリカのPatient Noteは非常に整理されており是非日本の若い医学生・研修医になじんで日常診療の中で実践してもらいたいと思います。訴訟の多いお国柄であることもありますが、それ以上にアメリカの医学生・医師は完成されたPatient Noteを書くことを楽しみ、誇りに思っているようです。よくオーガナイズされたPatient Noteは自分の考えをまとめるために大きな役割を果たすことが可能です。

　なおPatient Noteは常に同じフォーマットで書くことができますので、一度親しむと意外と簡単で、習慣としてしまえば時間の短縮にもなりま

す。参考までに以下に骨格を示します。

Chief Complaint（CC）	Review of Systems（ROS）
History of Present Illness（HPI）	Physical Examination（PE）
Past Medical History（PMH）	Differential Diagnosis（D.D.）
Past Surgical History（PSH）	Diagnostic Work Up
Social History（SH）	Impression
Family History（FH）	Plan

④ Introduction to Clinical Medicine

著者: Roger M. Macklis, M.D.他

出版社: Little, Brown Spiral Manual Boston, Massachusetts 02108

ISBN: 0-316-54243-1

ポリクリ開始前の学生が一読するのに良いでしょう。Patient Noteの書き方、Historyのとり方のポイントが簡単にまとまっています。

⑤ Bates' Guide to Physical Examination and History Taking

著者: Lynn S. Bickley

出版社: J.B. Lippincott Company

ISBN: 0-7817-1655-1

理学的所見のとり方の王様的教科書。（この他にも俗にBaby Bates'とよばれるPocket版もある。ISBN: 0-7817-1869-4）

⑥ The Instant Exam Review for the USMLE Step 3

著者: Joel S. Goldberg, DO

出版社: Appleton & Lange Review Series, Stamford, CT

ISBN: 0-8385-4337-5

⑦ Saint-Frances Guide to Outpatient Medicine

著者: Craig Frances, M.D.他

出版社: Lippincott Williams & Wilkins

ISBN: 0-7817-2612-3

⑧ Swanson's Family Practice Review—A Problem Oriented Approach
著者: Alfred F. Tallia 他
出版社: Mosby
ISBN: 0–323–00914–X

これら⑥〜⑧は主にStep 3受験勉強向けの教材ですがCSA受験の際にOut-Patient Careの概要を学ぶのにいいであろうとあげてみました。おそらくCSAで患者さんに「何か質問はありませんか？」と必ず伺う機会があると思います。その際に的確な医学・統計的知識をもっていることは強みです。

ここで強調したいのですが、Swanson's Family Practice Reviewは全ての医学生・研修医が一冊通して勉強しなくてはもったいないような良質の問題集です。是非この本だけは買い求めてください。やってみればこの本の良さがわかります。

●CSA対策《実技編》

おそらく英語で患者を診察するということは多くの受験者のストレスであると思います。しかしアメリカで研修医として機能するためには乗り越えなくてはならないコンプレックスです。どうぞ果敢に挑戦してください。

学年の若い方は海外にどんどん出て行って実際に医療現場の中で国際感覚を養ってください。どのように医師‐患者間の会話／診察がなされるのか肌で感じ取っていただくのが一番確実な対策であると思います。しかし、覚えておいていただきたいのは、短期留学中あくまで積極的に自分の到達目標を示し、自分の熱意をもって監督医師の協力を勝ち取ることが常に必要だということです。おそらくその能力は将来臨床研修留学の際にも求められるものでしょう。

個人的な意見ではBritish Council*の夏季留学プログラムは良質で興味深い経験をもつことができました。英国の病院実習でしたが、イギリスでは非常に丁寧に身体所見をとるすばらしい医学教育がなされています

し、紳士・淑女的な医師−患者間の会話／診察は参考になりました。さらにアメリカ以外の医療に触れることによってアメリカの医学を客観視でき、過剰に評価することにもブレーキをかけることができます。

《英国病院見学に対する問い合わせ先》
　The British Council　科学プログラム
　〒162-0825　東京都新宿区神楽坂1-2　Tel: 03-3235-8031（代）

　6年生以上の方には横須賀・沖縄米海軍病院での1週間の実習もお薦めしたいと思います。米海軍病院ではある程度の英語力とやる気を見せれば実際に患者を診察し，カルテに所見を記入することが許されることもあります。医療器具や患者さんのガウンなどもCSAで使われているものと同じですので耳鏡、眼底鏡などを触らせてもらい、どうか馴れ親しんでください。十分準備できた状態で、CSAを受験するためにいろいろ診察したい、と申し出ればおそらく多くの機会が与えられると信じています。
　過去のエクスターンをみているとそのように積極的にアプローチし1週間の間に多くを学び取って帰った方5分の1、アプローチの仕方がまずくやる気はあるがうまく機会を与えられず不満だらけで帰っていった方5分の1、恥ずかしくもボーっと1週間すごした医学的知識の低い観光5分の3というところでしょうか。どうぞもっともっとせっかくのチャンスをassertiveに利用してください。
　野口医学研究所では毎年選考会があり，ハワイ大学、トーマス・ジェファソン大学へ若い医師を短期留学に（奨学金をも支給し）送り出しています。ハワイ大学のプログラムでは医学生とともにStandardized Patient（SP）をつかったきわめてCSAに近いStandardized Patient Drill（SPD）を受けることができます。さらには先輩方のご活躍のおかげで、ハワイ大学ではこのプログラムより送り出された研修医の評判が高く、実際に多くの留学生が研修医として採用されています。どうぞしっかり準備した

うえで選考会に応募してみてください。

●CSAの実際——これだけは押さえて

　CSAを受験するにあたって一番大切なのはSPである患者さんに、「あなたの健康と幸せを誰よりも深く願って、お役にたちたいとあなたの前に立っているのは、この私」ということをはっきりと示す必要があるということです。それは普段の診療の中でも必要なことでしょう。身だしなみ、言葉遣い、身体所見をとる際のタッチの柔らかさ、まなざし、発声の仕方、身のこなし、気配り、すべては自ずと身についてきます。どうぞ試してみてください。

　謝辞　最後に、多くの先生方や夢を同じくする仲間の叱咤激励なくこの長く過酷なECFMG certificate取得過程を私は乗り切ることはできなかった、と断言します。具体的な手段をもってより良い医学を目指す若い医師を支えつづけてくださる、野口医学研究所のスタッフおよびアラムナイの皆様、OSCEの必要性をいち早く見抜き臨床実習のカリキュラムに取り込み情熱をもって指導してくださった、聖マリアンナ医科大学代謝・内分泌教室内科学教授であられる斎藤宣彦教授、横須賀米海軍病院のスタッフ、かけがえのない生涯の友である同期インターン、その他関係各位に深い謝意を表して結びとさせていただきます。

Please make sure you keep your promise to yourself and to your patients to be the smartest, the most caring physicians you can be!

※なお、本稿はThe First JANAMEF/NMRI Joint Seminar 2000での講演をもとにまとめられ、『月刊ジュニア　No.398』（日本医事新報社）に掲載されたものを転載したものです。

Chapter 2
Clinical Skills Assessment (CSA) 攻略の前に

国立病院東京医療センター内科医長
JANAMEF評議員　**伊藤澄信**

　よい医者の判断基準あるいは医師の臨床能力評価についての様々な検討がされていますが，現在までのところ単一の指標としては存在していません．医師の役割にはいろいろな考え方があるとは思いますが，疾病から生命を守り，あるいは疾病にならないようにし，快適な人生を送れるようにすることの手助けかと思います．医療の受け手である患者さん，あるいは一般の方々が満足する医療というのが1つの指標とは思いますが，医師の技術的側面を評価するのは医学的知識なしには困難かもしれません．

§1　臨床能力とは

医療チーム内での評価

　以前より研修医の方たちの卒後教育に携わっていましたので，医師の臨床能力評価については様々な方々の協力を得て検討してきました．平成4（1992）年から6（1994）年までの国立病院治療共同研究班「プライマリ・ケアを指向した卒後臨床研修の方式と評価に関する研究」では1993年と1994年に卒後2年間の初期研修評価の一環としてアチーブメントテストによる知識の評価を行いました．さらに，平成7（1995）年から9（1997）年までの「国立病院における総合診療研修の在り方に関する研究班」では1995年と1996年の2回，アチーブメントテスト，自

己評価式の技術評価とともに指導医，病棟看護婦に研修医の評価をしてもらいました．

　最初の研究班はストレート方式，ローテート方式，スーパーローテート方式などの研修方式の違いによる研修達成度に違いがあるかどうかを検討することが目的でしたから，国立病院7施設の研修病院で平成5（1993）年度は110名，平成6（1994）年度にも112名の研修医の参加を得て，アチーブメントテストと診療技術到達度44項目と疾患対応能力10疾患の自己評価をしてもらい，研修方式の違いによる知識・診療技術などの違いに差があるかを見ています．その結果，統計学的な差はありませんでしたが，スーパーローテート（総合診療）方式の方が幅の広い研修ができそうなことがわかりました．

　アチーブメントテストでは知識の評価しかできないことから，研修医を患者さんから評価してもらえないだろうかという話になりましたが，患者さんに評価を依頼すると「悪い評価をすると自分自身に災いがあるのではないか」と心配して正確な評価ができない可能性が懸念されます．そこで平成7（1995）年度からの研究班では医療チームの中での協調性などを主体とした研修医の態度評価を病棟看護婦に依頼しました．

　その時用いた評価表は〈表1〉の通りです．もちろん，看護婦による評価が患者さんからの評価の代わりにならないことは明らかですが，ペーパーテストよりはより医療を受ける人の評価に近いことが期待されます．

　看護婦だけでなく指導医からの評価も併せて検討しました．研修方式別，学年別の研修評価項目の点数は〈表2〉に示した通りです．分析の詳細は省きますが，総合診療方式による研修は他に研修方式に比べ，実施できるようになる検査手技項目数が増えましたが，それ以外は統計学的な差はありませんでした．

　評価項目の間の相関は〈表3〉に示しましたが，相関が見られたのは基本的臨床検査法（17項目）と基本治療手技（16項目）の自己評価項目

表1 パラメディカルスタッフによる研修医の評価

1. 仕事の処理
   1) 仕事にミスが多く信頼できない．
   2) 時にミスがある．
   3) 十分とは言えないが診療に支障はない．
   4) 正確さ，または迅速さのいずれかにやや難点があるが相当信頼できる．
   5) 申し分がない．

2. 診療記録・整理
   1) 診療・記録がお座なりで，診療業務に支障をきたす．
   2) 時に問題があった．
   3) とりたてて問題はない．
   4) 記録・整理に信頼性があった．
   5) 適時，適切な報告，整理ぶりがきわだっていた．

3. 患者に対する態度
   1) 問題となる対応，態度がめだった．
   2) 時に問題があった．
   3) とくに問題となる言動はなかった．
   4) 多くの患者の信頼を得た．
   5) 常に変わらぬ態度で患者の全面的な信頼を得た．

4. 家族への接し方
   1) 問題となる対応，態度がめだった．
   2) 時に問題があった．
   3) とくに問題となる言動はなかった．
   4) 多くの患者の信頼を得た．
   5) 常に変わらぬ態度で患者の全面的な信頼を得た．

5. 他の医療従事者との協調性
   1) マサツを起こすことがしばしば見られる．
   2) 時にマサツを起こした．
   3) 特にチームワークを乱すことはなかった．
   4) 自己本位ではなく，同僚や他部門とよく協力した．
   5) 積極的に他と協力し，チームワークの結束に努めた．

6. 指導医との関係
   1) しばしば指導医と対立したり反感を示した．
   2) 時に指導医とトラブルを起こした．
   3) 特に問題はなかつた．
   4) 指導医と良好な関係であった．
   5) 指導医を信頼し積極的に補佐した．

7. 責任感
   1) しばしば責任を回避した．
   2) 時に責任を回避することがあった．
   3) 特にとりあげることはなかつた．
   4) その任務をやり遂げるよう努力した．
   5) 責任感が強く職場の信頼を集めた．

8. 誠実さ
   1) 適当な対応であてにならなかった．
   2) 時にいいかげんなところがあった．
   3) まずは普通の行動であった．
   4) 誠実で安心できた．
   5) きわめて誠実で信頼があつい．

9. 明朗さ
   1) いつも陰鬱で明るいところがほとんどなかった．
   2) 時に不快で敬遠されることがあった．
   3) ごく普通の状態であった．

4) いつも明るく、いやな思いをさせられたことがない。
5) いつも明朗でそばにいるだけでまわりを明るくした。

10. 診療や研究への積極性
1) わからぬことを放置しても平気であった。
2) 概してこれらに対して敬遠しがちであった。
3) 普通
4) たえず努力している。
5) きわめて意欲的で、不明な点は徹底的に解明する。

11. 医学的知識
1) 通常の医学的知識もない。
2) 通常の医学的知識に欠けることがある。
3) 通常の医学的知識をもっている。
4) 医学的知識が豊富である。
5) 卓越している。

12. 医学的技能
1) 静脈注射などの一般的な処置ができず、他の邪魔になった。
2) 一般的な処置が不十分なことがある。
3) 一般的な処置はできる。
4) ほとんどの医学的処置が十分にできる。
5) 医学的処置に卓越している。

13. 時間・約束の厳守
1) 全く守らなかった。
2) 時々守らなかった。
3) 時間・約束を守る方である。
4) 特別のことがないかぎり守る。
5) 常に時間・約束をまもり、他の模範を示している。

14. 身だしなみ
1) 不潔な感じで相手に不快感を与える。
2) 医師として適切な服装ではない。
3) 特に違和感を感じない。
4) きちんとした身繕いをしている。
5) 清潔感があり、医師としての品位を保った服装をしている。

15. 言葉遣い
1) 乱暴で横柄である。
2) やや粗暴な言葉遣いが見られる。
3) 普通
4) 概して丁寧である。
5) 常に丁寧で好感が持てる。

16. 指導性
1) 自分で計画を練り医療チームを指導することがなかった。
2) 協調はできるが指導することはなかった。
3) 頼まれれば指導した。
4) 積極的に指導した。
5) 日常の医療業務のすべてに指導者的役割を果たした。

17. 総合評価
1) 一緒に仕事をしたくない。
2) 研修医としてやや不満がある。
3) 普通
4) 研修医として好感が持てる。
5) 研修医として卓越した能力を持ち信頼できる。

同士，指導医と看護婦による態度評価間のみでした．アチーブメントテスト（20点満点），臨床検査や基本治療手技などの自己評価項目と，指導医あるいは看護婦による態度評価には相関が見られていません．また，指導医と看護婦による評価も弱い相関に止まっていました．

ここに示した結果は平成8（1996）年度のものですが，平成7（1995）年度に行った同様の調査研究でも①アチーブメントテストを用いた知識に関する評価，②自己評価方式による検査，手技に関する評価，③看護スタッフによる態度評価の3つでは互いに相関関係はありませんでした．したがって，研修医の評価を医療者全体に敷衍することができるかどうかは問題ではありますが，医療者の評価には知識，技術，医師としての態度などの多面的評価が必要だろうと思います．

臨床能力は
① 知識（整理されたごく限られた量の問題解決のための知識），
② 情報収集能力（面接技法，身体診察所見，検査）
③ 総合的判断力（論理：臨床疫学，臨床決断学，心理，倫理）
④ 技能（診断的技能，治療的技能）
⑤ 態度

と整理されることが多いかと思います．コミュニケーションスキルや文献検索能力をどこに入れるかなど，細かい部分については諸家によって違いがあるかもしれません．しかし，MCQ（Multiple Choice Question；多項型質問法）による知識の評価だけで医師の臨床能力を判定することが困難なことは明白です．

標準模擬患者による評価方式へ

指導者による面接試験も用いられた時期がありましたが，質問の対象となった疾患を研修期間に診療する機会に恵まれなかったりすると試験官の質問に十分答えられなかったり，また試験官の採点基準を統一することが困難なこともあり，面接で臨床能力を客観的に評価をすることは困難なこともわかっていました．20世紀中頃からMCQが国家試験などに

表2 1，2年次における研修評価に関する差異（平成8年度）

		ストレート研修	ローテート研修	総合診療研修	合計
アチーブメントテスト	研修1年次	11.0 (1)	12.5 (6)	11.3 (18)	11.6 (26)
	研修2年次	10.0 (6)	11.9 (12)	11.5 (13)	11.0 (31)
基本的臨床検査法	研修1年次	10.0 (1)	12.9 (13)	9.9 (18)	10.7 (25)
	研修2年次	11.8 (6)	12.8 (13)	12.5 (13)	12.5 (32)*
基本的診療手技	研修1年次	10.0 (1)	12.2 (6)	8.3 (18)	9.3 (25)
	研修2年次	9.8 (6)	11.6 (13)	12.9 (13)*	11.8 (32)*
指導医による態度評価	研修1年次		43.0 (5)	39.1 (18)	39.9 (23)
	研修2年次	44.0 (6)	38.9 (17)	38.5 (14)	39.6 (37)
看護婦による態度評価	研修1年次		39.4 (5)	37.4 (15)	37.9 (20)
	研修2年次	38.7 (3)	35.3 (14)	36.0 (13) 0	36.0 (30)

かっこ内は人数　*1年次と2年次間は5%水準で有意差あり

表3 各評価項目間の相関係数（平成8年度）

	アチーブメントテスト	基本的臨床検査法	基本的診療手技	指導医による態度評価	看護婦による態度評価
アチーブメントテスト	1.000	-0.057	-0.017	-0.062	-0.176
基本的臨床検査法	-0.057	1.000	0.618**	-0.018	-0.266
基本的診療手技	-0.017	0.618**	1.000	0.021	-0.094
指導医による態度評価	-0.062	-0.018	0.021	1.000	0.355*
看護婦による態度評価	-0.176	0.266	0.094	0.355*	1.000

**相関係数は1%水準で有意　*相関係数は5%水準で有意

採用されてきましたが，知識を評価することには十分でも技能や態度などの臨床評価をすることは困難です．

1963年，南カリフォルニア大学のDr. Howard Barrowsが健康なモデルさんに多発性硬化症で麻痺のある患者さんの役をやって演じてもらったのが標準模擬患者さんの始まりです．1964年からDr. Barrowsらが標準模

擬患者を医学生の臨床能力評価に用いることを提唱し，以後30年以上にわたって北米では医学生ならびに医師の教育さらには評価のためにこの標準模擬患者が使われてきています．最近では，北米の卒業試験や医師国家試験などでもこのCSAが用いられるようになってきており，1998年7月から米国の臨床研修を行いたい外国人医師の資格試験の一環としてCSAに合格することが必要になっています．

§2　CSAの中身

　米国で研修するためには，まずUSMLE（United States Medical Licensing Examination）のStep 1，Step 2，CSA（Clinical Skills Assessment），TOEFL試験に合格しECFMG（Educational Commission for Foreign Medical Graduates）からECFMG certificateを発行してもらい，ECFMG ERAS programあるいはNRMP（National Resident Matching Program）に応募して研修先を決めることになります．Step 3は一般的にはレジデント研修に入ってから受験することになります（州によっては研修開始前でも受験可能です）．

　USMLE Step 1は行動科学を含んだ基礎医学の試験で，医学部の基礎医学過程修了時に受験可能です．Step 2は医学部6年生から受験可能で臨床医学の試験です．以前は試験日が決められていましたが，現在はコンピュータを用いる試験に変わっているので日本国内（福岡，広島，大阪，札幌，仙台，東京），グアムで日曜日・祝日・月曜日以外に受験が可能となっています．Step 3は米国内のみで受験できます．

　基本的にはUSMLE Step 1，Step 2ともMCQによる知識を試す試験です．

　CSAは1年を通じて受験できますが，受験会場は米国ペンシルバニア州フィラデルフィアのECFMG本部にあるCSAセンターだけです．オリエ

ンテーションの時間も含めて約8時間の1日がかりの試験で，その間に11名の標準模擬患者を「診察」することになります．一人あたり15分間で，その「患者」さんを診療するのに必要な病歴を重点的質問法でとり(Focused History)，必要な身体診察と患者さんに対する説明を行い，退室後の10分間で病歴，身体診察，鑑別診断，診断のための検査計画を書くことになっています．

「患者」さんから聞き出さなければならない病歴は「患者」さんごとに違っていて，ある「患者」さんでは急性の問題について詳しく病歴をとらなければならないでしょうし，別の「患者」さんでは慢性の問題かもしれません．完全な身体所見もとる時間はないでしょうから，その患者さんを判断するのに必要な身体所見をとることになります．

想定されるシナリオ

Clinical Skills Assessment Candidate Orientation Manualによれば，標準模擬患者は，内科，外科，産婦人科，小児科，精神科，家庭医学の内容で以下の5つの領域——1)心臓血管／呼吸器領域，2)消化器／泌尿器生殖器領域，3)神経内科／精神医学領域，4)一般症状領域，5)その他(耳，眼，鼻，喉，筋肉)——から11人の標準模擬患者が選ばれているとのとです．

Candidate Orientation Manualに公開されている例では，標準模擬患者が待っている診察室の前に，例えば

50歳女性，主訴：胸痛，血圧138/92，脈拍92，呼吸20，体温99.1°F
焦点を絞った病歴を聴取してください
適切な身体診察をしてください(直腸・骨盤・泌尿生殖器，女性では乳房の診察をしてはいけません)
診断についての最初の印象と今後の検査計画について患者と話し合ってください
退室後，与えられた診療録を完成させてください

と書いた紙がかけてあります．Orientation Manualにもサンプルのシナリオがのっていますが，私が過去に作ったシナリオで説明しましょう．

模擬患者役の方には以下のようなシナリオが渡されています．

標準模擬患者のシナリオ

●名前：佐藤正夫　※女性なら淳子

30歳男（女）．中肉中背．今日は日曜日．普段着で来院するが，こざっぱりしていて服装，容貌などに乱れはみられない．診察室に歩行で入ってくるがDistressなどはない．主訴は胸が痛い．

●胸痛の部位：正中部よりやや左側の前胸部で部位を特定するときには平手で指す．

●いつから：昨日（土曜日）の昼に一人で座椅子で座ってテレビをみていたときに徐々に始まり次第に強くなり30分ぐらいで落ちついてきたが残っている感じが夜寝るときまで続いていた．痛みが始まったときに特に誘因となるものは気づいていない．これと同様の症状は3-4年前から年に1-2回あったが特に医療機関は受診していない．皮膚には特に発疹などは気づいていないし，感覚低下などもない．

●性状：きりきりとするような痛みでばくばくとする動悸を伴っている．冷や汗などはかかない．少し息が苦しいような気がしたが動作などは特に障害を受けていない．発熱は伴っていない．咳，痰，血痰などはない．胃酸がこみ上げてくることもない．背部痛はなし．死ぬかもしれないほどの強い恐怖はない．

●既往歴：小児喘息：最後の発作は小学校4年生で，以後特に治療はしていない．

●家族歴：父親（60歳）は10年前から高血圧があり，4年前より狭心症といわれて服薬中．母親（58歳）は健康．27歳の異性の兄妹（姉弟）が両親と同居しているが健康．糖尿病，悪性腫瘍などの家族歴はなし．

●社会歴：タバコは10年前から1日1箱程度．アルコールはつきあい程度．大学卒業後，大学院で修士課程を修了し大手のコンピュータ会社に入社し現在システムエンジニアとして朝9時より夜9時頃まで働いている．週休二日制であるがサービス残業が多いと愚痴る．私生活では婚約者がいるが特

に問題となっていることはない．
●アレルギー：薬物・食物アレルギーは特になく，常用薬はなし．
睡眠障害，排尿障害，便通異常などはない．　※女性の場合生理は30日周期で順調で10日前に始まり，5日前に終了した．生理痛などはなし．

質問の間に「また起こったらどうすればよいのですか」
　　　　　「苦しくなるぐらい痛いんですよ」
　　　　　　　「息がとまってしまうかと思うんですけどね」などの不安を覗かせる言葉をさしはさむ．
もし終了3分前までに治療方針，診断などを説明してくれないときは，「この痛みの原因は何なんですか」とか「また起きたらどうすればよいのですか」と催促する．

〔受験者に対する〕診察室の入り口のメモ

設定は

東京の近郊の住宅地にあるクリニックの医師が急用ででかけなければならなくなり，あなたが代わりに本日の診療を引き受けることになりました．そのクリニックはビルの2階にある無床の診療所で，胸部写真，心電図，尿のディップスティックぐらいはすぐにできますがそれ以外の検査機器は常備していません．他の患者さんも待っているのでこの患者さんに割ける時間はわずか15分しかありません．血圧以外の身体所見はとらなくて結構です．身体所見ならびに検査結果はもし必要であれば要請に応じて提示します．

※受験者の方へ

会場には標準模擬患者があなたを待っています（米国の診察は通常患者のいる診察室に医師が訪れます．"患者さん"以外に評価者がいますが気にしないでください．呼ばれたら会場にお入りください．
10分後に1回，さらに残り1分で2回目のベルまたは合図の音を鳴らします．3回目の音で終了です．机の上には診療録と用紙がおいてあります．診療録

には通常のカルテと同様に記載してください（日本語でも英語でもどちらでもかまいません）．カルテ整理のための時間は特に設けていませんので時間内に診察・記載が終了するようにしてください．
診察終了後，カルテと用紙をもって退出してください．会場の外に用意された場所で7分間であなたの診断，鑑別診断，今後のプランを簡単に記載してカルテとともに提出してください．

　　　　患者さんの名前は　　佐藤　さんで　（30歳）　で
　　　　　主訴は　　「胸が痛い」　です．

　　　なお体温は36.8℃　身長は165cm　体重58kg　でした．

問題
1. あなたが考える最も考えやすい"患者さん"の診断は？
2. 鑑別診断をあげてください
3. 今後の方針を書いてください

チェックリストによる評価

　客観的かつ再現性をもって臨床能力評価試験を行うのは容易なことではありません。面接試験では評定尺度（例えば、よくできる、できる、普通、やや劣る、劣るなどの5段階など）がよく用いられますが、①評価者間の判定のばらつき、②評点が中心に集まる、③1つの特性がよいと次の項目もよいと見なしがちなことなどの問題があり、評価の標準化や被験者間の微妙な差を見いだすことが困難です。チェックリスト方式は目標とする評価項目にのっとって評価者がyes，noをチェックしていく方法ですから信頼性と客観性が比較的高くなります。また、項目数が多いと被験者の差を出しやすくなります。
　OSCE（Objective Structured Clinical Examination；客観的臨床能力試験、オスキーと呼びます）は通常5-15ぐらいのステーションと呼ばれるブー

〔試験官用〕評価表1（問診内容のチェックリスト）

1. 胸痛について
   - □ 性状　　□ 部位　　□ 持続時間　　□ 発症の仕方
   - □ 発症した時間　　□ 発症時の状況　　□ 頻度

2. 他の症状の有無
   - □ 発熱　　□ 呼吸困難　　□ 冷汗　　□ 動悸
   - □ 嘔気　　□ 嘔吐　　□ 発疹　　□ 喘鳴
   - □ 咳嗽　　□ 喀痰　　□ 外傷
   - □ げっぷ・胃酸の逆流する感じ

3. Coronary Risk Factorの有無
   - □ 糖尿病　□ 高血圧　□ 高脂血症　□ 高尿酸血症・痛風
   - □ 喫煙　　□ 肥満
   - □ 家族歴（心疾患・高血圧・糖尿病など）

4. 既往歴
   - □ アレルギーの有無　　□ 常用薬の有無

5. 家族歴
   - □ 心疾患　　□ 高血圧　　□ 糖尿病　　□ 悪性腫瘍

6. 社会歴
   - □ 家族構成　　□ 結婚　　□ 職業　　□ ストレス
   - □ 普段の生活のサイクル　　□ 性格

7. 嗜好品
   - □ 喫煙　　□ 飲酒

8. （女性の場合のみ）
   - □ 最終月経　　□ 月経不順の有無　　□ 月経時痛みの有無
   - □ 妊娠の可能性

評価表2（模擬患者から見た）

1. あいさつ
   おはようございます，こんにちはなど　□ 言った　□ 言わない
   自己紹介　　　　　　　　　　　　　　　□ した　　□ しない
   おだいじに　　　　　　　　　　　　　　□ 言った　□ 言わない

2. 印象
   a. 身なり：髪型，髭，爪，服装など　1　2　3　4　5
   b. 言葉遣い　　　　　　　　　　　　1　2　3　4　5
   c. 態度　　　　　　　　　　　　　　1　2　3　4　5
      目を見て話しているか
      話を受容しているか

3. 血圧の測り方
   a. カフの巻き方
      指が2本位入る　　　　　　　□ できている　□ できていない
      管が動脈に沿っている　　　□ できている　□ できていない
   b. 聴診器の当て方（動脈の確認）□ できている　□ できていない
   c. 腕の位置（心臓の高さ）　　□ できている　□ できていない

4. 医学的な説明について理解・納得できたか　1　2　3　4　5
   　　　　　　　　　　　　　　　　　（□ 説明の催促をした）

5. 投薬することにしたか　□ しない　□ した
   a. どんな薬か　　　　□ しない　□ した　1　2　3
   b. 副作用の説明　　　□ しない　□ した　1　2　3

6. 症状が再燃した場合どんなときに病院に来るかの説明
   　　　　　　　　　　　□ しない　□ した　1　2　3

7. 受診によって安心感・満足が得られたか　1　2　3　4　5

スを5分程度でまわっていく形式の試験です。あるステーションでは心電図の解釈を要求されたり、次のステーションでは心雑音の聴診であったり、標準模擬患者に対する面接だったりします。面接の後には診療録を書かせたり、診断のための検査計画を書かせたりするステーションが続いていることもあります。それらのステーションでは通常チェックリストを用いた評価がされます。

　CSAも臨床能力を客観的に評価する目的で作られていますが、OSCEに比べて1ステーションの時間が15分と長く、またインタビューから身体診察、「患者」さんへのフィードバックまでが1つのステーションで行われ、OSCEよりもより統合された形の客観的臨床能力試験といえると思います。

　チェックリストはこの患者さんについて診断をするためにどうしても聞き出しておいてほしいことを中心に作るのですが、どのレベルまで要求するのかによって問題の難易度が違ってきますし、またあまり細かく作りすぎると判定が困難になるといった問題があります。

　米国財団法人野口医学研究所の奨学生選抜試験で臨床能力を1997年からCSAフォーマットを用いて評価していますが、チェックポイントの妥当性を検証するのは困難だと思っています。このシナリオはCSAが開始される前でしたが、国立第二病院総合診療科でレジデントをされていた黒田奈々子先生が米国でCSA開発のための演習試験を受験されていましたので、その情報をもとにシナリオやチェックリストを作りました。CSAでは治療には触れないとのことです。

　このシナリオで試験を実際に行ってみると、上記のような項目のチェックリストではこれは聞いているのかどうかと判断に迷う受験者に遭遇しました。ECFMGが公開しているサンプルケースでは
<u>急患室を訪れた胸痛を訴える48歳の女性「患者」に対する病歴聴取チェックリストとして</u>

　1) 胸痛の性状はどうでしたか

　2) 痛みは放散しましたか

3) 何か胸痛を促進させる要素はありましたか
4) 悪心，冷や汗，呼吸困難がありましたか
5) 喫煙歴がありますか
6) 家族歴を聞きましたか
7) 既往歴は聞きましたか

<u>身体所見のチェックリストとして</u>
1) 肺の聴診をしましたか
2) 前胸部を少なくとも2ヵ所で聴診しましたか
3) 少なくとも心窩部あるいは右上腹部の腹部の触診をしましたか

といたってシンプルなものだけが示されています．実際のCSA試験で要求されているものが何かはわかりませんが，細かいチェックリストを作るとチェックする際，判断に迷うし，おおざっぱにすると受験者のほとんどが正答になってしまうし，適切なチェックリストを作成するのは大変かもしれません．

<u>コミュニケーションスキルとして</u>Candidate Orientation Manualの中で述べている項目は

◉面接ならびに情報収集技能
　質問の明確さ
　効率的に質問をしているか
　医学用語を適切に使っているか
　情報を要約し内容の正確さを患者に確認したか
　（現病歴から既往歴など）異なった領域の話の移行が効率的か
◉カウンセリングならびに情報を伝える技能
　情報の明確さ
　カウンセリングが効率的で誠実か
　面接が完結しているか
　話し方が明瞭で適切か

情報の要約が効率的で種々の情報を関連づけてまとめているか
● ラポール（医師-患者間の意志疎通性）
　　患者に対して丁寧であるか
　　ボディーランゲージが適切であるか
　　自分に対する自信の程度と態度
　　患者に示す共感と支持的態度の程度
● 個人的態度
　　患者に対する自己紹介の態度
　　着衣をはずしたり，タオルをかけたりする動作が適切か
　　身体診察中の態度
　　物腰の適切さ
● 英会話能力
　　理解できるように話をする能力
　　発音と文法
　　必要に応じて言葉を訂正したり明確化する能力
　　受験者を理解するために必要とされる患者の努力

　の5項目をそれぞれ4段階で評価することになっています．私のチェックリストとは異なっていますが，どういう視点からみられても大丈夫なようにトレーニングをする必要があるとは思います．

模擬患者からの評価、鑑別診断能力の点数化

　ECFMGのCSAでは15分間の診察の後，診療録Patient Noteを書くことになりますが，病歴と身体所見に加えて鑑別診断，診断のための検査計画を書くことになっているようです．

　野口医学研究所では米国トーマス・ジェファソン大学，ハワイ大学に毎年20名前後の医師を短期留学させるプログラム設けています．1997年度留学生選考試験より面接による語学・人物評価に加えて，CSAを模倣した臨床能力評価試験を4年間にわたって実施しています．

実際のCSAは1日がかりで11人の標準模擬患者（採点対象は10名）を「診察」しますが，野口医学研究所の試験では時間の関係でそこまではできませんので，1997年と1998年は2名の日本人の標準模擬患者で1症例ずつ，診察してもらい評価をしています．2000年と2001年は4名の標準模擬患者に対して2症例ずつ英語で診察をしてもらい評価をしています．

　1997年3月ならびに1998年12月に行った留学生の選抜試験ではそれぞれ23名，16名（志望者が多かったため内科系のみに限定）の受験者に対し1997年は「不定な胸痛」（前述のシナリオです），1998年は「頭痛」を主訴としたシナリオを作成しています．2人の標準模擬患者を用い，影に隠れた評価者がチェックリストに基づく問診能力，血圧測定，検眼鏡の使い方，模擬患者からの評価，鑑別診断を中心とした7分間の記述式問題を総合評価しました．

　チェックポイントの到達度で評価すると問診では病歴聴取：66.5％，既往歴：63.1％，家族歴：40.4％，社会歴：25.5％，嗜好品：43.6％，神経学的所見：48.6％，検眼鏡の使い方：35.6％，SPよりの評価では挨拶：36.2％，印象：87.7％，血圧測定：49.1％，理解できる説明：58.2％，症状の再燃時の説明：42.6％，満足感：54.2％であり，診断の正答率は45.1％，鑑別診断：56.9％，今後の方針：61.0％であった．しかし問診の評価とSPによる評価は有意な相関を示しませんでした．

　なお，胸痛のシナリオの記述問題の診断・鑑別診断は，狭心症・心筋梗塞，不整脈，心臓神経症，気胸，肋軟骨炎，肺炎，胸膜炎，心筋炎，乳腺炎（女性なら），喘息，肺梗塞，肺腫瘍，骨折，筋肉痛，肋間神経痛，逆流性食道炎，胃潰瘍などを予想していました．今後の検査計画としては，胸部レントゲン，心電図，ホルター心電図，MDL，上部消化管内視鏡，血液検査などを考えていましたがこれほど多くあげられる人はほとんどいませんでした．

　2000年度は英語を話す模擬患者4名（赤井靖宏，石黒洋，植田育也，木村哲郎の先生方）に協力してもらい，英語による臨床能力試験を実施

しています．21名の受験者に対し「急性発症の胸痛を訴える48歳の男性」，「3ヵ月の湿性咳嗽を持つ40歳の男性」を主訴とした2つのシナリオを作成しました．4人の標準模擬患者を用い，チェックリストに基づく問診能力・血圧測定，模擬患者からの態度・英語力評価，鑑別診断を中心とした5分間の記述式問題を点数化しさらに試験官の主観的評価と合わせて総合評価しました．

2人の評価者のいずれもがCSAに合格し得ると判断した7名はチェックリスト，コミュニケーション能力，鑑別診断などの記述式問題の総合得点が上位の7名となりました．上位7名は下位14名に比しチェックポイント，コミュニケーション能力，記述式問題のいずれの項目も有意に高得点でした．チェックポイントと記述式問題相互には相関が認められましたが，コミュニケーション能力とは弱い相関しか認められていません．

合格・不合格を指標にしたLogistic回帰分析ではコミュニケーション能力が最も関連が強く，次いでチェックリストと記述式問題がほぼ同様でした．受験生のうち5名は学生でしたが，問診内容などが十分ではないと考えられました．試験官の主観的評価はコミュニケーション能力と強く関連していることが示唆されました．

私の経験では，気が動転して挨拶を忘れる人はたまにいますが，態度が問題になる人は少ないようです．しかし，医学的な説明に理解・納得できるとか，受診によって安心感・満足が得られたかについてはかなり受験者によって違いがでるようです．この説明や受診による安心感を与えてあげられるコミュニケーションスキルが好印象を与える医師の条件なのかもしれません．

CSAで評価できる診察手技には限界がありますが，米国で研修をするならば，検眼鏡，耳鏡などを使えるようにしておく必要があります．中には動転して血圧計のマンシェットを反対に巻いたり，水銀血圧計のコックを開け忘れたり，肘部にマンシェットを巻いたりと普段どうしているのかと疑問に感じることもありました．また初診の時ぐらい両側の橈

骨動脈を触れるか，両側で血圧を測ればよいのにと思います．

CSA攻略の鍵とは

　日本の医師国家試験でもCSAに近い試験の導入を検討していると聞きます．CSAはproblem-orientedな患者さんの診かたとコミュニケーションスキルが重要で，特に私の過去の調査結果からは患者さんとの上手なコミュニケーションができることが高い臨床能力を持つと評価されることにつながっているようです．

　患者さんを安心させるためには，もちろん言葉の上で不自由であってはいけませんし，自分の医学的判断に対する自信が重要になってきます．自分の中にある自信のなさはすぐに患者さんに伝わって不安な気持ちとなってきます．それゆえ，小手先の会話技法を身につけようとするだけでなく，医学的にしっかりした判断ができる知識・技能を身につけてください．

　最後に，少し古いデータになりますが当院の総合内科ならびに救急外来の内科系でよく見られる疾患のリストをあげておきます．頻度の高い症状に対応できる能力がCSAで求められているものと思います．さらに，国立病院における総合診療研修の在り方に関する研究班の作成した「総合診療初期研修マニュアル」の中から，「コミュニケーション技術」ならびに「習得すべき基本的な診療態度」がCSAに合格するためのclueになるかと思い転載しました．患者さんに満足を与えてあげられる医師が一人でも多く育ってくれることを望んでいます．

総合内科初診患者の主訴
（平成5年1月～12月, 4100名）

		頻度	累積頻度
1	心窩部痛	10.3%	10.3%
2	咳・痰	7.4%	17.7%
3	健診異常	7.4%	25.1%
4	頭痛／頭重感	6.8%	31.9%
5	腹痛	6.5%	38.4%
6	発熱	5.2%	43.6%
7	咽頭痛・風邪	3.8%	47.3%
8	胸痛	3.3%	50.6%
9	吐気	3.1%	53.8%
10	倦怠感	2.7%	56.5%
11	下痢	2.2%	58.7%
12	胸部不快・息切れ	2.0%	60.6%
13	微熱	1.7%	62.3%
14	めまい	1.6%	63.9%
15	腹部違和感	1.5%	65.3%
16	動悸	1.2%	66.6%
17	背部痛	1.0%	67.6%
18	腹部不快	1.0%	68.7%
19	頸部リンパ節・痛み	1.0%	69.7%
20	便	0.9%	70.6%
	その他	29.4%	100.0%

夜間・休日救急外来における内科系疾患主訴
（平成7年1月～12月, 総数2787名）

		頻度	累積頻度
1	腹痛	16.8%	16.8%
2	発熱	7.2%	24.0%
3	上気道炎	6.2%	30.2%
4	来院時心肺停止	5.9%	36.1%
5	喘息	4.5%	40.6%
6	頭痛	4.4%	45.0%
7	胸痛	4.4%	49.4%
8	下痢	3.0%	52.4%
9	呼吸困難	2.8%	55.2%
10	意識障害	2.6%	57.8%
11	悪心・嘔吐	2.6%	60.4%
12	めまい	2.4%	62.8%
13	脳梗塞	2.2%	65.0%
14	心不全	2.1%	67.1%
15	心窩部痛	2.0%	69.1%
16	咽頭痛	2.0%	70.8%
17	不整脈	1.7%	72.5%
18	蕁麻疹	1.7%	74.2%
19	高血圧	1.6%	75.7%
	その他	24.3%	100.0%

資料1
コミュニケーション技法

言語的コミュニケーション技法と非言語的コミュニケーション技法がある．

【Ⅰ】言語的コミュニケーション技法
①自由質問法　Open-Ended Questions (OEQ), Non-Directive Questions
　患者に自由に健康上の問題や受診の理由を語ってもらうこと．
　　利点：患者が意思表示でき診療に主体的に参加できる
　　欠点：要領を得ないと時間がかかる
　<u>開かれた質問を上手に引き出すコツ</u>
　　1）促し　Facilitation
　　　　相づち
　　　　反復：相手の言ったことをそのまま繰り返す
　　　　言い換え：相手の言ったことを言葉を変えて繰り返す
　　2）要約　Summarization
　　　　話が散漫になったときに患者が筋道をたてて話しやすいように交通整理．
　　3）沈黙　Silence
　　　　相手が言葉をつまらせているときには時間をおくことも必要．
　　　　会話の中断には訳がある．その理由を大事にすべきである．
　　3）直面化　Confrontation
　　　　沈黙の理由が不明の時にその理由を尋ねる．話したくなくて沈黙している時に無理強いをするのは避けたほうがよい．
　　4）明確化　Clarification
　　　　話の内容が曖昧だったり，矛盾しているときには確認する．
②直接質問法　Closed Question（CQ）

患者から短く，具体的な回答を引き出すための質問．
受診理由，病歴などの概要が患者から示された後に個別的な，焦点を絞った質問を行うことが多い．「はい」，「いいえ」で答えられる質問が代表．
利点：医師の質問に対する回答は明確になりやすく，時間が少なくてすむ
欠点：誘導的な質問になる可能性がある⇒誤解につながる可能性もある
　　　患者の思いが十分に述べられないことが多い⇒患者の満足度が低くなる
　　　医師と患者の言葉の理解が異なっていると誤解につながる
　　　例えばアレルギーなどは薬の副作用をアレルギーと理解している患者もいる

<u>直接質問法をするときの注意点</u>
　多くの質問をつなげるとどれに対する答えか不明になる．
　はっきり回答できないような質問をすると質問内容に回答を引っ張ってしまう．

③重点的質問法　Focused Question
　特定の話題に焦点を絞った質問のことで具体的には「そのことについてもう少し詳しく話してください」とか「頭痛の経過を教えてください」といった質問がこれにあたる．

④中立的質問法　Neutral Question
　主観的意見の入らない質問で「とおっしゃいますと，それはどういう意味ですか」とか「なるほど，それで」といった医師が中継ぎを入れることで患者の話を促進させることができる．

⑤多項型質問法　Multiple Choice Question
　選択肢を示して選ばせる質問で「痛みは上ですか，下ですか，それとも真ん中ですか」などで医師が選択の内容を限定してしまう欠点がある．

【Ⅱ】非言語的コミュニケーション
① 表情
② 姿勢，手の位置
③ 医師と患者の距離
④ 身体的接触

などで医師–患者関係の距離が推し量られることが多い．良好な医師–患者関係を築くために一般的心理療法と逆転移の概念を理解しておくとよい．

一般心理療法
受容：患者の苦悩を批判せずにそのまま受け入れる
共感：患者の感情的な体験を「患者の気持ちに立って」追体験的な理解を示すこと
保証：機能的な障害であることが判明したときに悪い病気でないことを説明し，合理的な治療を行えば必ず症状が好転することを保証する必要がある

逆転移　Counter Transference
患者が治療者に過去の重要な人物との関係で生じた未処理の感情やそれに伴う態度を示すことを転移（感情転移）という．患者は治療者–患者関係において転移的な姿勢を持つが，患者の態度，感情，思考，治療者への転移などに対して持つ治療者自身の無意識的反応を"逆転移"という．否定的な感情を伴う逆転移は治療者–患者関係を破壊する．

【参考文献】
「特集　コミュニケーション上手な医師になる」(JIM　No.9　1995、医学書院)

資料2

習得すべき基本的診療態度

　他の救急患者への対応などでいそがしく，イライラしていたり，睡眠時間がとれなくて疲れているときには言葉遣いに適切性を欠き，患者さんから苦情が入ることが毎年ある．

　急患室を訪れる患者さんは一般に精神的に不安定であることが多く，対応の仕方に敏感に反応することがある．施設として過重な労働負荷を避け，医療従事者が余力をもって患者さんの応対にあたれるようにすることが大切であるが，それと同時に，接遇の仕方に注意を払い，お互いに不快な感情を残さないようにすることが重要である（患者さんからの苦情が入り，施設管理者に事情説明をしなければならない状況は大きな精神的トラウマを残すことが多い）．

　医療は基本的にサービス業であり，患者さん，すなわち依頼人clientに満足感を与えることが必要である．もちろん，患者さんの状況によっては必ずしも満足のいく結果が得られるとは限らないが，「サービスを利用する前の気持ち（事前期待）と実際利用した後の評価（実績評価）のバランスで，実績評価の方が上回る何かがあった時に満足感が得られる」とされる．

　サービス業の世界ではCustomer Satisfaction（CS；顧客満足）の考え方が普遍化しているが，CSの主たる目的は顧客の意見を検討することにより「仕方がない」ではなく，「どうすれば問題が解決できるか」と具体的に検討しサービス向上を図ることにある．

《サービスの基本》

気遣い（常にお客様の様子を見ている）

気配り（相手に負担をかけずにさり気なく手伝う）

気働き（先のことまで配慮すること）

人間関係作りの基本

医療サービスだけでなく人間関係がうまくいくことが社会生活を送る上での鍵である．

1) 自分を知ること

自分を客観的に見つめることが人間関係作りの基本であり，「ジョハリの窓」*という概念が役にたつ．自分を知ることは"open"の部分（開かれた窓）を大きくすることである．そのために，他人は知っていて自分は気づいていない"blind"の部分に気づくこと，さらに他人に隠している"hidden"の部分を開いていくことが必要である．自分の姿が他人にどのような印象を与えているか，家族や友人に尋ねてみたらいかがだろうか．

＊ジョハリ（Joseph Luft and Harry Ingham，米国の心理学者）

ジョハリの窓

		自 分 は	
		知っている	知らない
他人は	知っている	OPEN (開かれた窓)	BLIND (気づかぬ窓)
	知らない	HIDDEN (隠された窓)	DARK (閉ざされた窓)

2) 相手を ⊕ の心理へ変えるために

心理状態を3つに大別すると

⊕の心理（快の状態）　うれしい・楽しい・ありがたい・助かったなど

±ゼロの心理　どちらでもない

⊖の心理（不快の状態）　悲しい・苦しい・痛い・不愉快だ・辛い

となる．順番の間違いや誉められたことなどほんの些細なことで私たちは⊕や⊖の心理変化を起こして生活しているが，⊖になった心も少し工夫をすると⊕に変えることは可能となる．相手の心を⊖に心理変化させないように配慮すること，⊕に心理変化させることが思いやりとされる．

<u>相手を⊕の心理に変化させるための5つのポイント</u>
　a）挨拶
　　相手より先に
　　相手の目を見て
　　時と場所，相手の年齢・立場に合わせて（おじいちゃんなどとは決して呼ばないこと）
　　大きな声で明るく
　　（続けて）相手に自分が注意を払っていることを示す一言を

　b）表情
　　親しみを感じさせる表情であることが望ましい
　　向かい合った相手に警戒感・不快感を抱いていると，自分の表情，特に瞳に微笑みがみられない⇒相手の⊖のイメージ（「うるさそうなおばさん」などという感情）を持ってはいけない．相手に⊕のイメージあるいは同情を持つことが必要．
　　温かい笑顔を持つことが相手の心理を⊕に変えさせるために有効（ただし，相手が怒っているときに不用意に笑顔で応対すると「馬鹿にしているのか」と怒りが一層増すこともあるので注意を）

　c）身だしなみ
　　清潔感のあることが最低条件．
　　　不精ひげ，のびすぎた髪，寝癖，伸びすぎた爪，

白衣・ワイシャツのしみ，ノーネクタイ，よれよれのズボン，ジーンズ，サンダル履き，
などは避ける．

d) 言葉遣い

jargonを避ける（医学用語や略語は患者さんにはわかりにくい）
否定文はできるだけ避けて代案を示す．
　× すぐにはできません→1週間後ならできます
命令文を依頼文に変える．
　× ○○に行ってください→○○に行っていただけますか

e) 態度

態度とは心構えが外面（姿勢・動作など）に表れたもの．
逆に「人間の心は行動を調節することで自然に調節される」ともいわれる．
熱意と誠意をもってあたることが肝要．

患者によくみられる心理と対応

体調がすぐれないときは特に他の人のことを考慮することができにくいので「わがまな」主張をする患者さんがいる．相手本位の「思いやり」を働かせると同時に他の患者さんの状態にも気配りを忘れないことが必要．割り込みなど理不尽な患者さんからの要求に対しては「お待ちいただけますか」と断った上で順番が来たときに「お待たせしました」などという機転をきかすことも有効．

救急患者の処置などで診療に遅れがでたときなどに「遅くなってごめんなさい」などの一言が患者さんの ⊖ の心理を ⊕ の方向に向けることができる．患者さんの ⊖ の心理から逆転移を起こさないように気をつけること．

```
┌─────────《不快感情を持つ人への対応》─────────┐
│                                                    │
│  ①  冷静に誠意をもって聞く                         │
│  ②  途中で弁解せず最後まで聞く                     │
│  ③  場所を変える                                   │
│  ④  人を変える（責任者に代ってもらう）             │
│  ⑤  正当な説明や釈明は最後に簡潔にする             │
│                                                    │
└────────────────────────────────────────────────────┘
```

【参考文献】
JALアカデミー株式会社編・著『新版JALスチュワーデスのいきいきマナー講座』
（日本能率協会マネジメントセンター）

Ⅲ部
看護留学を実現するために

なぜ，アメリカ留学は人気があるのか

山村真佐枝

Nippon Medical Clinic (Los Angeles)
JANAMEF Fellow 1994

　ここ数年，日本においても，4年制看護大学，社会人入学・編入学制度を持つ大学，修士課程・博士課程を持つ大学院が増え，多くの看護者，あるいは看護者になることを希望する人々にとって，学びやすい環境に変わりつつあります．また現在アメリカでは，インターネットを用いて遠隔地教育をする看護学部もあり，日本にいながらにしてアメリカの看護教育を受けることが可能になりつつあります．そんな状況の中で，なぜアメリカ留学は依然人気があるのでしょうか．

　アメリカ看護留学の実態を知るためには，今回の4人の方々の貴重な体験談が非常に役立つことと思います．今回は，アメリカの学部に編入をした方，アメリカの臨床で働いている方，大学院の修士課程，博士課程に留学した方，臨床留学をした方，そして留学後日本で就職している方々が体験を寄せてくださいました．さらにまた，「解説」では，国別に留学までの方法がわかりやすく述べられており，「留学体験者，未体験者に対してのアンケート調査」では，基礎的な留学の実態が明らかにされています．

　私事になりますが，私自身，アメリカに，そしてアメリカの看護に魅せられた一人といえるでしょう．JANAMEFの助成を受け，1994年にアメリカの大学院，修士課程に留学し，その後仕事を含めてアメリカに5年間滞在しました．その間，他の方々が言われているように，もちろん英語には苦労しました．しかし悪戦苦闘をしながらも何とかなるものです．人と人とのコミュニケーションとは，言葉ばかりに頼っているものではありません．伝えたいという強い思いがあれば，不思議と伝わるも

ののようです．私の知っている限り，アメリカに看護留学にやって来て途中で投げ出して帰った人は1人もいません．もしも看護をアメリカで学びたいと思っている方，アメリカ留学の動機が明確な方なら，英語力は必ず後からついてくると，周囲の友人たちを見ていて私は思います．

　金銭面については，幸運にもJANAMEF以外からも2年間奨学金をいただくことができ，またその後はキャンパス内で仕事を始めたため，大幅に月謝が免除になりました．ただ現実にお金がかかることは事実でしょう．準備していた日本円がレートの変動のために，価値が下がってしまうことも起こりえます．しかし，もしも積極的に情報を得ていけば，このJANAMEFをはじめとして色々な奨学金の機会はあると思います．

　アメリカ滞在5年後，ビザの関係で余儀なく帰国することになり，日本の看護大学において2年間助手をしました．そして今年の7月，就労を通してグリーンカードを取得し，アメリカ，ロサンゼルスに戻ってきました．「なぜまた？」というのが私自身を含めて多くの方から聞かれた質問でした．『アメリカという異文化の中で，英語を用いて，様々な背景を持つ患者さん，スタッフと共に働く』，このどれをとっても，私にとってはワクワクしてくるものなのです．確かに看護の専門性が高い，効率性が優れている，医療・看護が進んでいる，ということはあるかもしれません．しかし逆に，日本のようなきめの細かいサービスは望めませんし，医療は保険会社によってがんじがらめになり，日本のような自由さも望めません．

　また看護職の待遇にしても，時給制のところが多く，重症度が低ければ仕事をキャンセルされ，収入が減るということもここアメリカでは起こるわけで，一概にアメリカの看護をとりまく状況がすべて良いとは言い切れません．しかしながら，「なぜまたアメリカに？」というこの質問には，きっと留学を体験した人にしかわからない回答があるのだと私は思っています．今回の体験談の中にも出てくるように，いくら言葉を並べてみてもうまく表現し尽くせない『何かすごい魅力』があると思うの

です．

　現在は，アメリカにいながら，何か日本にも貢献できるものを，という思いから，主に在米日系人を対象としたクリニックでRNとしてプライマリ・ケアに従事しています．内科，外科，小児科，皮膚科，婦人科，泌尿器科，耳鼻科，眼科，消化器科，整形外科，カウンセリングと幅広い専門を扱い，日本語を話す院長以外は，英語を話す専門医たちが診察に訪れてくれており，私の専門の精神科看護から少し離れて，現在は毎日刺激的な日々を送っています．

　十人十色と言われるように，それぞれの人の留学体験，感じ方はそれぞれ異なります．しかし異なりながらも，本パートの新鮮な体験談が，これから留学を考えている一人でも多くの方の参考になることを願っています．何事も成功の秘訣は，十分な情報収集からと言われるように，ぜひ皆さん，できるだけ多くの情報を集めてみてください．そのためにそれぞれの体験談の文末には，留学先，研修先の連絡先が記されています．
　この財団から助成を受けた看護留学者の数はまだまだわずかではありますが，ぜひ留学を考えている皆さん，財団の助成制度にも挑戦してみてください．そしてこの財団から助成を受けた方々を通して，看護留学体験者の横のつながりを広げていかれることを楽しみにしております．

Chapter 1
アメリカ看護留学と就職事情

Hematology/Oncology Unit, Doernbecher Children's Hospital, Oregon Health & Sciences University

桑原直子 (RN/BSN)

January 1996–June 1997
Lane Community College (pre–requirement)
August 1997–June 1999
Oregon Health & Science University School of Nursing (OHSU SoN)

●要旨

　日本の看護学校（国立療養所刀根山病院附属）を卒業後，国立小児病院に勤務．以前から憧れていた留学をするための英語力，貯金と年齢のバランスをみて退職．

　アメリカの看護を学ぶためOregon Health & Sciences University School of Nursing（OHSU SoN）に入学，Registered Nurse（RN）免許を取得し，卒業後Bachelor of Science in Nursing（BSN）を取得，その後同大学病院に就職しH1-Bビザを取得，現在に至る．日本でも経験した小児血液／腫瘍科，骨髄移植の病棟でスタッフナースとして勤務する．

　日本の看護とアメリカの看護の両方を知る者として，看護学部を訪れる日本からの研修の学生や教授等が来られた際は，通訳や案内係としてのお手伝いをすることもある．個人的ではあるが現在に至るまでの経過をまとめている．

●看護学部入学までの道

　日本人がアメリカの看護学部に入るにはいくつかの方法があり，大学ごとに条件が異なると思われるので，各学校のアドバイザーに相談して

理系基礎科目	文系基礎科目	社会基礎科目	その他
解剖生理学（12） 微生物学（4） 化学，生物学（12） 代数（3） 統計学（3） 栄養学（3）	文学（3） 英語，作文（9） コミュニケーション（6） 選択科目（12）	心理学（3） 社会学（3） 発達心理学（3） 文化人類学（3） 選択科目（3）	選択科目（9）

＊合計91科目
＊その他のコンピュータのスキルも必要なので，選択科目として取っておくとよい．
＊看護学に関係のある科目や，ナースの仕事に有利になるような選択科目（外国語，手話，経済学等）を選ぶとよい．

いただくことが確実と思う．

OHSUの場合，BSNのクラスに入学するためにはアメリカ内の大学または短大で基礎科目の必須単位を修了しなければならない．ほとんどの学生は約2年から2年半を他の大学で過ごしているようだ．私は学費も安いcommunity collegeに日本の看護学校の単位を移行し，不足しているクラスもcommunity collegeで取った．その他OHSUではRN/BSNコースとよばれるオレゴン州ですでにRNのライセンスを持つナースがBSN Degreeを取るためのプログラムもある．

話が少しそれるが，英語の勉強は日本の英会話学校で勉強し，渡米後University of Oregon附属の英語学校に3ヵ月行きTOEFL受験後すぐにcommunity collegeに編入した．英語学校が短期間で修了できたのは時間とお金の節約になった．日本での英語の勉強は留学準備の大切なステップといえる．

Community college在学中はクラスはもちろん，その他留学生のサポートオフィスのバイトなどで英語力の向上を心掛けた．英語は日々学んでゆくものであるので，今英語力がないからと，あきらめないで欲しい．

OHSUのSoNはOregon内にPortland, Ashland, Klamath Falls, La Grandeにキャンパスがある．その中でも一番高いGPA（成績）を要求されるのがPortlandキャンパスのようだ．私も「せっかくアメリカの看護を学ぶのだから，大学病院があり，優れた教授方がおられる学校で」とPortlandキャンパスを選んだ．

それでも願書提出前は，外国人だしそんな競争率の高い学校になんか受からないだろうと思っていたが，クラスメートから，「あなたは違う文化も知ってるし，日本語とのバイリンガルだから有利ね」と言われ，そういう見方もあるのかと励まされた．彼女の予想は見事に当たり，私はOHSU SoN Portlandキャンパスに受かった．

この合格はその後も「入学させてくれたんだから，見込みがあるんだ！　絶対卒業できるはず！」と，自信とpositive thinkingにつながった．クラスメートの何気ない一言に私はとても感謝している．

日本とのレベルの差を実感

看護学部はどこの学校でも5年間かかるプログラムを4年間に凝縮している．そのため，勉強はアメリカ人学生たちにとっても大変なようだった．クラスには年齢も生活環境もバックグラウンドも全く異なる80人がいた．

アメリカ全体を見ても看護教育を修了する平均年齢は，Baccalaureate Degree卒業で27.5歳，Associate Degree卒業では33.2歳である．コンピューターフログラマーを辞めてきたという40代後半の学生もいた．子供がいる学生が半分はいたと思う．80人中男子生徒8名．アメリカでは50％の医学生が女性といわれているが，看護はまだまだ女性社会である．

BSNプログラムの内容は以下のようだった．

Junior Yearは詰め込みの連続だった．毎日ひたすら本を読み，ノートをまとめ勉強した．薬理学と病理学は特に日本とのレベルの違いを実感した．だからこそ，看護学で疾患を学ぶ時により深い理解ができるのだ．そしてその知識は実際の患者アセスメントにも毎日確実に生かされている．

実習では多くのリサーチを読むことが要求された．科学的バックアップのない意見は却下される．証拠をだせ！と言わんばかりだ．しかも新しいリサーチ結果でないといけない．医学，看護学，生化学等の分野に

Term（学期）	Junior Year（4学期制単位数）	Senior Year
Summer term	ヘルスアセスメント（5） デシジョンメイキング（3）	選択実習（7）
Fall term	基礎看護学（2） 基礎看護実習（5） 薬理学（3） 病理学（3）	リサーチ（3） 地域看護学（4） 地域看護学実習（6）
Winter term	成人看護学（4） 成人看護学実習（7） 老人看護学（3）	精神科看護学（4） 精神科看護学実習（6） リーダーシップ＆マネジメント（3）
Spring term	家族看護学（小児，母性）（3） 家族看護学実習（5） 倫理法律（3）	最終選択実習（9） 選択科目（1） 看護政策（3）

おいて充実した大学の図書館のお世話になった．看護のリサーチの豊富さもアメリカならではだろう．

看護実習は隠れた就職活動

　Senior Yearは少しのびのびしていた．各々の学生が希望した実習を楽しんでこなしていた．テストよりプロジェクト類が増えたのもSenior Yearに入ってからだった．

　実習は多くの場合グループにひとりの指導教授が付き，毎日の指導は病棟またはその他実習場所のナースが行う．プリセプター（指導者）と呼ばれる受け持ちナースのスケジュールに合わせて実習する場合とその日の患者の受け持ちナースに指導してもらう場合とがある．小学校などに実習に行くと，指導してくれるナースがいないこともあった．

　実習では教授と相談して，自分の興味のあることをさせてもらえることも多くある．例えばCNSやsocial workerを半日フォローする学生もいた．学生自身が実習を自分のやりたい看護に生かしていくことができる．ほとんどの教授が学生のindividualityを尊重してくれていたように思う．もちろんそうしないと学生たちは理解のない教授だと上層部に不満をぶ

つけに行くので，教授たちは嫌でもフレキシブルになるのだろう．
　実習は単位が大きいので最終的な成績に大きく影響する．実習期間中と終了後に教授と個人面談をし自分の成績を話し合う．そこで自分をしっかりアピールできないと，低めの成績がつけられてしまう．いかにもアメリカらしいシステムだ．
　実習の隠れたもうひとつの目的は就職活動だ．多くの学生が自分の興味のあるフィールドでの実習を希望する．そしてその実習先を気に入れば，就職活動の時に自分は新卒ではあるがこの病棟のことは少しわかっているとアピールできる．私も実習先に就職したひとりである．

アメリカのナース不足事情

　就職活動については，最近大きな動きがあった．今まで新卒ナースにとって希望する場所に就職することはほとんど不可能といわれていたが，去年からのアメリカの全国的なナース不足にともない，就職先には不自由しない状態だ．給料もドンドン上がっている．
　このナース不足には80年代の新しい医療保険制度の採用によるナース減らしや減収，それによる職場環境の悪化に伴うナース離れと現役ナースの高齢化が原因と言われている．州ごとの調査によるとSouth Dakoda州では人口10万人に1228人のナースが確保できている．一方，ナース不足の深刻なNevada州ではその半分以下の520人のナースしかいない．Calfornia州も544人と深刻な状態である．

●アメリカの病院で働くために

　就職は意外にも簡単に決まった．教授に就職活動の相談を持ち掛けると 小児血液腫瘍科が新卒のインターンシップを募集していると言われ，応募し面接まで漕ぎ着けた．面接後クリニカルマネージャーから連絡があり，採用が決まった．あの電話は忘れられない思い出となった．自分の一番働きたい場所で働けることになったのだ．

外国人が合法的に働くにはビザが必要である．卒業直後は学生ビザの延長のトレーニングとして働いた．9ヵ月のトレーニングビザが切れる前にH1-Bビザが必要となった．ラッキーなことはあるもので，マネージャーに相談するともうすぐ小児血液腫瘍科ナースの募集要項にBSNを必須条件として加えると予定だというのだ．ナースの職で学士号を条件とする場所はとても少ない．ビザは専門職に対してのみ発行されるものなので専門学校や短大卒でも採用される職種では取得は難しい．半年後＄1250程の弁護士代はかかったものの，H1-Bビザがとれた．

9週間にわたるオリエンテーション

病院では全体と病棟ごとの長いオリエンテーションが行われた．コンピュータシステムから規則に至るまでのクラスがあった．5年の経験を持つナースが私のプリセプター（指導者）となった．6週間彼女と研修した．一対一の研修がひとりのプリセプターとできるので自分のペースで学んでいけた．他のナースたちも色々な処置がある度に新人に譲ってくれたりした．

6週間後も重症度の高さと忙しさには慣れなかった．受け持つのは3，4人の患者なのに昼休みもとれない日が続いた．それでもプリセプターは誉めて励まし続けてくれた．マネージャーはプリセプターと新人ナースの相性も考えているらしい．オリエンテーションの内容は細かく決まっていた．1週間ごとに目標を立てて，評価をしていった．その後，夜勤のオリエンテーションを3週間もうひとりのプリセプターと行った．

チャージナースとは

現在は12時間勤務の夜勤をしている．1年目は緊張の連続でチャージナースをはじめとする先輩たちに助けられることも多かったが，今はチャージナースもするようになった．しかし，化学療法をはじめ骨髄移植の看護は学ぶことも多く，まだまだチャレンジの日々である．

私の勤める病棟の特徴として患者の病状の複雑さと重症さがある．大

学病院なので他では治療やケアができないという患者も多い．ナースも高い専門知識と技術を要求される．大学教育で基礎は十分に学んだが，それ以上のレベルは病院の研修と自分自身で養っていくことになる．今までに化学療法，骨髄移植，救急看護，ペインマネジメント，プリセプター養成，その他医療器機についてのクラスを受けた．仕事にも余裕が持て，何が必要な知識であるかわかってきた今は以前よりも積極的に病院内外の研修に参加している．

　チャージナースについて説明しておくと，チャージナースはそれぞれのシフトの責任者でありスタッフの受け持ちや部屋割りなどをする．それ以外にも忙しいスタッフがいれば他のスタッフに仕事を割り振ったり，手伝ったり，アドバイスを与えたりする．病棟全体の責任者として患者やその家族からの苦情も受け止める．知識と経験，そしてリーダーシップが問われるポジションである．リーダーシップに欠ける私には良い経験になっている．

　夜勤と日勤の一番の違いはナースが自分で判断しなければならないことだと思う．基本的に午後5時以降はインターンとレジデントしか院内にはいない．当直のインターンに連絡するべきか，またはインターンが決断できない内容の時にどうするか，などナースの腕にかかっている．

　検査結果も異常があれば知らせるとなると，正常か異常かが判断できなければならない．新卒のインターンの入ってくる夏にはナースのアドバイスでオーダーを書くインターンも多い．これは非常に良いcritical thinkingの訓練になる．私が今の仕事で一番楽しめる部分でもある．

　夜勤ナースにとってチームワークは欠かせない．お互いにアドバイスをしあったり，自分が忙しくなければ手伝う．嫌なことがあっても励ましあえる関係だ．そんな職場の環境に私は非常に満足している．

【留学先の情報】

Oregon Health & Science University, School of Nursing

3181 S. W. Sam Jackson Park Road Portland, OR 97201–3098

Tel: +1–503–494–7725

Fax: +1–503–494–4350

e-mail ● proginfo@ohsu.edu/son

URL ● http://www.ohsu.edu

RN licenseに関する質問

Oregon State Board of Nursing

800 N. E. Oregon St. STE 465 Portland, OR 97232–2162

Tel: +1–503–731–4745

* * *

　今後もっと看護を学びたい！またはアメリカをはじめとする海外でナースになりたい！という方々，少し時間はかかりますがそれなりに得るものも多いです．私はまだ将来どこでどんな看護をしていくか考えている最中ですが，こうやって色々な選択肢に悩めるのもアメリカで大学を卒業し，働いているおかげだと思っています．

　私の経験がどなたかのお役に立てることを願っています．

Chapter 2

臨床留学の実際
カナダ・アメリカの留学体験から

伊達赤十字看護専門学校外来講師 **東山由実**

JANAMEF Fellow1990
April1990–June1990
Montreal General Hospital

April1990–June1990
Montreal Children's Hospital

April1990–June1990
Royal Victoria Hospital

September 1990–December 1990
Boston Children's Hospital

January 1991–March 1991
Pittsburgh Children's Hospital

● 要旨

　カナダ・アメリカの臨床留学では，時代や国境を越えた看護の共通性と，それぞれの文化に根付く特色を再確認できた．さらに異文化での体験は，人間としての成長を助長し，新しい分野への可能性を拡げてくれた．

　21世紀に入りますます進むグローバリズムは，健康概念やケア観の多様性を生むだろう．そのニーズに応えるためにも，是非他国の文化やそこに根付く看護に目を向けてほしい．

●臨床留学を決意した理由

　留学に先立って何より大切なのは動機づけである．私が留学した頃に比べ円高により渡航費も安くなったうえ留学ブームも手伝って企業の企画する留学ツアーも多くなった．看護留学に限らず，語学留学などで海外にでる人の数は年々増加の一途である．

　手段はさておき，限られた留学期間と資金を有効に活かすか否かはモチベーションの有無にかかわる．いつ，どこで，どんなふうにという5W1Hに従って目的をはっきりさせることから始まる．私の場合は，臨床経験の中でその目標が生まれた．当時勤務していた国立小児病院では子どもたちに詳しい病気説明をしていなかったため，小児がんや免疫不全の子どもたちは事実を知らないまま規制の多い入院生活を送っていた．そんな姿や不幸にして亡くなっていく子どもたちに，私はナースとしての限界や虚無感を募らせていった．

　そんな折ある医師が視察先のアメリカから持ち返った1冊の患者・家族向けのテキストが光明となった．そこには患者さんへの病名開示はもちろん，疾患の説明，治療の内容や副作用，日常生活上の諸注意までが事細かに書かれていた．本を読み進めるうちに，「自分の探しているものがここにある．これを学びに行こう！」という強い決意が生まれていた．

　留学に際しては，経済力や語学力をまず心配される方が多いが，多少乱暴な言い方をすれば「強い気持ちがあれば物事はついてくる」というのが私の持論である．熱意は時にその人の秘められた能力を引き出すこともある．後に触れる語学の習得も然り，また一部助成を受ける財団に巡り会えたのも，また留学そのものが予想以上の成果をもって成功裡に終えられたのも「熱意」あってこそと自負している．

Stolen Englishの実践

　留学にはダイレクトに大学や大学院に編入学する方法と臨床留学の2

> 【留学先病院と主な研修内容①】
> **モントリオール**
> ■Montreal General Hospital
> 1650 Ceder Anenue Montrel Quebec H3G 1A4
> Tel: +1-514-937-6011
> 腫瘍科外来　腫瘍科病棟　BMT　院内研修会（CPR，危機管理）
> ■Montreal Children's Hospital
> 2300 Tupper Montrel Quebec H3H 1P3
> Tel: +1-514-934-4400
> 腫瘍科外来　腫瘍科病棟　BMT
> ■Royal Victoria Hosoital
> Palliative Care Unit（カナダにおける緩和ケア病棟のモデル病院）

つがある．前者では英語能力としてはTOEFL（Test of English as a Foreign Language）で500-550点が要求され，一般学力では日本での成績をGPA（Grade Point Average）に換算し一定の基準を超えなくてはならない．また大学によってはさらに入学適正テストを課しているところもある．

　留学先を大学にするか，臨床にするかは，学びたい目的や分野によって個々の目的にあったものを選ぶことを勧める．臨床留学の場合は後述するように個別のアプライが基本となる．いずれにしても「コミュニケーションのための会話」と「医学英語」の習得は言うに及ばない．

　学校英語の成績は自慢できたものでなく，むしろ「英語アレルギー」すら感じていた私は，語学学校に通わず独学で学習した．基本はまず聴くことである．FENや映画，テレビの2ヵ国語放送や歌などあらゆる英語に注意をむけた．次に細かなまちがいを恐れずに話すこと．私は現場に行ったことを想定し，自己紹介や留学の目的などの自己アピールを繰り返し行った．友人や，機会があればネイティブスピーカーの前で恥ずかしがらずにプレゼンテーションしてみるのもいい．

私はカナダのConcordia UniversityでContinuing Educationという移民向けの成人教育講座を1クールとったが，英語を母国語としない多民族との交流には，コミュニケーシツールとしての英語が相互理解に欠かせないことも実感した．アメリカ・カナダでの日常生活でもテレビ・映画・友人同士のあらゆる会話に集中し，表現方法はもちろん相づちや表情など「会話の情景」をそのままインプットした．
　名付けて"Stolen English"である．英語に限らず言語とは単なる「記号」であって，その文化背景を知らずしては使いこなせないこともこの方法で悟った．言語と文化をセットで理解できたことは，臨床看護を学ぶうえで患者さんやスタッフとのコミュニケーションを円滑にした．

　医学英語は，ラテン語からの派生語を含め膨大な数にのぼる．それゆえ事前学習には十分な時間をかけたいが，全てを覚えるのは困難である．そこでいくつかポイントを紹介する．第一は覚える用語を専門分野中心にしぼること．次に日常業務の中でも英語に慣れておくことである．一例を挙げれば，申し送りは英語でメモする，看護用語はその都度英語に置き換えて覚える，薬剤も薬品名を英語で暗記する，外国からの訪問者があれば看護システムや病棟案内は積極的に行う……等々．
　しかしabbreviation（略語）だけは特殊な記述方法なので，現地の実際の場面で覚える方が良い．またアメリカのカルテは訴訟に備え，事実を詳細にドキュメントすることが多いので，読解にも慣れておきたい．ただし彼らの癖字には私も閉口したが……．

留学先の決定
　臨床留学を選択した私は，まず病院を探してアプライすることからはじめ，そうしてアメリカの医療に触れる前に日本との中間的なシステムであるカナダで研修することにした．アメリカでの研修は，留学を決意させたあのテキストの発行元である，テキサス州のMD Anderson Hospitalを考えたが，地域の不安定な治安から断念した．代わってアメリカで2

【留学先病院と主な研修内容②】
ボストン
■Boston Children's Hospital
300 Longwood Avenue Boston Mass. 02115
Tel: +1-517-735-6000
腫瘍看護：腫瘍科病棟　BMT-Unit
　　　　　Funeral metting（死亡した患児についてのチームミーティング）
　　　　　Family meeting（がん患児当事者の会/患者の家族の会）
　　　　　地域教育（患児の復学に際しての学校教育）
臓器移植看護（生体腎移植）：外科病棟　ICU

　番目に古い歴史を持つBoston Children's Hospital（BCH）を友人に勧められ，アプライした．また助成をいただいた日米医学医療交流財団は臓器移植医療の推進に力を入れていたので，最後はその中心であるピッツバーグへ行くことになった．

　プログラムの詳細は，担当者との手紙や面談を繰り返して行い，自分の目的にあったスケジュールを決めていく．ここでの自己アピールの程度如何によって，内容の充実度が決まる．

　カナダ留学のキーパーソンであったMontreal General Hospital: Nursing Education Depatment DirectorのMs. Peggy Sangstirは，私の熱意を十二分にくみ取ってくれた上で，三病院での研修をアレンジしてくれた．またBCHの病棟マネージャーはアグレッシブに働きかける私に，「今まで日本人ナースたちが何度か見学に来たことがある．しかし彼らはただ見ているだけで何も言わず，何も尋ねない．だから何をしにきたのかわからなかった．Yumiのような日本人は初めてなので驚いた」と賞賛してくれた．

　確かにパック旅行を好む日本人は，すべてがセットされ受け身でいる

ことに慣れているからやむを得ないかもしれないが，アメリカではそれは通用しない．様々な人種・価値観の中では，人の意見を聞くことと自分の考えを主張することは同等に必要なことであり，そこで初めて相互理解が生まれる．日本で「出る杭」として打たれ続けていた私の性格が，ここでは一転して歓迎されるものになった．

●北米ナースの専門性・独自性 そしてその社会的な役割を学ぶ

　初めて触れた北米の医療・カナダでは，患者さんと医療スタッフのオープンな関係，そしてベッドサイドケアを越えたナースの役割の大きさを知ることができた．

　病名開示はもちろん，各治療とリスクの説明，そのうえでの自己決定，つまり本来のインフォームド・コンセントがどの患者さんにもスタンダードに行われていた．当時の日本で病名開示を反対する声の1つに，欧米では宗教的な素地があるから，というものがあった．果たしてそうなのか？　以前から感じていたその疑問を解決してくれたのは，Montreal General Hospitalで出会った患者さんだった．

　私ははじめ，悪性リンパ腫のその男性とがんそのものについて語り合うことができなかった．日本の医療現場ではタブー視されていたことが現実になったとき，私はナースである前に人間として大きく戸惑ったからである．プリセプターに相談すると「その戸惑いを率直に患者さんに伝えてみては？」とのアドバイスを受けた．

　そのような経過を経て患者さんと対話できたときに返ってきた答えは，「私は敬虔なカソリックだけれど，神が病気を治してくれるわけではない．お迎えが来たらそれまでってことよ」という意外にも「日本的な」ものだった．カナダ東部には特にラテン系や東洋系の移民が多い．宗教も個人の価値観も様々な多民族国家において，1つのコンセンサスを得ることは難しい．病名開示はむしろ人権尊重の立場から行われているのだと

【留学先病院と主な研修内容③】

ピッツバーグ

■Pittsburgh Children's Hospital

3705 Fifth Avenue at Pesoto Street Pittsburgh PA. 15213–2583

腫瘍学看護：幼児病棟（がん，エイズ）腫瘍科外来（CNS/NPの役割）
　　　　　腫瘍学看護講座・化学療法看護講座受講（NCI・Pittsburgh大学主催）

臓器移植看護（脳死臓器移植）
　　　：ドナー・レシピエントの手術
　　　ICU～臓器移植病棟
　　　フォローアップ外来（コーディネーターとしてのナースの役割）

感じた．

　ナースの役割として期待されているのは，患者さんの社会生活に重点を置いたセルフケアの推進である．従ってベッドサイドケアにとどまらず，外来での抗がん剤投与をはじめとして，社会との調整，例えば患者さんができるだけ有意義な学校生活を送れるようにスクールナース（養護教諭）と連携するなど，トータルケアのコーディネーターを担っている．

白衣の天使ではないヘルスマネージャーのプロ

　アメリカではカナダでの経験をもとに，2つの大きな収穫を得た．

　第一は1986年，WHOで採択されたヘルスプロモーションが実践されていることで，様々な角度からナースの専門性・独自性を学ぶことができたことである．とりわけナースの卒後継続教育への参加で臨床経験を理論で裏打ちしながら学べたことや，出会ったナースたちの厚意によって特異な場面（地域社会への疾患教育，ホスピスでの看取り，ファミリ

ーサポートミーティング，グリーフワークミーティング，セルフケアミーティングなどへの参加など）に積極的に関わらせてもらえたことで多くの示唆を与えられた．

　第二は生命倫理について思惟できたことである．PCUでの荘厳な看取りでは，人間の最期のあり方を考えさせられ，臓器移植の現場でドナー・レシピエント双方の手術に立ち会えたことで，日本人としての死生観を振り返るきっかけにもなった．これらの体験はその後，宗教・哲学・文化人類学など人間探求の学問を学ぶ動機づけになった．

　留学が進むにつれ，医療や看護のシステムが，その国の文化・社会・歴史と密接な関わりを持っていることにも気づいた．それからは社会の中での医療のあり方にも関心が向くようになった．北米社会の中でナースがどんな役割を担うかは，看護観に反映されて，教育プログラムもそれに基づいて提供されている．

　例えばアメリカ社会は，ナースを「白衣の天使」とは見なさない．人間としても成熟した「ヘルスマネージャーのプロ」として期待しているのだ．そのため様々な方法でのステップアップ・プログラム（働きながらの編入学や専門家の養成，臨床での格付けなど）が用意されているし，年齢や育児など日本では就職のリスクになりそうな条件をむしろ「人生のキャリア」として積極的に評価・採用しており，幅広いキャリアや年齢層のナースが活躍しているのである．

●臨床リサーチナースとしての試み

　ナースとしての留学経験を直接仕事に活かすには，既存の医療施設だけでなく新しい分野の開拓にもチャレンジしてはどうだろうか．

企業人として
　帰国後の私は，ナースに新しい役割を求めるような病院を探したが，小児専門病院は数が少ないうえ現場第一主義で，ナースは即戦力と見る

看護業界に臨床リサーチナースを持つ考えはなかった．そんな折，日米医学医療交流財団からあるオファーを受けた．三井不動産株式会社での新規事業への参入，具体的には有料老人ホームの企画と幹部としての運営である．

当初，福祉への企業の介入や対象が高齢者ということに戸惑った．しかしサービス化によって医療・看護全体の質の向上を図るという試みや，「ナース＝病院」という社会の既成概念を打破し，ナースの新しい可能性を開拓したいという会社側の理念に共感し就職を決めた．実際アメリカの企業と提携して事業が展開され，医療や看護を経営・経済性やサービスという切り口で捉えることになった．

また，ここでの経験は，そこでの社会の特殊性・閉鎖性故に「医療人」が一般社会人としての資質に欠けがちだということも気づかせてくれた．

研究員として

企業で新しい分野を開拓する一方，小児看護に関わっていたいという気持ちはもち続けていた．そんな想いに理解を示してくれたのが，国立小児病院血液腫瘍科医長の恒松由記子医師だった．前々から，チーム医療へのナースの積極的介入を考えていた恒松医師は，無給研究員という形ではあったものの看護職としては初めて正式な研究者として私を迎えてくれたのである．

私がアメリカのナースの役割でもっとも興味深かったのは，患者さんの社会生活のコーディネーションにあったので，それを主要テーマとしていくつかの研究をすることができた．具体的には，病名開示におけるナースのサポートのあり方，患者・家族・医療者三者の交流会の設立，患者さんの社会復帰に向けた地域看護者の連携モデルの提示，在宅ターミナルケアの問題点などである．

これら従来の看護研究とは違った，ボーダレスなフィールドでの研究は当初周囲の理解を得るのに苦労した．しかし患者さんを中心に各分野の相互協力には，少しずつコンセンサスが得られているように思う．

後進の指導者として

　転居に伴い企業は退職したが研究員は継続することができた．企業に在職中，小児看護講師として後進の指導に当たる機会を得たが，ここでは伊達赤十字看護専門学校外来講師をつとめている．

　斎藤麗子副学校長は，それまでのキャリアをすべて勘案したうえで，小児看護のほか生命倫理という新分野での教授も勧めてくれた．講義は，病名開示・サービスとしての医療・脳死と臓器移植・ホスピスケアなどの直接体験を基軸に展開し，倫理面からアプローチを行っている．これを機に「看護職から見た生命倫理」は私の新しいテーマになっている．

留学アドバイザーとして

　時代のニーズにあわせ，企業主催の留学プログラムも増えてきた．その1つである看護学生国際交流研究会企画のツアーアドバイザーとして，現地でのサポートや，留学相談をスポット的に行っている．そうした機会に感じるのは，参加者のフォーカスが年々絞られているということだ．

　ただ漫然と「見てみたい」から「○○看護について学びたい」という明確な目的を持つ学生が年々増えている．ジェネラリストからスペシャリストへの流れが根付き始めた証拠だろう．

　短大や専門学校からの編入学や，ワーキングホリデーを利用してカナダ，ニュージーランド，オーストラリアなどを見聞したあとに改めて看護留学をする人も増加している．留学先もアメリカだけでなく社会福祉の充実したオーストラリア，母子保健やホスピスケアではイギリスなど，それぞれの目的に応じて多様化している．

●異文化の中で自己を見つめる実感

　これまでの経験を表①～③（「留学先病院と主な研修内容」）に示した．一見脈絡がないように見える各経験は，私なりのテーマで紡がれており，それぞれが新たな可能性への出発点になっている．先に「積極的な自己

アピールを」と述べたが，それはサジェストされることすべてを無条件に受け入れることではない．自分のテーマを一徹に追究する頑なさの中に，時には違う視点に立てる柔軟性をバランスよく保つことが，真の積極性なのだと思う．

異文化接触は，私の内なる成長を促してくれた．看護を通して得たものはもちろん，留学の最中に起こった湾岸戦争，人種差別の現実から得た様々な想いなど，失敗も含めたあらゆる経験はかけがえのない宝であり糧である．これらはその後の人生や思考に大きく影響し続けている．

ある事象を客観的に，あるいはあえて逆の立場から考えるようになったのも，その現れの1つだろう．学問を学ぶだけでなく，異文化の中で自己を見つめる実感こそが留学体験の醍醐味かもしれない．私個人の拙い経験が，ナースたちの飛躍の後押しとなれば幸いである．

最後に留学中に出会った地球人のみなさん，そして生前はGod Fatherとして，今はGuardian Angelとして深い示唆を与え続けてくれる，故Mr. John F. McPolandに感謝を込めてこの文章を捧げる．

【参考文献】
1) 小児がん患者への「がん告知」「説明と同意」「患者教育」の実践活動経験（共著） 小児がん 1992
2) 白血病治療中のトータルケアのポイント―訪問保育・院内学級③学校と看護婦の連携― 小児看護 1997
3) 小児白血病の診断・治療とケア―病名説明後の本人，家族の変化― 小児看護 1997
4) ナースプラス1「カナダ・アメリカ 看護見て歩記」小学館 1993～1994
5) 小児看護叢書5「予後不良の子どもの看護／がんの子どもへの病気説明―truth tellingと看護― メヂカルフレンド社 2000

Chapter 3
ロチェスター大学看護大学大学院留学体験より

順子・ミルズ (PhD/RN)

September 1990–May 1992
Master's Program, University of Rochester, School of Nursing

September 1992–May 2000
PhD Program, University of Rochester, School of Nursing

● 要旨

聖路加看護大学卒業後，数年の日本での病院勤務を経て，1993年にMSをOncolory Nursingでニューヨーク州・ロチェスター大学看護大学より，2000年にPhDをホスピス患者の経験をもとにした論文でロチェスター大学より取得．以下にマスターレベルでの留学について，筆者の経験をもとに，将来の留学生に役立つと思われることについていくつか触れさせていただきます．

● 新しい知識，生活環境そして新しい自分……

私は1992年に米国のニューヨーク州にあるロチェスター大学看護大学*よりMSの学位をOncology Nursing専攻で取得し，2000年に，ホスピス患者の経験を現象学的に分析した研究をもとにした論文でロチェスター大学よりPhDの学位を取得しました．MS取得後ずいぶん年月がたちましたが以下にその経験を振り返ってみましたので，ここにご紹介したいと思います．

＊http://www.urmc.rochester.edu/son

　私は1986年に聖路加看護大学を卒業し，直ちに東京の聖路加国際病院で看護婦として働き始めました．そして学生時代から興味のあった癌患者や末期患者の看護に触れ，「もっと良い癌看護や末期医療が必要なのだ」と思うようになりました．働き始めてから3年後，退職し米国留学の準備を始めました．

　退職後は，様々な書類に目を通し，数々のテストを受け，幻を追うような1年でした．それでも「日本で学んだほうが良いのではないか」とか「自分にはできないのではないか」という疑問は消えず，万一に備えて私は聖路加看護大学の大学院も受験しました．そして同大学から合格通知を受け次第，どちらに転んでもいいようにと払い戻しのできない入学金まで払ったところで，ロチェスター大学からの入学許可の通知が届いたわけです．こうして私は1991年の8月3日に渡米しました．

　ロチェスター大学の看護大学を選んだ理由はいろいろありましたが，1つには同大学の癌センターが米国内で知られており，腫瘍看護が高く評価されていたことがあります．また，同大学は，Nurse Practitioner (NP) と Clinical Nurse Specialist (CNS) を養成するプログラム発祥の地としても知られ，由緒ある大学との印象を強く受けました．

　さらに，後になってわかったことではありますが，ロチェスターは治安の良い，自然にあふれた美しい都市で，この土地に根ざした活気のある大学で学べたことを今になって大変嬉しく思います．

カルチャーショック

　渡米後間もなく始まったMSの授業は質的にも量的にも想像以上にハードワークで，毎日が期末試験の前夜のような1年半でした．また私が渡米した当時はやっとパソコンが普及しはじめたばかりのときで，英語で文章を書いたり，統計学のデータを分析すること自体がたいへん骨の折れる経験でした．授業はすべてテープに録音し毎日復習と予習に追われ

ました．

　どう解釈していいのかわからない他の学生の態度，それまで経験したことのなかった個々の教授のユニークな教授スタイル，新しい知識，新しい医療システム，新しい生活習慣，文化，気候，そして新しい自分！フルタイムのスケジュールでまさに全回転の毎日でした．もちろん，パートタイムで1学期に12コースをとる，余裕のあるアプローチも可能であったわけですが，そのような戦略を考える余裕も当時の私にはなかったのです．

　「良い成績を取る必要はないのだ．とにかく卒業すればよいのだ」と，当時の私にとっては自分が定めた最低限のゴールにただひたすら遮二無二に突き進む毎日でした．そんな矢先，最後の学期末に父が亡くなりました．日本からの電話で母は，「お父さんのためにもがんばって予定通り卒業しなさい．葬式は出ないでいいから」と励ましてくれました．その母の言葉を胸に過ごした卒業前の追い込みの日々は，精神的にも身体的にも大変辛いものでした．

　しかし，今考えてみると，もし一時帰国して父の葬儀に出ていたら，おそらく卒業は遅れたであろうし，あるいは葬儀後，心身のストレスからプログラムに戻ることがかなり困難になった可能性もあったと思うのです．ですから，なりふりかまわず，とにかく卒業したのは，おそらく大切な意思決定であったと今になって感じます．

　もちろん，私の場合はマスター卒業後すぐに博士課程に入ったので，自分の選択の良し悪しを振り返るような余裕は今日まで全くありませんでした．博士課程を終えての今であるからこそ，少し余裕ができたと言えるかも知れません．

●MSは臨床で使える看護婦を養成するプログラム

　ここで将来留学を考えていらっしゃる読者の方々の役に立つのではないかと思うことに触れたいと思います．まず最初に，留学に必要なもの

として基本的な英語の能力があげられます．これは，単に英語がわかる（読める）ということもさることながら，対人関係に使える英語が非常に大切であるということです．

　これはどういうことかと言うと，人と話をするときに，その都度，適切な，米国人文化圏で受け入れられているcommunicationのマナーと，さらに専門職に携わる者としての倫理的な行動基準をもとに交流をはかるということです．

　これは単に表面的に会話が持てるということや会話の内容がわかるということではありません．一人の人間である自分に気づき，また文化の壁を通じて自分がどのようなメッセージを相手に伝えているかを敏感にモニターしながら，交流をはかれるということです．そのためには自分というもの，日本人以外の人から見た日本人の文化，世界の歴史における日本の地位などといったことに関しても，最小限度の認識が必要だと思います．また，専門職者として自分の信念が何なのかを明確に英語で表現できなければなりません．そういった意味では簡単に言うと留学英語の基本は，『まず自分をしっかり表現できる』ということになると思うのです．

　私はあまり社交的な性格ではありませんでしたが，渡米してから大学内外のさまざまな人たちとの出会いや付き合いをとおして学んでいるうちに少しずつ度胸と感受性が身につき，今ではほとんど失敗を恐れないようになりました．この度胸と感受性がMSレベルの学習体験に不可欠ではないかと私は思います．

　読者の方々はご存じかもしれませんが，看護学ではMSはpractical degree，PhDはacademic degreeといわれています．ということは，MSレベルでは，実際に「できる看護婦」を養成し，PhDレベルでは，「学術的に考える看護婦」を養成するとでも言えるでしょう．そしてこのMSレベルの目標を達成するうえでの最低限の課題がいわゆるcommunication skillであるわけです．

　患者のベッドの隣に座り，情報を集めながら病む人間としての患者の

経験を理解しようとする．あるいは，同僚の学生と互いに相手の立場を認め合いながら建設的な討論を重ね，自分の意見や知識を伝えていく．そのためには，英語を一種の道具のように駆使しつつも，相手の気持ちや会話の論理性などに敏感に反応し，自己分析ができる余裕が必要になってくると私は思うのです．この点でMSのレベルでは，日本語にはない『I（私）』の概念について深く考えてみる必要があるように思います．

　もちろん，私も初めからすべて順調に行ったわけではありません．渡米後しばらくは言いたいことも満足に表現できず，「なんでこんなに頭が悪いのだろう」という気持ちに悩まされ，きっとみんな私のことを「頭の悪い学生だ」と思っているだろうなどとも感じました．大学の教授や同級生に「心配するな」とか「あなたは優秀だ」などといわれても，"A"の評価を受けても，その意味さえ理解できなかったほどでした．

　しかし当時の私には，自分のそうした気持ちをどう言葉に表したらいいのか，あるいは，そのような日本人の目から見ると「個人的」な問題を果して他人に言うべきか，誰に言っていいのかさえわからなかったのです．もっとも，今になってみると，私のほうから教授なり大学なりに相談を持ちかけるべきだったのです．わからないこと，困ったことがあったときには一人で悩まずに，まず大学側にそうした自分の事情について知らせることです．米国ではこのような態度は，勉学に対する建設的なアプローチとして評価されるということを覚えておかれるとよいと思います．

実践的な実習プログラム

　お伝えしたい第二のポイントは，臨床実習の層の厚さです．私がロチェスター大学に入った当初は，いわゆるNPとCNSのプログラムがまだ過渡期の時分でした．ですから，受講していたプログラムの内容の一部が緊急に変更されたりすることもありました．しかし，何はともあれ，臨床の「できる看護婦」の養成とは，すなわち「卒業後すぐに機能できる看護婦」の養成のことであり，実習もこの方針に沿った非常に実践的な

ものでした.

　具体的にどのようなことをしたか，全て記述するのは不可能ですが，例えば，日本でいうと医師の白衣になりますが，とにかく白衣を着て，患者のもとへ行き聴診，打診，触診，その他を含めた身体検査を行い，チャートや，X-RayやEKGなどから病状の把握をし，時には病棟で働くRNへの指示をチャートに記入し，担当の医師と連絡を取り，問題のありそうな治療方針について話し合う．また，私は実習の一部として癌センターの外来で，MDやNPについて患者を診たり，CNSとして病棟の看護婦たちの問題解決の手助けをするといったこともありました．

　読者の方々はご存じかも知れませんが，米国では認可された看護大学のMS programを卒業した看護婦は，州が指定した資格試験に合格すると処方権が得られます．私の場合，この州試験は上級薬理学の期末試験と同時に行われ，ニューヨーク州での受験となりました．ちなみに，この試験に受かると自由勝手に処方ができるということではありません．NPの場合は，一緒に業務を行う医師との書面による契約にもとづき州への登録という手続きを経なければなりません．

　もちろん，私は実習中にこの模擬契約書も作成しました．これも卒後直ちに実践可能な看護婦養成のため必要なことは全て教育するという方針にのっとったものです．CNSとして就職する場合は，臨床実践先の診療機関と契約を交わす形になります．つまり，就職準備の段階で，この処方権に関する手続きをすることになります．なお，CNSやNPが処方できる薬物の種類はいわゆる麻薬物質を除く薬物とされています．

米国の看護学の基本を確認するためのNS資格受験の意味

　留学を考えていらっしゃる方にお伝えしたい第三のポイントは，米国の看護大学のMS programへの入学に備えて州のRNの試験（National Council Licensure Examination for Registered Nurses：略称NCLEX-RN）を受けることの大切さです．私の場合，米国のRNの資格は入学時には要求されませんでした．

考えてみるともっともなことですが，MSを目指す学生は，そのほとんどが少なくとも数年のRNの経験を持った人が大半であり，私の同級生には医療機関で管理職レベルの仕事についていた人も少なくありませんでした．ですから，きっと当時のロチェスター大学のほうでもRNの資格のない学生が入学してくるなどとは予想していなかったのではないかと思います．

　幸いRNの資格を持っていなかったことは，私の大学院生活にはあまり影響しませんでした．ただ，最終学期の臨床実習中，ロチェスター大学の医科大学と看護大学の実習病院であるストロング記念病院とこれに隣接する癌センターで，私がRNの資格を持っていないことに気がつき，私の実習が半日停止されたことがありました．

　結局，私の臨床実習監督をしていた教授たちと看護大学が私の実習を特別に保証するということで，病院と癌センターから実習継続の許可を得ました．現在はおそらく米国内の多くの看護大学ではMS入学時にRNの資格を持っていることを義務づける方針を取っているところが多いと思いますが，それも各州，各大学により，またそのときどきの移民法その他の法律により変わると思いますので，MSレベルで留学を希望される方は，あらかじめ十分調査されるとよいと思います．

　MS program卒業後，私は博士課程入学の前にニューヨーク州のRNの試験を『一応』という感覚で受けました．私は，MS取得後RNの資格試験に不合格になっては恥ずかしいという思いと，基本的な看護教育を米国で受けていなかったことからくる不安から，念のため受験準備の集中講習に参加しました．

　この講習は，費用を払えば誰もが参加できるもので，米国内のどの州でも州試験前にいろいろな業者が提供するものです．ですからこれは，RN試験用の短期おさらい塾とでも言うことができると思います．この講習のおかげで，私は日本で学んだ看護と多少角度の違った米国の看護学の基本を手短に復習できたうえに，RNの州試験の概要を体験でき，大変有意義でした．

試験それ自体は，日本の正看護婦の国家試験に比べるとはるかに実践を中心に考慮されたものではありましたが，あまり難しいという印象はありませんでした．よくよく考えてみると，このRNの試験をMSに入学する前に受けていれば，看護学の基本的な単語や概念をおさらいすることができたわけで，単に資格のあるなしにかかわらず，大学院での学習の助けになったのではないかと思うわけです．また，ある意味では，この試験が一定の英語の能力と看護の知識の目安にもなるわけですから，将来MSレベルでの留学を考えていらっしゃる方々は，是非RN試験や，そのための「問題集」を将来への窓口として活用されるとよいと思います．

　RNの試験準備のための書籍は日本でも簡単に入手することができるはずです．ただ，受験資格や試験に関する詳細は州によって異なるので，受験願書などの書類を早めに各州より取り寄せることをお勧めします．

●働きながら学ぶために

　現在の米国内の深刻な看護婦不足の状況からみて，RNの資格を持っていることで，いわゆるGreen Cardなどの労働許可証の取得に関しての条件が緩和される傾向が見られます．そうすれば，RNとして実際の看護の経験を積みながら，学費を稼ぎ，単位を少しずつ取ることも可能になってくると思います．

　他方で，Green Cardなどのない留学生に対する法律は年を追って厳しくなっており，渡米してから適当にアルバイトをしながら学費を稼げばよい，という考えをお持ちの方は，今一度そのようなことが可能か，大学のほうで労働許可証を持たない学生に特別にアルバイトの仕事を提供してくれるのか，あるいは保証してくれるのか，またその際収入額限度があるのか，その州のRNを持っている場合にはGreen Cardやそれに相当する労働許可証が取得できるのか，手続きにどれくらいの時間がかかるのか，Green Cardを申請する場合はだれか保証人になってくれる人がい

るのか，などといった具体的な事項をあらかじめ調査しておくことが大切だと思います．

また，米国にはそれこそ無限と思えるような，学術活動を支える助成金や奨学金を提供する個人や団体が多々あり，定められた申請書を提出して審査に合格すると数万円から時には数年の学費を全て賄えるほどの助成金を得ることができます．しかも大半の助成金は日本育英会の助成金などと違って返済の義務がありません．

しかし，これも大半は国民権による規定が存在し，米国民でない留学生には狭き門と言えるかもしれません．そのうえ時に数ページ以上の申請書の作成には時間とある程度の知識が必要とされ，そうした点で余裕のない留学生には，あまり手短な手段とは言えないかもしれません．

参考までにGrantsnetというWeb Site＊が数年前にでき，米国内の様々な研究助成金についての情報を定期的に得ることができるようになりました．また，National League for Nursing（NLN）やその他の無数の看護団体も様々な援助金を提供しています．ちなみに，米国では助成金を受けることは名誉なことという受け取り方をしています．

＊ http://www.grantsnet.org

Sigma Theta Tau International Honor Society of Nursing入会の勧め

一定の学業成績を達成し必要な手続きをとって認可を受けると看護学生や看護職者は，Sigma Theta Tau International Honor Society of Nursing＊の会員になることができます．

＊ http://www.nursingsociety.org

この国際的名誉会は，一般的に知られるような他の名誉会よりも活発で，その活動の一部として，様々な教育援助金を提供しています．この名誉会の会員になることは，正に『名誉』なことですので，助成金の必要性のあるなしにかかわらず，是非入会手続きを取られることを強くお勧めします．

●終末期医療をめぐるアメリカの積極的な取り組み

　最後に，ホスピスの最近の動向について，一言触れておきたいと思います．

　現在，私はPhD program卒業後，フリーランスとして，ニューヨーク州北部で幅広く医療を提供しているGenesee Region Home Care（GRHC）のHospice Advisory Board Member，さらにはホスピスボランティアとして活動しています．それ以外にも，ロチェスター近辺の看護大学，医療従事者，一般市民向けに，ホスピス，末期医療，医療現場における文化などについて講演を行っています．

　ホスピス関係の最近の話題のひとつに，late referralがあります．これはホスピスへの入所が遅れ，ホスピスケアの恩恵を十分に受けることができずに亡くなる人が多すぎるという問題です．ホスピス患者として認定されるためには，予後6ヵ月以下の診断を2人以上の医師から受けなければなりませんが，ホスピスそのものに抵抗を覚える人が実は米国でも少なくありません．また医師の中にもいつ患者をホスピスに送っていいのかわからない人が大勢いるのです．

　同時にホスピスで行われている緩和療法から利益を得ることのできる，いわゆるホスピス患者以外の患者もたくさんいます．そこで，上記のGRHCホスピスでは，米国でも画期的な試みとして，緩和病棟とホスピス病棟を合体させた施設を設立しました．これは廊下をはさんで片側に，ホスピス患者でない緩和治療の必要な患者を収容し，その反対側にホスピス患者を収容するというものです．そうすることで，緩和病室の患者が，これまで一般病棟ではなおざりにされがちだった緩和治療を，緩和療法を専門に行うホスピスのスタッフから十分に受けられるよになったわけです．

　そして緩和病室に入った末期患者が，向かいのホスピス病室の様子を毎日目にするうちに，それまでのホスピスに対する忌避感を克服し，ホ

スピスのスタッフとも打ち解けた関係をもつことも多々観察されています．その結果，緩和病室に入院した人たちは，ホスピスを積極的に受け入れられるようだとの報告も出ています．

　その他にもホスピスを取り巻く問題は様々です．たとえば，小児の末期患者の場合，親が子供の末期の事実を受容することが困難な場合が多く，積極的な緩和療法が遅れがちな傾向にあるといった問題があります．また違法薬物であるマリワナを末期症状緩和のために末期患者に処方するべきかどうか，あるいは医師が安楽死の援助をするべきか，などが全米で専門識者だけでなく，一般市民も含めて毎日活発に議論されています．ここで紹介したのはあくまでごく一部にしか過ぎません．

　医学的問題だけでなく，哲学的（倫理的）または法的問題に関する米国社会の関心がホスピスの将来を形づくっています．ホスピスは，心の痛むことも多いけれども，やりがいのある医療の分野と言えるでしょう．一緒に時間をかけて取り組みましょう．

　なお，私は当分ロチェスターを本拠地にすると思いますので，私のところに日本語でも英語でも連絡をいただければ，多少のお手伝いはできるかもしれません．

【筆者への連絡】

Mrs. Junko M. Mills, PhD, RN

1486 East Avenue

Rochester, NY 14610–1619

tel/fax: +1–716–473–1622（日本時間と約12時間違い）

email ● konahiki@msn.com

Chapter 4

留学経験を看護教育の場に

佐賀医科大学医学部看護学科助教授　**谷口初美**（RN/MPH）

JANAMEF Fellow1998
February 1994–February 1997
The Maternal and Child Health Trainning program
Master's Degree Trainning in Public Health
University of Hawaii, School of Public Health

●要旨

　幼い時から，米国にあこがれた私は，助産婦となり日本と米国の医療に関心を示してきました．日本での16年間の臨床経験を生かし，ハワイ州でRN（米国正看護婦）の免許を取り，周産期センターで働きながらハワイ大学の公衆衛生学部で母子保健を学ぶことにより，更に自己の視野が広がりました．卒業後，帰国し看護大学で教鞭を取っています．日本と米国の掛け橋という夢は，一生勉強というチャレンジの情熱を持ち続けることかもしれません．

＊　　＊　　＊

　海外留学に憧れない方はいないでしょう．しかし，実際に挑戦しようとするならばことは大変です．いくつもの難関が待ちうけています．
　この大きな壁にどのように臨むかは，あなたの努力と忍耐力，それに明るく前向きな姿勢が人々に好感を与え，目指す道が自然と開かれるようです．異国で生活することはより日本人としてのアイデンティティを問われ，今まで以上に母国の状況を学び比較しながら学習していく機会が増えます．知らず知らずに両国への貢献を考えはじめます．
　日本と米国の両国の医療を垣間見た私たちは，今までの大先輩の方々

と同じようにどのように両国に貢献していくかがこれからの大きな課題でもあります．それと同時に，人々は医療だけではなく，どの分野も質の向上を求め，ある面では統一化されようとしています．

　看護婦の免許も近い将来，世界共通のインターナショナルナースと呼ばれるどこの国でも通用するナースが登場するでしょう．よく，災害などで日本から看護婦や医者が駆けつけますが，そのような場で第一線で活躍できる医療人の登場が近い将来可能でしょう．それは国際学会などで，より質の良い医療を求め検討されている姿に反映するのではないでしょうか．

　過去の留学体験をふりかえり，留学後に私なりに行ってきたこと，それからこれからの希望について触れてみたいと思います．

●地球儀とリーダースダイジェストに託した夢

　私は，幼少のころから米国にある種の憧れを持っていました．海の向こうに知らない国があり姿形の違う，また違った言葉を話す人々がいる．このような私に，父は大きな地球儀とリーダースダイジェストを与えてくれました．この月刊誌を読むにつれ，姿形は違うけれど感じること考えることは同じなのだという安心感と一体化が生まれたように思います．学校での英語学習は私にとって大変重要な教科となりました．世界の人々を知る手段だからです．その後，看護学校3年生の夏休みにハワイ大学英語研修に参加しました．この時に，次は必ず正規の学生で留学しようと決心したのでした．

　この思いは絶えることなく，なんと20年後に実現しました．この間，ジョンズ・ホプキンス大学病院でレジデントの経験を持ち，米国の医療に造詣の深い東京マタニティークリニックの柳田洋一郎先生のもと助産婦として従事し，多くの米国人のお産をお世話してきました．また，米国の医学学会やセミナーに参加すると共に医療施設も視察し，米国の医療の概略とコンピュータサイエンスとして医療情報学に取り組んできま

した．

　20年は長い年月ですが，私にとって米国留学を成功させるに必要な準備期間であったと思っています．米国のRN（正看護婦）の免許を取り，病院で働きながらハワイ大学の看護学部に編入した私は，その後，大学院の公衆衛生学部で母子保健学を学びました．

　米国人でも働きながら勉学することは大変ですが，臨床と学業両方に身を置くことで異文化と両国の医療システムの違いを実際に体験でき即学業に結びつけることができました．その結果が卒業時のDelta Omega Award（The Honorary Society for Graduate Studies in Public Health）の受賞でした．

　卒業後，米国の臨床で看護婦として本格的に働き，勉学も続けたかったのですが，当時の社会事情は大変厳しくRNはリストラされ雇用は全くありませんでした．それで，今までの体験を日本の看護学を志す学生に伝えるために一旦日本に帰国することも必要と思い，3年間の充実した留学体験を携えて帰国し，現在，看護大学で教鞭を取っています．

　幸いなことに，帰国後半年に一度は，今までの研究を続けるためにハワイに戻り，ハワイ大学の教授陣や友人たちと親交を深め，情報を交換し合える関係を保っています．

卒業時のジレンマ

　日本で臨床を行い，次は本格的に米国で臨床をと願いRN（米国正看護婦）の免許を取得し，やっと米国に根ざすことができると思った矢先，米国社会は私の希望を許すことはしませんでした．当時，社会経済の悪化で医療費はGNPの16％を占め何とか減らさなければという厳しい政策で，多くのRNがリストラにあい外国人の私の雇用など全く期待できませんでした．

　ハワイ州立大学大学院公衆衛生学部母子保健科で当時学んでいた私には，卒業後どうするかというジレンマに悩まされていました．母子保健学を学べば学ぶほどもう少し学び，臨床で働きたいとの思いを諦めきれ

ずにいました．もともと助産婦ですから米国の助産婦の免許をという希望もありました．

　それで，1996年米国助産婦協会の総会がカリフォルニアのHot Springで開かれた時に，LAの南カリフォルニア大学Women's Hospitalの助産婦長で協会のフェローとなっているNancyの誘いもあって総会に出席しました．この時の米国助産婦たちは大きな転換期を迎えていました．やはり，悪化する社会情勢により助産婦の職域がせばめられ，ほとんどの助産婦にとって明日がない状況でした．

　この総会の夜，南カリフォルニア大学Women's Hospitalでは助産婦学校閉校のさよならパーティーが催されました．パーティ終了後のことです．教授の前にはこれからどうしたらよいかを尋ねるために卒業生らの長い列ができあがっていました．私へのアドバイスは，「この列をご覧なさい．これでもあなたは米国の助産婦の免許を取りたいの．今は，社会事情が悪すぎます．日本に帰りなさい」．この状況を眼のあたりにし，米国助産婦の免許の取得は断念せざるをえませんでした．

　この社会経済の悪化は，全米の州立大学を直撃しハワイ州立大学もその影響を大いにこうむりました．州政政府からの助成金がなくなり，授業料は一気に7倍に跳ね上がりました．また，将来性があり経済的活力を生む分野（経済学部，コンピュータサイエンスなど）以外の多くの学部では，学部の教授陣が他から助成金を受けて運営する独立行政方式が取られるようになりました．

　教授陣の中には他の大学に移る人も一部出るなど，さらにはそれでも学部の運営が難しく入学生の定数の削減や一部の講座を閉講せざるをえない状況になってきました．私の学部，公衆衛生学部もしかりで将来性は大変乏しく，看護学部も大学院のプログラムが閉講となりました．その頃から，学内のそこここで大きなデモが連日のように見られるようになったのではないでしょうか．

　このような状況ではいくら勉学を続けたくとも続けられません．教授からもDr. PH（Doctor of Public Health Program）のプログラムに進むこと

は大変良いことであるが学部に将来性が乏しいのでも少し時を待つよう説得を受けました．この状況は，全く現在の日本の国立大学が置かれている立場と同じです．

　こんな矢先，卒業校であった九州大学の恩師から講師としての帰国依頼が届きました．今まで臨床で長い間やってきた私にとって，教育の場は全く初めてです．当初この依頼に全く興味を示すこともなく，何とかハワイに留まりたかった私に，いろんな先輩方から次のようなアドバイスをいただきました．「臨床で働くのも良い．しかし，教育の場では臨床で出会うスタッフより一層多くの人材を育てることが一度にできる．これは大変魅力的なことであるし，将来の日本の医療に必要なことなのだ」「ある程度の年齢に達すると人は，後輩を育て教育する立場に置かれる」「異国で根無し草だけになるな」「今，日本に戻らないと一生帰れなくなる」「日本に帰って来い」「卒業校の依頼に感謝しなさい」「日本に帰れ！」これらのアドバイスは，私をジレンマから母国へと導いたのでした．

　時を待とう，しばらくの間，私が求められているところで．1997年2月の下旬帰国し約1ヵ月間実家で過ごしその年の4月1日から佐賀医科大学医学部臨床看護学部の講師として就任しました．

●日本の看護教育に思う

　私の郷里は大分県の仏の里で有名な自然がそのまま残っている国東半島です．同じ九州でも佐賀県は私にとって全く初めての土地でした．佐賀医科大学は国立大学で，初代学長の古川啓二先生の訓示で将来を切り開く開拓者魂が植え付けられている新設校です．5年前の大学創立20周年を期に，看護学科は創設され，私が着任した年にはじめての卒業生を送り出していました．また，新年度からは大学院修士課程もスタートすることになっていました．九州地方においては，琉球大学を除き，4年制看護学科が附設された国立大学は佐賀医科大の他なく，新たな看護大学院のスタートは，地域の期待度の高さを物語っていました．

レンガ色の新校舎と手入れの行き届いたキャンパスはこれが国立大学なのかと思わせるほどの立派な施設でした．教授陣もほとんどが九州大学の先生方でした．学生時代しか面識がないのに卒業生ということで九大出身の大先生方からは温かく迎えていただき，九州という温かい土地柄も合って本当にスムースに入って行けました．また，わずか3年間の海外生活でしたのでカルチャーショックはほとんど感じられませんでした．

コンピュータを使った授業

　大学での授業は，決まった指導要領などありません．教授からも全く何の注文もありませんでした．好きなようにやってください，とだけ告げられ，助教授がやっていた授業と臨床実習全てをまかされたのでした．学部自体は5年目を迎えていたので基盤がやっと落ち着いたところでした．

　基本的なところは前任者の助教授が行ってくださっていましたので，私は私なりにどのように学生たちに授業を行っていくかでした．青山学院大学時代，教育実習のために指導案を書いて高等学校で英語の授業をしたことはありましたが……もちろん私の担当は母性看護学と助産学です．母性看護学は専門教科で2年生の後期から3年生前期にかけて60名です．助産学は選択コースで3年生2名が選択しました．

　母性看護学の前期は妊娠期の異常の看護からでした．学生たちに妊娠期の異常の看護を教えるにはどうしたらわかってもらえるのだろう．妊婦も見たことのない学生に妊娠中毒症と言葉で言っても理解できるのだろうか．これが私の大きな課題でした．しかし，この問題はすぐに解決しました．

　その年のまだ授業が始まらない4月に横浜で開催された医療情報学会に再び入会した時でした．以前親交のあった先生がご自分のノートパソコンにビデオプロジェクターをつけて発表していました．その内容はプレゼンテーションソフトを使ってスキャナーで画像を入力したカラフルなものでした．1997年の日本ではほとんど見られない大変新しい方法でした．私は「この方法だ」，学生にカラーで画像やアニメーションを見せ

ながら説明すれば理解できるであろうし，また楽しく学習できモチベーションも沸くのではと考え，取り掛かることにしました．当時，ビデオプロジェクターは大変高価なこともあってか，大学でこの方法をやっていたのは私だけでした．

実際の授業の内容はというと，現在の日本のレベルと私が米国で受けたレベルを見比べながら最新情報をインターネットなどからアクセスし盛り込みました．各章ごとに今まで海外で撮影した写真をバックに入れながら，それを作成するのは大変楽しく夢中になり，しかし，90分ものプレゼンテーションを作成するとなると画像の収集から構成と1週間かかっていました．

もちろん，今までに受けたことのない授業で学生たちは興味津々，日本や米国での臨床での出来事や，時にはバックに写っている写真を撮った旅先での話なども交え話すと目を輝かせて話に聞き入っていました．

このような授業展開をしていますので，私の教科の母性の学生の成績は大変良い結果が出ました．翌年の1998年，ソウルで開かれたMEDINFO（世界医療情報学会）でインターネットの将来性を確信した私は，大学の情報学の先生のご協力でホームページを立ち上げることにしました．そして，今まで作成し授業で使用してきたプログラムソフトを学生が自由にどこからでもアクセスでき予習復習できるよう公開をしたのです．

看護実習運営の難しさ

「郷に入れば，郷に従え」この言葉どおり，再びキャップをかぶりスカートの白衣を着るようになりました．白衣を着てつくづく思うことは，日本の白衣やナースシューズはナースを外見上きれいに見せる役割はありますが，働くように機能的にされていません．米国では，労働者として働きやすく疲れが少ないよう半そでのシャツとパンツにスニーカーです．

教官の仕事というのは，学生にとって実習しやすい環境整備を心がけるということと，1つずつ母性看護の醍醐味を臨床実習を通して教えて

いくことにあるわけですが，あんなに母性看護の成績が良かったのに学生たちは実習となると緊張し，思うようにできず復習にもてこずっている現状に苦慮しました．授業を受けてから半年から1年半とブランクがあるためでした．

　そこで思いついたのが授業のプログラムをインターネットにのせるというものであり，そうすれば病棟や外来でもすぐ確認でき，実習に結びつくように思われました．思ったとおり，学生たちは知識の確認はもとより緊張感が薄れ安心して実習に臨めました．しかし，少子化が進んだことと，主にハイリスクの妊産褥婦が訪れる大学病院では正常過程の妊産褥婦をケアする機会がほとんどなくなったことで，本来の母性看護実習の運営が大変厳しい状況です．

　助産実習もしかりです．出産数の減少と妊婦の意識の変化で，実際の患者さんを前にした臨床実習自体が成り立ちにくい状況にあります．こんな中，プロフェッショナルな人材養成に必要な臨床実習が有意義に行える現場の乏しさとだんだん職域が狭まってきている日本の産科事情を私としても憂い悩んでいます．常に助産婦養成のプロを誕生させる過酷で厳しい米国の現状を知っているからこそ，何とかしたいと思いながらも何もできずにいる自分を情けなく思う日々です．

看護情報学，看護支援をテーマとした研究

　大学での研究は，大学院で鍛えられた学問への姿勢からすぐに入れたように思います．まず，母子保健の観点から佐賀県の母子保健状況を評価し，母子保健状況は全国平均よりもかなり悪い状態であることを知りました．高いLBW（低出生体重児）の出生率の実態調査の目的で，着任後すぐ県の母子保健課と共同で伊万里地区の保健婦たちと半年かけて調査をしました．

　また，FD（ファカルティ・ディベロプメント）の研究でメディアを使用した文部省のメディア教育開発センターの共同研究者として大学着任の年（1997年）から毎年現在にいたるまで従事しています．この研究は

私の今までのコンピュータサイエンスの実績と教育を結び付ける要となり，スムースに教育に入っていけるような導きになったと思います．年に数回の幕張にあるメディア教育開発センターでのミーティングは医学界だけでなく，いろんな教育分野の先生方のお話が聞けて大変刺激的なものです．ここでの知識情報を自分の授業や臨床に応用し教育プログラムを製作してきました．

　着任2年目からは厚生省科学研究子ども家庭総合研究の「妊産褥婦および乳幼児のメンタルヘルスシステム作りに関する研究」の共同研究者として3年間従事しました．その他に，ハワイ大学での研究の延長で異文化での日本人の母子保健をテーマに半年に1度はハワイに出かけ研究を続けてきました．その成果としてこのたびガイドブックを財団から助成金をいただき出版できる運びとなりました．これら研究ができたのもハワイ大学時代に助成金の申請書の書き方等を実際に学んだおかげと今にして感謝している次第です．

　これらの研究成果を毎年開催される医療情報学会や教育工学学会，日本母性衛生学会，国際看護研究会に発表し，昨年は4年計画で行ってきた看護情報学の教育の立場から世界看護情報学会（オークランド；ニュージーランド）で発表することができました．国際学会は何度も出席はしましたが，自らの研究を発表したのは初めてでした．

　私はネイティブによる特訓を受けて臨みましたが，他の日本の発表者は，ただ原稿を棒読みするだけなので，良い研究でも聴衆を納得させられず言葉で軽視される状況を目のあたりにしました．国際学会は同じ土俵であることを常に念頭に入れ，入念な準備をして堂々と対等に意見を言えるようになりたいものです．

地域に根づいた学会設立のこと

　私の着任を待って佐賀医科大学産婦人科教授と母性看護学の教授は佐賀県に母性衛生学会を設立する計画を立てていました．そもそも私は留学前に東京で働いていた時，東京母性衛生学会の設立から11年間常任幹

【ハワイ大学看護学部スチューデントサービスの連絡先】
University of Hawaii at Manoa
School of Nursing, Office od Student Services
2528 The Mall, Webster 201
Honolulu, HI 96822
Tel: +1-808-956-8939
Fax: +1-808-956-5977

事という役目を若輩ながら与えられていました．産婦人科の教授と母性看護の教授は，私の着任と同時に計画の具体化に乗り出しました．

　順調に学会設立は軌道に乗り，今では佐賀県で一番多くの会員を持つ会になりました．年1回の学術集会は地域で働く母子保健スタッフの情報の場となり，その成果は学会雑誌発行と少しずつ形をなす態勢となってきました．これは，会員の佐賀県における母子保健の向上への願いと協力の賜物です．

●今また5年越しの再挑戦

　教育の立場にいて，学生たちが予想以上の成果を出したり，臨床実習を通じて一段と大きく成長してくる人間成長の過程や，卒業時の女性としてまたは男性として最高の輝きに満ちる彼女・彼氏たちを目のあたりにする時の驚きと喜びは，教官としては最高に喜ばしく急に肩の荷が降りたような何とも言いようのないものです．私は，帰国して教職について今年で5年目を迎えようとしています．無我夢中で私なりに前向きにやってきました．これには周囲もうなずけるようです．

　帰国当時，パーキングでの車の駐車は，米国と同じく何も疑問なくそのまま頭を先頭に入れて駐車していました．しかし，常に私の車だけがお尻を向けているのです．この状況を見た教授は，「谷口先生，前向きも

良いが少しは後ろ向きに走るのもいいよ！」と言って苦笑いをされていました．ここ最近，やっとバックで入れられるようになりました．5年経つとある程度周囲の環境も整ってきます．

　帰国当初の目標として3年から4年後には，再度ハワイに戻って勉強と臨床に再挑戦しようという計画をしていました．これは，日本人としてインターナショナルパースン（国際人）として何か日米に貢献できる人物でありたいという私の人生の目標であり，希望でもあります．

　また，今まで教壇に立ち，職業人としてのプロを育てていく中で，常に念頭に置いてきたのは，教官としての私自身が常に新鮮で柔軟であらねばならないということでした．プロを育てることで，いかに自分自身が未熟であるかも認識できます．学生と同じように毎日が学びの日々です．「このままではいけない，もっと学びたい」という内なる声に先導され，またあの頂上が見えない高い山を目指そうという情熱を隠しきれなくなっている現状です．この内なる声に絶えず耳を傾けられる自分でありたいと思います．

【参考文献】
（研究論文）
1) 谷口初美：インターネット活用の諸形態―看護教育にインターネットを利用して―．研究報告　高等教育におけるメディア活用と教員の教授能力開発―Ⅳ．メディアを活用する教員支援のための提案―．p268-287．2001．
2) Taniguchi, H., Hattori, K., Matsuyama, T., Takasaki, M.: Introduction of a Support System for Maternal Nursing Using the Internet For Nursing Education.Japan ajournal of Medical Informatics Vol. 20．5，p385-391．2001．
3) 谷口初美：海外在留邦人の母子保健向上のための一手段―「マタニティーライフ The best way in the USA and Japan」製作―．看護職員等研究報告書第7号1999．財団法人　笹川医学医療研究財団．p134-136．
4) 谷口初美：妊産褥婦および乳幼児のメンタルヘルスシステム作りに関する研究「助産婦教育における母子精神保健教育のあり方の研究」．平成11年度厚生科学研究（子ども家庭総合研究事業）報告書（第1/6）p50-53．2000．
5) 谷口初美，松山敏剛，島田三恵子：日本人女性の異文化での妊娠・出産に関する

コーピング（対処）と今後の母子保健対策―ハワイ州ホノルルでの調査―．母性衛生41（4）：p388-397．2000．

6）谷口初美：SCS授業を少人数助産婦教育に用いて―アンケート調査から将来の展望―高等教育におけるメディア活用と教員の教授能力開発―Ⅲ．メディア活用の展開と教員支援―研究報告09．NIMEメディア教育開発センター．p189-203．1999，9．

7）谷口初美：アメリカの産後24時間の早期退院をめぐって（ハワイ州の実態調査から）．母性衛生　40（2）p316-324．1999．

8）谷口初美，小北良子，服部加代子，松山敏剛，内田郁美，高崎光浩：インターネットを利用した医療情報―母性看護学の提供―．第19回医療情報学連合大会論文集．p356-357．1999．

9）TANIGUCH, H. Early Discharge: Its Impact on Low-Income Mothers and newborns in the State of Hawaii. The Journal of Obstetrics and Gynaecology Research, 25（3）p185-191．1999．

10）谷口初美，小北良子，服部加代子，松山敏剛，高崎光浩：インターネットからアクセスできる目で見る看護学習―これからの看護学習―．第15回看護情報システム研究会講演集．p91-94．1999．

11）谷口初美：妊産褥婦および乳幼児のメンタルヘルスシステム作りに関する研究「助産婦教育における母子精神保健教育のあり方の研究」．平成10年度厚生科学研究（子ども家庭総合研究事業）報告書（第1／6）p65-67．1999．

12）谷口初美：ハワイ大学の遠隔授業…体験を通じて．研究報告　高等教育におけるメディア活用と教員の教授能力開発―内外の事例研究と関連基礎分野レビュー．NIMEメディア教育開発センター．p101-107．1998-11．

13）谷口初美，松山敏剛，野中芳子，東島ゆりか，川原照美：母親の生活行動パターンにみる低出生体重児出産の現況．周産期医学29（1）．p121-125．1998．

14）谷口初美，小北良子，大津明美，松山敏剛：異文化と日米の医療環境の相異の中で出産した日本女性の実態調査（ハワイ州にて）．母性衛生　39（4）．p356-363．1998．

15）谷口初美，小北良子，大津明美，松山敏剛，高崎光浩，内田郁美，石山さゆり，中尾優子，安達耕二：周産期看護ケアー支援システムの導入インターネット上の構築を試みて．第18回医療情報学連合大会論文集．p430-431．1998．

16）谷口初美，小北良子，大津明美，松山敏剛，高崎光浩：周産期看護ケアー支援システム構築についての試案．日本医療情報学会第14回看護情報システム研究講演集．p77-80．1998．

17）谷口初美：NI'97ストックホルム国際看護情報学会で見聞したこれからの医療情報．周産期医学，vol.28 No.7 p889-892．1998．

18) 谷口初美：仰臥位の分娩介助テクニック．メヂィカ出版．1997．
19) 谷口初美，松山敏剛：看護学教育にプレゼンテーションソフトを利用した授業方法の改善と教育効果の研究．第17回医療情報学連合大会論文集．p94．1997．
20) Taniguchi, H.: A Comprehensive Approach to Discharge After Childbirth with Special Focus on Early Discharge. 1996.
21) Taniguchi, H.: A Survey Report on Early Discharge of Mothers and Newborns in the State of Hawaii.1996.
22) 谷口初美：アメリカのコンピューター化された教育環境．産婦人科の世界．Vol.47．No.8，p67-70．1995．

(教育ビデオ製作)

松山敏剛，矢沢珪二郎，谷口初美：新生児のフィジカルアセスメント．シージェイピー（株）．1999．

松山敏剛，矢沢珪二郎，谷口初美：在胎週数のアセスメント．シージェイピー（株）．1999．

(エッセイ)

谷口初美：ハワイ便り：留学からoperation Nightingale．ペリネイタルケア．メヂィカ出版．Jul．Vol.14．No7，p80-85．1995．

谷口初美：ハワイ便り：アメリカの看護婦国家試験受験—NCLEX-RN（The National Council Licensure Examination-Registered Nurse）—．ペリネイタルケア．メヂィカ出版．Aug．Vol.14．No8，p37-41．1995．

谷口初美：ハワイ便り：Kapiolani Medical Center for Women and Childrenでのボランティア活動（1）．ペリネイタルケア．メヂィカ出版．Sep．Vol.14．No9，p77-80．1995．

谷口初美：ハワイ便り：Kapiolani Medical Center for Women and Childrenでのボランティア活動（2）．ペリネイタルケア．メヂィカ出版．Oct．Vol.14．No10，p89-92．1995．

谷口初美：ハワイ便り：分娩後24時間，早期退院をめぐって.ペリネイタルケア．メヂィカ出版．Nov．Vol.14．No11，p72-76．1995．

谷口初美：ハワイ便り：ハワイの出産準備教室.ペリネイタルケア．メヂィカ出版．Dec．Vol.14．No12，p85-90．1995．

(講演，学会発表)

谷口初美，服部佳代子，高橋光浩：CAI学習形態と学習者の反応．日本教育工学会第17回大会．2001年11月24日．

谷口初美：生活環境の変化（海外移住）がもたらす予定外妊娠とその受け止め方—海

外滞在2年を境にみる妊娠の過程―. 第42回日本母性衛生学学会総会. 2001年9月27日.

谷口初美：海外生活にみる邦人の妊娠・出産の状況―ハワイ州ホノルルでの実態調査からPregnancy And Childbirth Experiences Of Japanese Women In Hawaii―. 第4回国際看護研究会. 2001年9月6日.

谷口初美, 小北良子, 服部佳代子, 高崎光浩:ホームページを利用した公開講座のアクセスログ解析と今後の展望. 第20回医療情報学連合大会. 2000年11月24日. 第20回医療情報学連合大会論文集

谷口初美, 小北良子, 服部佳代子：インターネットによる周産期看護知識の提供―迅速でかつ適切な看護実践のための看護計画―. 第41回日本母性衛生学会総会. 2000年9月29日. 母性衛生Vol.41, No3：218

Taniguchi, H., Hattori, K., Matsuyama, T., Takasaki, M.: *Introduction of a Support System for Maternal Nursing Using the Internet For Nursing Education*. The 7th International Congress Nursing Informatics, New Zealand, 5. 2000.

谷口初美, 小北良子, 服部佳代子, 松山敏剛. 低出生体重児出産にみる母親の生活行動パターン. 第40回日本母性衛生学会. 1999年10月1日.

谷口初美, 小北良子, 服部佳代子, 松山敏剛, 高崎光浩. インターネットを利用した医療情報―母性看護学―の提供. 第19回医療情報連合体会. 1999年11月27日.

谷口初美. 世界の助産教育と助産業務. 第40回日本母性衛生学会. 1999年9月30日.

谷口初美, 小北良子, 服部佳代子, 松山敏剛, 高崎光浩. インターネットからアクセスできる目で見る看護学習―これからの看護学習―. 第15回看護情報システム研究会. 1999年6月26日.

谷口初美, 小北良子, 大津明美, 松山敏剛, 高崎光浩, 内田郁美, 石山さゆり, 中尾優子, 安達耕子：周産期看護ケアー支援システムの導入インターネット上の構築を試みて. 第18回医療情報学連合大会. 1998年11月20日

谷口初美, 小北良子, 大津明美, 松山敏剛：異文化の中で妊娠を迎えた日本女性のコーピング. 第39回日本母性衛生学会学術集会. 1998年10月2日.

谷口初美, 小北良子, 大津明美, 松山敏剛, 高崎光浩：周産期看護ケアー支援システム構築についての試案. 日本医療情報学会第14回看護情報システム研究. 1998年6月27日.

谷口初美, 松山敏剛：看護学教育にプレゼンテーションソフトを利用した授業方法の改善と教育効果の研究. 第17回医療情報学連合大会. 1997.

谷口初美, 小北良子, 大津明美, 松山敏剛：異文化と日米の医療環境の相違の中で出産した日本女性の実態調査（ハワイ州において）. 第38回日本母性衛生学会学術集会. 1997.

解説
看護留学を実現するために

伊達赤十字看護専門学校外来講師 **東山由実**

§1
はじめに～看護留学の概要と方法～

　近年ジャンルを問わず海外留学希望者は増加している．中でも看護界におけるキャリアアップのための留学は，ここ数年とりわけ急増している分野の1つである．

　本稿ではアメリカ・オーストラリア・ニュージーランド・イギリス留学を中心に看護制度や留学方法を概説し，留学準備等について述べる．詳細については，各論をあらためて参照していただきたい．

留学の定義

　「留学」と一口にいっても，形態や期間方法などはまちまちである．広辞苑によれば，留学とは「外国に在留して勉強すること」とあるが，近年多くなっているいわゆる「遊学」と区別するために，看護留学を以下の2つにわけて整理してみる．

大学への留学

　主に，高校卒業以上の学力を有する者が海外の大学に入学，または日本の短大・専門学校を卒業した者が編入学し学士を取得する学部留学と，修士・博士を目指しての大学院留学がある．入学に際してはTOEFLなどで点数化された英語能力が求められる．

臨床留学

　就労のための免許取得を目的とした留学と，臨床にベースを置きながら，特定の分野の看護を多角的に学ぶ留学の2つがある．研修は週単位で行われ，研修費は国や病院で異なる．いずれの場合も，プログラミング，スタッフや患者さんとのコミュニケーションにおいて医用英語を含めハイレベルな語学力が求められる．

§2
ケース別留学の実際

1　大学への留学

　留学に関する情報提供や手続き業務を代行する看護学生国際交流研究会から提供された情報をもとに3ヵ国について述べる．

●アメリカ

<u>看護教育と留学の特徴</u>

　アメリカには大小合わせて3500校以上の大学があり，留学生はおよそ45万人である．そのうち看護系の大学は2年制がおよそ700校以上，4年制の大学が600校以上ある．アメリカには日本の大学のような入試はなく，最低入学条件は高校の卒業資格を持ち，大学が指定する英語力を満たしていることである．

　アメリカの看護資格も日本でいう看護婦（士）（RN: Registered Nurse）と准看護婦（士）（LPN: Licensed Practical Nurse）の2つに分けられる．RNの資格を得るためのプログラムは大きく3つに分けられる．

・Diploma Nursing Program
　　いわゆる伝統的な「看護学校」におけるプログラム．これらの学校は当初，看護学生を安い労働力として病院に供給することが大きな役割であったため，ほとんどが病院直属の施設である．カリキュラムは3年制で実習に重点が置かれるので，他のプログラムに比べて臨床面で

は高い技術を得られるのが特徴．看護の高学歴化が進み，近い将来このコースは廃止される．

- Associate Degree Nursing Program

日本でいう「看護短期大学」プログラム．学生に幅広い教育環境を提供することを目的としている．カリキュラムは2年制で，臨床面では弱いが短期間でRNの資格が取得でき，4年制大学の看護学部へも編入しやすい．このプログラムの卒業生には，RNの資格取得後経験を積んでから4年制大学に編入するケースが多い．

- Baccalaureate Nursing Program

これは「4年制大学看護学部」にあたるプログラム．最近では看護婦（士）にも広い専門知識が要求される一方，医療技術者として成長するには単なる専門教育だけでなく，幅広い一般教養も必要という観点から，看護学士プログラムの修了が望まれている．大学での最初の2年間では専門を決めず，一般教養課程を医学部・歯学部進学希望者と一緒に学ぶ．

アメリカは，日本に比べて看護の領域が専門分化されており，学びたい分野を専門的に勉強することができる．大学院に進学しスペシャリスト（NPやCNS）を目指す場合に必要な学位である．

<u>学　力</u>

まずその大学が定める一定水準の学力が必要であり，高校の成績証明書（編入学の場合は大学の成績証明書）を提出しなければならない．日本での成績はアメリカの計算方式でGPA（Grade Point Average／成績の平均点）に換算する．

最低ラインのGPAの目安は2.0以上で，日本の学校の5段階評価で3以上が大学入学条件の目安となる．大学によってはSAT（Scholastic Assessment Test）やACT（The American College Test）といったアメリカの大学入学適性能力テストの受験を要求しているところもある．

<u>英語力</u>
　アメリカ人学生と同等に勉強するだけの英語能力が必要である．ほとんどの大学が英語能力テストとしてTOFEL（Test of English as a Foreign Language）の受験を要求している．合格ラインは平均500点で，450点～550点以上と大学のレベルによって幅がある．
　大学によっては英語学校を設置しているところもあり，そこで入学条件のレベルに達すれば入学できる．

<u>経済力</u>
　留学生は入学申請の際に，財政能力証明証（銀行の英文残高証明書）が求められる．これは大学が提示している1年間の総経費（往復旅費・授業料・諸経費・生活費など）を少なくとも2年分カバーするものでなくてはならない．必要な経費は大学によって異なり，1学年につき（9ヵ月）公立で1万～3万5000ドルぐらい，私立で1万5000～4万ドルぐらいである．

●オーストラリア
<u>看護教育と留学の特徴</u>
　看護教育はすべて大学で行われている．看護婦（士）になるためには，大学で看護学の課程（3年間）を修了する必要がある．また，日本やアメリカのように看護婦（士）になるための資格試験はなく，大学卒業と同時に看護登録局（The Nurse Registration Board）から免許を得ることができ，登録看護婦（士）（Registered Nurse）として認められる．
　看護助手（State Enrolled Nurse）は，州立の特別養護老人施設附属の教育センターで1年間教育を受けた後，試験を受け認定証を取得する．看護助手は，登録看護婦（士）の指揮下で働き，ナーシングホームやホステルが主な職場である．

編入学の準備

オーストラリアには約30校の看護系大学があり，いずれも海外からの留学生の受け入れに積極的である．大学への編入学は，日本の看護短期大学もしくは看護専門学校の看護課程を卒業し，看護婦の資格を持っていることが条件となる．

書類には，看護短期大学または看護専門学校の成績証明書や看護婦免許証，志望の動機を書いたエッセイ等が必要になる．日本で履修した科目のうち，何単位が認められるかは，それぞれのケースで異なる．

英語力

オーストラリアの大学に入学するためには，優秀な成績と勉学に対しての意欲を求められる．とりわけ英語力はかなりのレベル（TOEFLスコア550以上）が必要なので，英語力のない人は，語学学校で実施している大学準備コースに入学し，大学へ進学することになる．

経済力・保険

授業料は大学やコースの期間によって異なる．事前に語学学校への通学が必要な場合は，その授業料が必要で年間A$1万5000～2万くらいである．アメリカやイギリスに比べるとオーストラリアは物価が安く，生活しやすい環境である．

オーストラリアで学生ビザを取得するにはオーストラリア政府が指定する留学生用の保険に加入する必要がある．ケガや病気の時の治療費や入院費はこれでカバーされるが，基準を超えた差額については本人の負担となるため，旅行者保険に入ることを勧める．

● ニュージーランド

教育制度

ニュージーランドの教育制度は，通常5～11歳までが初等教育，11歳からは，Form1からForm7までの学年に分かれており，Form5終了時に

中等教育修了証を得るための統一テストを受ける．進学希望者はForm6時点で専攻科目を絞り込んで最終学年のForm7で大学入学資格（Bursary）を受験し，その結果によって高等教育機関への進学が決まる．

高等教育機関には，大学（7校），ポリテクニック（25校），教員養成学校（6校），私立高等教育機関がある．学問を究めたいと考える学生は大学へ，職業に直結する知識・技能を習得したいと考える学生はポリテクニックを目指す．

・大学

大学の学部課程に入学するには，Form7相当の学力が必要である．ニュージーランドでは，大学進学希望者はForm6時点で専攻科目を絞り込み，その専攻予定コースに関連した科目を中心に勉強しているため，大学進学時には専攻の基礎知識がある程度ついている．

日本の高校を卒業後すぐにニュージーランドの大学へ進学すると，専攻の基礎知識不足や英語力不足などがネックになる場合が多い．そんな留学生には，大学などに1年間の予備コースが設置されている．

・ポリテクニック

ポリテクニック（国立総合専門学校）では，ビジネスや職業社会に即戦力となる人材を育成するための実践的な技術訓練が行われている．いずれも国立であり，初級から上級までのあらゆるレベルの教育と訓練を行っている．ビジネス，商学，工学，科学，看護学など，コースによっては，大学との単位の互換も可能とされ，学位の取得もできる．多くの教育機関には，International Officeがあり，留学生のために学習面や生活面のサポートを行っている．

英語力・学力

日本人の入学に関しては一般的に高校を卒業していることが望ましいとされている．コースによっては，それに関連した分野での数年間の就労経験を必要とする場合もある．英語力はTOEFL 550，IELTS6.0以上が要求される．英語力の足りない学生はポリテクニック附属の英語コース

や語学学校に入学し，事前英語研修を受講する．

2 免許取得のための留学〜イギリス〜

ここでは（株）トモ・コミュニケーションズからの情報をもとに，免許取得について紹介する．

●免許取得の方法

看護婦（士）不足を解消するために，イギリスでは日本での正看護婦（士）免許を持っている者に対し，UKCC（英国看護中央委員会）が英国看護免許取得のプログラムを用意している．この免許はイギリス・イタリアなどのEC諸国，ニュージーランド，南アフリカなどの英語圏で通用する．以下に段階をおって説明する．

●手続き

1）UKCCに書類提出

アプリケーションフォーム，業務経歴，推薦状，成績証明書，卒業校の概況，厚生労働省発行の英文免許など．提出後1〜2ヵ月で，研修許可の是非が通知される．

2）労働に必要な英語力のマスター

UKCCでは，IELTSの点数を重視するが，TOEICやTOEFLの点数でも申告することができる．いずれにしろ，業務に十分な語学が要求されるため，多くは現地の語学学校へ行く．

3）UKCCの指定する病院や医療施設での看護実習（約6ヵ月）

スキルと講義の両方から学習し，上司の看護婦（士）の指示されたとおり行えるよう訓練する．UKCCの要求する研修課題をもとに実習が設定され，おおむね6ヵ月後に上司の評価で合格すれば免許が取得できる．

4）UKCCの認定により英国看護免許を取得

3 臨床留学～アメリカ・カナダ～

既存のプログラムではなく，すべてオリジナルプログラムとなる．基本的には各自でアプライするので，臨床経験に基づいた具体的なフォーカスを絞っておくことが必要である．

プログラムは，個人の目的と能力にあわせたものが，履歴書と病院側の担当者（看護教育部長が多い）との面接によって立てられる．従って自分の意志を伝えるに十分な語学力と，日本の医療や看護制度などの知識が必要である．実際にはプリセプターのもとで研修が進み，臨床経験があれば受け持ちナースの責任において，直接患者さんに関わる処置も行うことができる．アメリカの場合は，CGFNS (the Commission on Graduates of Foreign Nursing Schools) をもっていれば単独でケアができる．

北米の看護は臨床と学問が密接に通じているので，リサーチがよく反映されている．その結果，経済性・効率性が上がり，専門性は更に深まっていく．それゆえ，臨床留学といっても折に触れ研修会や特殊な講座を聴講する機会もある．実際にプログラムが始まったらとにかく積極的に取り組むことである．往々にして日本人は受動的なことが多いようなので，この点を強調したい．

彼らの留学生に対する姿勢は大変熱意の込もったものであり，こちらがそれに応えれば比例してチャンスは広がっていく．臨床留学の特徴は，様々なケースに一看護者として参加できる点にある．ベッドサイドケア，各種ミーティングでの意見交換や，患者さんとのコミュニケーションを通じて医療社会の背景や民族性，社会性などを学ぶことができるのである．なお筆者はこの形態で留学した．

§3
留学に際して

準備期間

留学を決めてから実行するまでの準備期間は1年が目安であろう．長

引かせるとテンションを持続するのが難しくなるうえ，海外の医療情勢も年々変化しているからである．ただし就労による自己資金で留学を考える場合は，資金準備にかかる時間も計算に入れなければならない．準備期間には，①留学先の決定，②住居（ホームステイ・寮・アパートメントなど）の決定，③諸手続（現地からの資料の取り寄せ，申請書類の準備，ビザの申請など），④現地での生活方法（特にお金の取り扱い方法；メインバンクを日本にするのか，現地で口座を開くのかなど），⑤事前学習などをする必要がある．

こうした事前準備はできるだけ具体的に行ったほうがよい．それでも現地において十分すぎることはないからだ．また，通信事情なども考慮して時間的余裕を十分にもつことも大切である．

安全

このところ留学生が海外で犯罪や事故に巻き込まれる話を聞くことが多くなった．日本との治安の差はさておき，自己保全や危機管理の意識をしっかりもち，自己責任の上で行動することは言うまでもない．特に生活にも幾分慣れてきた頃は，解放感と油断から事故が多いといわれる．大いに学ぶには，大胆さと慎重さのバランスを保つことである．

健康管理

慣れない土地では体調を崩しがちである．常用薬は必ず持参し，持病がある人は主治医に英文の紹介状を出してもらうことも大切である．オーストラリアのように留学生保険の加入を義務づけるところもあるが，基本的には各自旅行者保険に入ること．

* * *

留学から学ぶことは，学問の面だけではない．準備段階から始まり，現地の人と寝食を共にし，異文化の人々とふれあい，失敗も含めた多くの独自の経験により，自己や自国を見つめることが留学の真髄である．

その点からも，人間と直接向き合える看護留学は最良の手段なのである．

　本稿をまとめるにあたって，資料を提供くださった看護学生国際交流研究会，（株）トモ・コミュニケーションズに感謝する．特に多岐にわたっての資料検索に翻弄してくださった，看護学生国際交流研究会の荒木義人氏には，深謝の極みである．

　本稿がみなさんの留学の一助になることを切望する．

《情報リスト》

TOEFLについて

Educational Testing Serviceが行う英語を母国語としていない人の英語力を測定するためのテスト．アメリカ，カナダのほとんどの短大，大学，大学院では，外国人入学希望者に受験を課している．3つのセクションに分かれ合計150問から成り立つ．1．リスニング，2．英文構造と文章表現，3．リーディングとボキャリー

国際教育交換協議協会　　TOEFL事業部
〒150-8355　東京都渋谷区神宮前5-53-67コスモス青山ビルB1（国連大学プラザ内）
Tel: 03-5467-5520

CGFNSについて

アメリカ以外の看護婦（士）に対し，アメリカでの看護不足を解消し賃金保証をするための資格試験．看護・英語の2部門がある．アメリカの正看護婦（士）になるためには更にState Boardを受ける．

Official CGFNS Study Guide
P.O.Box 8696, Philadelphia, PA. 19101-8696 USA.

アメリカ・オーストラリア・ニュージーランドの留学に関して
看護学生国際交流研究会
〒102-0094　東京都千代田区紀尾井町3-20鶴屋ビル4階
Tel: 03-3246-6894
e-mail ● nuering@abc.or.jp
URL ● http://www.abc.or.jp

イギリスの免許取得について
（株）トモ・コミュニケーションズ大阪本部
〒530-0041　大阪市北区天神橋3-11-5伊部ビル
Tel: 06-6538-0396
e-mail ● info@tomo.co.jp
URL ● http://www.tomo.co.jp

その他の情報
Institute of International Education　URL ● http://www.iie.org/
日米教育委員会　URL ● http://www.jusec.org/

レポート

アンケート調査から明らかになった看護者の海外留学の実態

東京大学大学院医学系研究科博士課程　保健医療情報学分野　**高松聖子**

●看護留学に関する有益な情報とは

　看護分野の留学は他分野の留学とは異なる点がいくつかある．Julianらの先行研究では，看護者は他分野の学生と異なり，様々な地域的特徴のある言語を話す患者と接するため，流暢な語学力が必要であること，また，臨床経験のある看護者の場合は医療職という比較的高い地位から学生という低い地位への変化に慣れず，自己を再定義することに時間がかかること等が指摘されている[1]．

　現在の看護学校のカリキュラムでは，他学部に比べ，語学の学習の機会が少ない．したがって学校以外の学習方法が特に重要となる．それゆえ，看護留学経験者がどのような教材を使用し，留学先で看護実践に必要な高い語学力をどのようにして身につけていったのか，その過程を明らかにすることは今後看護留学を志す人々にとって有益な情報となる．

　また，日本人看護留学生の留学先での適応過程を明らかにすることは，留学の成功に貢献すると考える．米国に留学している韓国人看護留学生を対象とした調査では，適応過程として，最初の2～3年は心理的なストレス，言語障壁，米国の看護実践の克服に費やされ，さらに5年から10年を経て，米国独特の問題解決技法及び人間関係構築技法を習得するという報告がある[2]．しかし，日本人看護者の海外留学に関する研究は少なく，その適応過程は明らかではない．

そこで，日本人の看護留学における基礎資料を得るため，看護留学経験者及び未経験者に対する意識調査を計画した．この際，看護留学の定義を，「学部（学士・修士・博士）入学あるいは臨床留学」とし，視察等は除いた．看護留学についての現在の動向等を明らかにすると共に，看護留学経験者と未経験者との意見を比較することで，今後，看護留学に必要な情報提供及び支援のあり方を提案することを目的とした．

●調査方法について

1. 対象

　対象は平成13年8月15日時点において看護婦（士），助産婦，保健婦（士）の資格を取得している，あるいは取得する予定である人とし，平成13年8月15日から9月10日までの期間にInternetを使用して，webによるアンケートを行った．調査の実施に際し，看護留学についての支援を行っている看護学生国際交流研究会のホームページ[3]及びメールマガジン，また，Internet上にある看護留学についてのメーリングリスト[4]にて調査協力の告知を行った．

　調査フォームは看護留学経験者用および未経験者用の2種類を用意した（章末「アンケート調査表」参照）．

2. 調査項目

　留学経験者に対し，学部（学士・修士・博士）入学あるいは臨床留学といった留学の種類，留学期間，留学先の国名，留学開始時点での年齢，留学準備期間，留学前の臨床経験，留学費用，助成の有無，TOEFLの点数，留学後の就職活動について，択一選択による回答を求めた．なお，留学費用については，1年間でかかる費用について学費あるいは研修費及び大学に支払う諸経費，教科書・教材代，部屋代・食費，医療保険代，雑費等，すべての出費を合計した金額を回答してもらった．留学後の就職については，最も長期間働いていたもの1つを回答してもらった．

また，留学先施設を選択した理由，留学中に不安だった点，留学中の相談相手については，上位2つまでの複数回答とし，自由回答欄をもうけた．留学先施設の選択理由については「教育内容」，「語学プログラム」，「問い合わせに対する大学あるいは施設の対応」「知り合いの紹介」「留学を支援する各種組織（民間ボランティア団体等）の紹介」という5項目をもうけた．

留学先と日本との看護の相違点では，留学先は「看護の専門性が高い」「看護の独自性が高い」「看護の効率性が優れている」「看護の経済性が優れている」「看護者の担う責任が重い」という選択肢に対し，「そう思う」「ややそう思う」「あまりそう思わない」「そう思わない」という四段階の順序尺度によって，回答を求めた．

留学未経験者に対しては，希望する留学の種類，希望する留学先の国名，留学先施設の選択理由，留学に際し不安に思う点，留学先と日本との看護の相違点に対する意識について，経験者と同様の形式で質問した．

3. 分析方法

留学の種類についてはFisherの直接確率検定を，留学先と日本との看護の相違点についてはWilcoxonの順位和検定を用いて，看護留学経験者・未経験者間の比較を行った．また，留学先施設を選択した（する）理由，留学中に不安だった（に思う）点については，図示することで傾向をみた．解析には統計解析パッケージソフトSPSS for Windows 9.0.1Jを使用し，統計的有意水準は5％とした．

●看護留学の実態

1. 分析対象者の属性

有効回答であった分析対象者は留学経験者が12人（男性1人，女性11人），留学未経験者が18人（男性1人，女性17人）であった．留学経験者の留学時点での年齢は20歳未満が1人（8.3％），20歳以上30歳未満

表1 対象者の属性　　（ ）内は％

		留学経験者 (n=12)	留学未経験者 (n=18)
年齢	20歳未満	1 (8.3)	0 (0)
	20歳以上30歳未満	7 (58.3)	12 (66.7)
	30歳以上40歳未満	4 (33.3)	6 (33.3)
性別	男性	1 (8.3)	1 (5.6)
	女性	11 (91.7)	17 (94.4)
留学希望先	アメリカ合衆国	10 (83.3)	12 (66.7)
	カナダ	0 (0.0)	2 (11.1)
	オーストラリア	2 (16.7)	4 (22.2)
(希望する)留学の種類	学部	10 (83.3)	9 (50.0)
	臨床	2 (16.7)	9 (50.0)
臨床経験	5年未満	5 (41.7)	
	5年以上	5 (41.7)	
	臨床資格なし	2 (16.7)	

が7人（58.3％），30歳以上40歳未満が4人（33.3％）であり，留学未経験者の年齢は20歳以上30歳未満が12人（66.7％），30歳以上40歳未満が6人（33.3％）であった．性，年齢ともに両群に有意差はみられなかった．

また，留学経験者について，学部（学士・修士・博士）留学は10人（83.3％），臨床留学は2人（16.7％）であった．留学未経験者において，学部（学士・修士・博士）留学を希望する人および臨床留学を希望する人はそれぞれ9名（50％）であり，看護留学経験者・未経験者間に有意差はみられなかった（表1）．

2. 留学経験者についての検討

留学期間は1年以上3年未満が3人（25.0％），3年以上が9人（75.0％）だった．留学先は米国が10名（83.3％），オーストラリアが2名（16.7％）だった．留学を決意してから実際に留学が実現するまでの準備

図1　留学を決意してから実際に留学が実現するまでの準備期間（n=12）

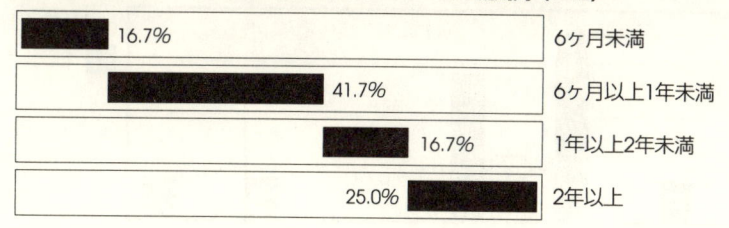

- 16.7%　6ヶ月未満
- 41.7%　6ヶ月以上1年未満
- 16.7%　1年以上2年未満
- 25.0%　2年以上

図2　留学前のTOEFLの最高点数（n=12）

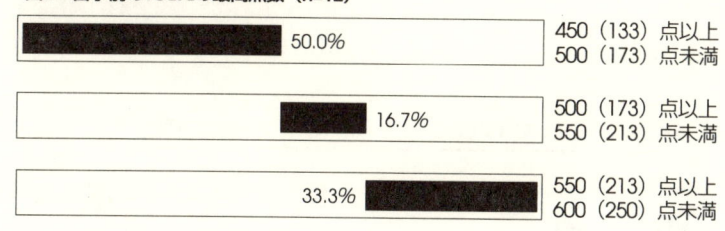

- 50.0%　450（133）点以上 500（173）点未満
- 16.7%　500（173）点以上 550（213）点未満
- 33.3%　550（213）点以上 600（250）点未満

＊（　）はコンピュータ試験での点数

図3　1年間の留学費用（n=12）

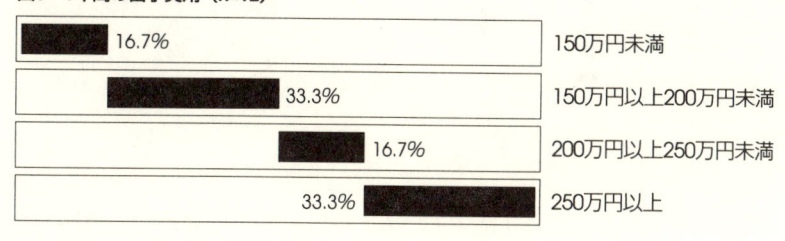

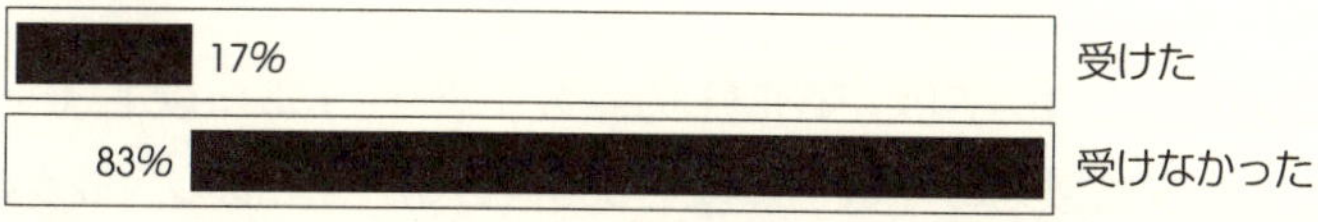

- 16.7%　150万円未満
- 33.3%　150万円以上200万円未満
- 16.7%　200万円以上250万円未満
- 33.3%　250万円以上

図4　助成について（n=12）

- 17%　受けた
- 83%　受けなかった

図5 留学施設の選択理由（n=12；2つまでの複数回答可）

経験者
未経験者

する施設の対応
問い合わせに対
教育内容
語学プログラム
知り合いの紹介
各種組織の紹介
留学を支援する
その他

図6 留学中に不安だった（に思う）点（n=12；2つまでの複数回答可）

経験者
未経験者

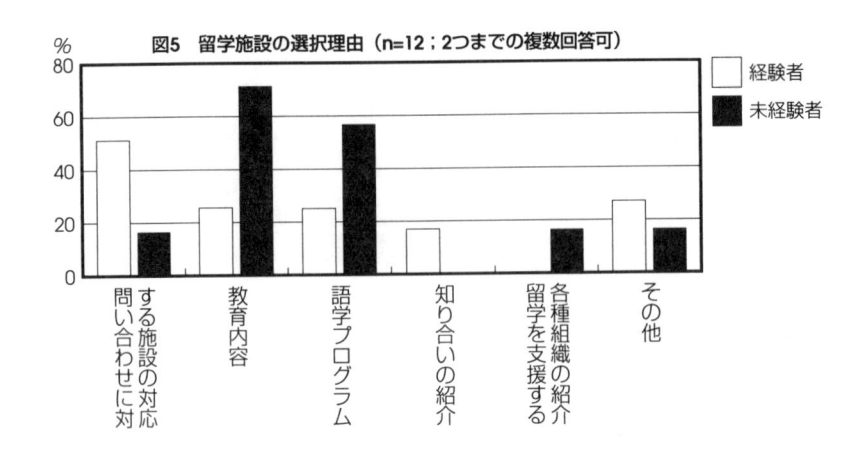

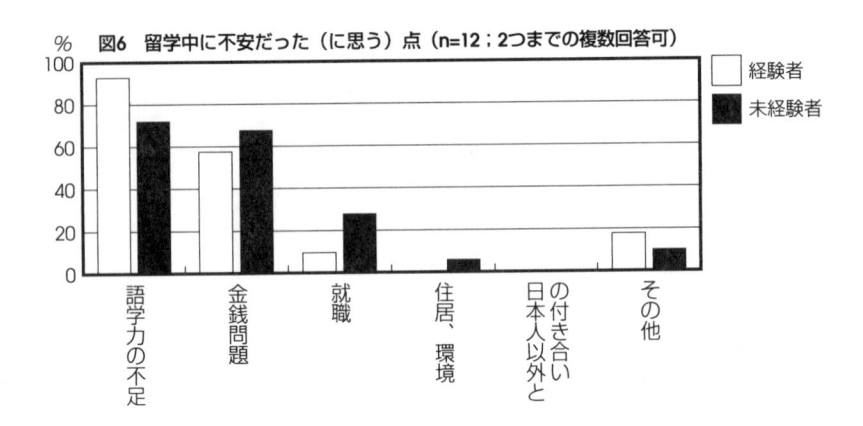

語学力の不足
金銭問題
就職
住居，環境
日本人以外と
の付き合い
その他

　期間は6ヵ月未満が2人（16.7％），6ヵ月以上1年未満が5人（41.7％），1年以上2年未満が2人（16.7％），2年以上が3人（25.0％）であった（図1）．留学前の臨床経験は5年間未満，5年間以上が共に5人（41.7％），資格を有していなかったあるいは取得中だった人は2人（16.7％）だった．

　留学前の語学力については，TOEFLの点数が450（133：以下（　）内はコンピュータ試験での点数）点以上500（173）点未満の人は6人

(50.0％), 500 (173) 点以上550 (213) 点未満が2人 (16.7％), 550 (213) 点以上600 (250) 点未満が4人 (33.3％) だった (図2).

留学費用については1980年以前の留学者2人 (16.7％) は共に150万円未満／年であり，1990年以降の留学者では，150万円以上200万円未満／年は4人 (33.3％)，200万円以上250万円未満／年は2人 (16.7％)，250万円以上／年は4人 (33.3％) であった．なお，1990年以降の留学者について，臨床留学と学部留学では留学費用に有意差はみられなかった (図3).

留学費用の助成については，2人 (16.7％) が何らかの組織から助成を受けており，他の10人 (83.3％) は助成を受けていなかった (図4).

留学中の相談相手については，留学地での友人を挙げた人が11人 (91.7％) と最も多く，親・親戚などの身内を挙げた人は3人 (25.0％) だった．何らかの留学支援団体を挙げた人はいなかった．

留学後の就職活動については，留学中に就職活動を行った人は3人 (25.0％)，帰国せずに海外で就職した人は3人 (25.0％)，現在留学中の人は4人 (33.3％)，その他2人 (16.7％) であった．帰国してから就職活動を行った人はいなかった．

また，就職先としては，現在留学中の4人を除き，日本以外の教育機関が1人 (12.5％)，日本以外の臨床現場が3人 (37.5％)，就職を行わなかった人が1人 (12.5％)，その他が3人 (37.5％) であった．日本の臨床現場あるいは教育機関に就職した人はいなかった．

再度の留学希望については，留学したいと答えた人が10人 (83.3％)，どちらでもいいと答えた人が2人 (16.7％) であり，留学したくないと答えた人はいなかった．

2. 留学未経験者についての検討

希望する留学先については，米国が12名 (66.7％)，カナダが2名 (11.1％)，オーストラリアが2名 (22.2％) であった．

3. 留学経験者および未経験者の意識の比較

　留学施設の選択，留学中に不安な点，留学先と日本との看護の相違点について，経験者の実際の理由と未経験者の現時点での考えを比較検討した．

　留学施設の選択では，留学経験者において最も多かった選択肢は「問い合わせに対する大学あるいは施設の対応がよかった」の6人（50.0％）であり，つづいて「教育内容が充実していた」「語学プログラムが充実していた」が共に3人（25.0％）だった．未経験者では「教育内容が充実している」が13名（72.2％），「語学プログラムが充実している」が10名（55.6％）であり，また，留学を支援する各種組織（民間ボランティア団体等）の紹介がある」と答えた人が3名（16.7％）いた（図5）．

　留学中に不安な点について，留学経験者，未経験者ともに最も多かったのは語学力の不足だった（順に11人（91.7％），13人（72.2％））．次に両群ともに多かったのは金銭問題だった（順に7人（58.3％），12人（66.6％））．留学後の就職については，経験者では1人（8.3％），未経験者では5人（27.8％）だった（図5）．

　留学先と日本との看護の相違点においては，留学先は日本と比較して「看護の専門性が高い」という質問に対し，留学経験者，留学未経験者ともにすべての人が「そう思う」「ややそう思う」と答えた．また，「看護の独自性が高い」という質問に対しては，経験者12人（100.0％），未経験者16人（88.9％）が「そう思う」「ややそう思う」と答えた．「看護の効率性が優れている」という質問に対しては，経験者では「ややそう思う」人が6人（50.0％）と多かったのに対し，未経験者では「そう思う」と積極的に評価していた人が9人（50.0％）と多かった．「看護の経済性が優れている」という質問には，経験者では「ややそう思う」人が7人（58.3％）と多かったのに対し，未経験者では「そう思う」とより積極的に評価していた人が7人（38.7％）と多かった．「看護者の担う責任が重い」については，経験者11人（91.7％），未経験者17人（94.4％）が「そう思う」「ややそう思う」と答えた（表2）．

表2 留学先の国の看護についての経験者の経験と未体験者の意識の比較　　　　（　）内は%

		そう思う	やや そう思う	あまり そう思わない	そう 思わない
看護の専門性が高い	経験者	11（91.7）	1（8.3）	0（0）	0（0）
	未経験者	15（83.3）	3（16.7）	0（0）	0（0）
看護の独自性が高い	経験者	9（75.0）	3（25.0）	0（0）	0（0）
	未経験者	15（83.3）	1（5.6）	2（11.1）	0（0）
看護の効果性が優れている	経験者	3（25.0）	6（50.0）	3（25.0）	0（0）
	未経験者	9（50.0）	5（27.8）	4（22.2）	0（0）
看護の経済性が優れている	経験者	2（16.7）	7（58.3）	3（25.0）	0（0）
	未経験者	7（38.9）	7（38.9）	4（22.2）	0（0）
看護者の担う責任がおもい	経験者	9（75.0）	2（16.7）	1（8.3）	0（0）
	未経験者	12（66.7）	5（27.8）	1（5.5）	0（0）

●さらなる調査の必要性と課題

　本調査では日本からの看護留学についての基礎資料を得ることができた．留学費用については，1年間に250万円以上かかると回答した人が4人（33.3％）もいた．助成を受けていた人もごく少なく，ほとんどが私費留学を行っている現状が明らかとなった．本調査の対象者の中にも，金銭的に学位取得まで学生を続ける余裕がないため，学位取得を断念するかもしれないとの意見もあった．今後の看護教育の向上のためにも，公的機関による経済的支援を拡大することが望まれる．

　また，本調査において，留学経験者が日本以外に就職の場を得ていることが明らかとなった．留学経験者の意見に「日本の現場は留学経験者をうまく活用できていない」という指摘があったように，本調査では明かではないが，日本にはまだ看護留学者を受け入れる体制が整っていないことが予想される．

　大部分の調査対象者が留学先の看護について肯定的に評価していたことから，今後，留学者の評価している海外の看護の肯定的な面を日本の

看護に最適な形で取り入れていくために，海外の看護と日本の看護との比較分析を続けていくとともに，留学経験者の知識を日本の臨床現場及び教育機関に生かしていくことが必要と考える．

　本調査でも，日本と留学先あるいは留学希望先の看護の相違について質問した．その結果，看護の効率性について，米国，オーストラリア等の看護は看護助手，准看護婦，看護婦，専門看護婦の役割分担が明確であり，それぞれの職務範囲の範疇でプライドをもって仕事をしているという肯定的な意見がある一方で，効率を重視し，長時間勤務を排除していることで，看護者の交代が頻繁になり，申し送りが円滑に行われていないとの指摘もあり，この点においては更なる調査が必要である．

　留学中に最も不安な点として，留学経験者，未経験者ともに，語学力の不足を最も挙げていた．様々な地域的特徴のある言語を話す患者に対応できる能力を日本で身につけるためには，留学者向けの語学カリキュラムをさらに検討する必要がある．その他では，受け身の日本教育に対して，留学先では積極的な姿勢が求められたことに戸惑ったという意見もあった．また，集団精神療法，家族精神療法の実習先の選定及び交渉等といった実習の企画を個人で行わなければならないことの困難さについての指摘もみられた．したがって，今後留学先で困難に直面した際に相談することのできる何らかのネットワークの構築が期待される．

謝辞　今回の調査にご協力いただきました看護学生国際交流研究会の荒木義人様，また，本調査にご協力いただきました調査者の皆様に深謝いたします．なお，紙面の関係上，すべてのデータを掲載できなかったことをお詫びいたします．

【参考文献】
1) Julian, Mary Ann. Keane, Anne. Davidson, Kristin. Language Plus for International

Graduate Students in Nursing. Image—the Journal of Nursing Scholarship. 31 (3) :289–293, Third Quarter1999.
2) Yi M. Jezewski MA. Korean nurses' adjustment to hospitals in the United States of America. [Journal Article] Journal of Advanced Nursing. 32 (3) :721–9, 2000 Sep.
3) http://www.abc.or.jp/kango/kango_top.html
4) http://members.aol.com/usnurseelly/ML.form.html

資料1　アンケートからのコメント集

留学先施設名（2人は空欄）

- University of Minnesota, School of Nursing; University of California, San Francisco, School of Nursing
- La Trobe University, Melbourne, Australia
- Glendale Community College, CA
- The University of Iowa, College of Nursing
- Los Angeles Pierce College, California State University, Northridge
- University of Wollonogong, University of Newcastle
- Becker college, Worcester, MA
- Janet Wattle Center, Illinois
- Loma Linda University School of Nursing
- Rio Hond College

留学先施設を選択した理由

- 環境
- ボランティアとして臨床経験をさせてくれる場所だったから．
- 近くの community college で，普通科目をとっていたから．
- 修士の時には，知っている方がその大学を卒業されていて，アメリカの大学の先生が留学生に慣れており，周りからのサポートが得られると考えたから．博士の時には，その大学の先生と他の機会を通じて知り合いになっており，サポートが十分に得られ，学ぶ機会になると思ったから．
- 当初，語学学校に入学したが，決め手は学費が安かったから．

留学の際の資金調達の一例（修士，博士留学：1970年代留学）

- 修士留学
　看護職として就職していた大学病院では看護留学は休職扱いとなり，給与の半額（120万円）が支給される
　給与分の残りの半分は無利子のローンとして病院から貸与される
　留学先の大学で女子留学生を対象にした奨学金を出している団体に応募して約800ドルの奨学金を受ける
- 博士留学
　看護協会から720万円の奨学金を受ける
　卒業後，アメリカの教育，研究，または精神衛生を対象にした病院等の臨床において，支給を受けた期間と同期間フルタイムで働けば返還しなくてよい

という条件の下，米国政府のNIMH（National Institute of Mental Health）から大学院で学ぶ学生に対する奨学金を約700ドル／月×3年間受ける．

留学未経験者からみた希望する留学先の看護についての意識（米国のみ）
・看護の教育水準が高く，整っていると思う．
・教育体制が整っている．
・基本的に保険のしくみが違う．特にアメリカの病院を見てると一般の企業同様に"ビジネス"をしているとおもう．

留学経験者からみた留学先の看護についての意識
・それぞれの立場で，看護が展開されている．その中での優劣はなく，それぞれが自分の仕事に誇りをもっている．准看であれば，その人の仕事の範囲は決められており，もっといろいろな仕事がしたければ，勉強をして，ステップアップしていかなくてはならない．日本のように，経験年数が重要視されていたり，感情的な足の引っ張り合いや，根回し作戦など必要なく，実力勝負である．
・何種類も看護婦の種類があって，看護者の中でも仕事の分担が整備されている．
・臨床現場での看護者の数（対患者）の割合が日本の3倍以上あるので，日本にくらべると時間的に患者に関わる時間が長くある．また，看護助手，准看護婦，看護婦，専門看護婦の役割分担がハッキリしていて，みんな自分の職務範囲の範疇でプライドをもって仕事をしていて，効率的である．
・ケアということに関して言えば，日本の看護婦さんは良くしていると思います．まだ，実習していないので友達からの情報でしかないのですが，ここでは，効率よくということで長期勤務があまりないようです．でも，入院した人からするとどんどん看護婦が交代してしまい，不安を感じたそうです．また，いいかげんなところもあり，お願いしたことが次の人に申し送られていなかったことも多かったそうです．そう考えると，日本の'情'の部分は大切かなとも思います．
・留学して，外の世界を体験してみると，看護に限らず，日本の医療界がいかに閉鎖的であったのかがよくわかる．留学中は，自分がいろいろなことを吸収して，知識が広がっていくことが実感としてよくわかる．そのあと帰国して，自分が学んだ知識を活かしたくても，奇異の目で見られたり，経験重視のヒエラルキーのなかでは，はじき出されてしまう．

資料2-1　アンケート調査票（留学経験者用）

――あなたの看護留学経験についてお聞きします．
（問1）あなたの留学は以下のどれにあてはまりますか？　あてはまるもの全てを以下の選択肢からお選びください．
●学士入学　　●修士入学　　●博士入学　　●臨床留学

（問2）あなたが留学を決意した最も大きな理由は何ですか？　あてはまるものを以下の選択肢から2つまでお答えください．
●留学した国の言語を習得するため　　●留学した国の看護を学ぶため
●学位取得のため　　●その他→具体的に

（問3）あなたの留学の期間はどれくらいでしたか？　留学中の方は今後予定されている期間も含めてお答えください．また，複数回留学された方は，全ての合計でお答えください．
●1ヵ月以上6ヵ月未満　　●6ヵ月以上1年未満
●1年以上3年未満　　●3年以上

（問4）あなたが最初に留学されたのはいつですか？　留学を開始した年でお答えください．

（問5）留学された国はどこでしたか？　複数回留学されていた方は全てをお答えください．
●アメリカ合衆国　　●カナダ　　●オーストラリア　　●イギリス
●その他→具体的に

（問6）あなたが最初に留学された時の年齢はおいくつでしたか？
●20歳未満　　●20歳以上25歳未満　　●25歳以上30歳未満
●30歳以上

（問7）あなたが最初に留学を決意されてから，実際に留学のために出国するまで，どれくらいかかりましたか？　複数回留学された方は，最初の留学についてお答えください．
●6ヵ月未満　　●6ヵ月以上1年未満　　●1年以上2年未満
●2年以上

（問8）留学前に看護婦，保健婦あるい助産婦として働いていた経験がありますか？　複数回留学された方は，最初の留学についてお答えください．

（問9）留学先（国，大学あるいは施設等）を選択した理由は何ですか．最もあてはまるものを，以下の選択肢から2つまでお答えください．
- ●教育内容が充実していた　●語学プログラムが充実していた
- ●問い合わせに対する大学あるいは施設の対応がよかった
- ●知り合いの紹介だった
- ●留学を支援する各種組織（民間ボランティア団体等）の紹介だった
- ●その他→具体的に

（問10）あなたの留学先（大学あるいは施設等）はどちらですか？　よろしければ下記の空欄に全てお書きください．

——次に，留学前あるいは留学中の英語についてお聞きします．
（問11）初めての留学以前に，TOEFLを何回受験した経験がありましたか．

（問12）留学以前に受けられたTOEFLで，最も高かった点数を以下の選択肢からお答えください．なお，（　）内はコンピュータ試験での点数です．
- ●450（133）点未満
- ●450（133）点以上500（173）点未満
- ●500（173）点以上550（213）点未満
- ●550（213）点以上600（250）点未満
- ●600（250）点以上
- ●受けたことがなかった，あるいはTOEFLの存在を知らなかった

——次に，留学中の生活についてお聞きします．
（問13）留学中で，困ったことは何ですか．以下の選択肢から2つまでお答えください．
- ●語学力の不足　●日本人以外との付き合い
- ●食事，住居等，環境の問題　●金銭問題　●留学後の就職問題
- ●その他→具体的に

（問14）留学中に困ったことが起きたときに相談をしていたのは誰ですか？　以下の選択肢から2つまでお答えください．
- ●親，親戚などの身内　●友人
- ●留学を支援する各種組織（民間ボランティア団体等）　●その他→具体的に

(問15) 留学期間を通して，どれくらいの金額がかかりましたか？ 学費あるいは研修費及び大学に支払う諸経費，教科書・教材代，部屋代・食費，医療保険代，雑費等，全ての出費を合計したものをお答えください．なお，1年以上の留学の方は，1年間でかかる費用についてお答えください．
- 100万円未満
- 100万円以上150万円未満
- 150万円以上200万円未満
- 200万円以上250万円未満
- 250万円以上

(問16) 留学期間を通して，奨学金や助成金を受けましたか？ 2つ以上の奨学金あるいは助成金を利用していた方は，全てをお答えください．
- 財団法人木村看護教育振興財団
- 財団法人日米医学医療交流財団
- 財団法人国際看護婦協会
- 財団法人笹川医学医療研究財団
- 米国財団法人野口医学研究所
- その他→具体的に
- 利用していない

(問17) 留学期間を通して，どれくらいの金額の奨学金あるいは助成金を受けましたか？ 2つ以上の奨学金あるいは助成金を利用していた方は，全てを合計してお答えください．
- 50万円未満
- 50万円以上100万円未満
- 100万円以上150万円未満
- 150万円以上200万円未満
- 200万円以上250万円未満
- 250万円以上

——次に，留学後の生活についてお聞きします．

(問18) 留学後の就職について，いつ頃就職活動を行いましたか？
- 留学中に就職活動を行った
- 帰国してから，就職活動を行った
- 帰国せず，海外で就職した
- 現在留学中である
- 就職しないため，就職活動は行わなかった
- その他→具体的に

(問19) あなたは留学後，どのような仕事につかれましたか？ 複数ある方は最も長期間働いていたもの1つをお答えください．
- 日本の教育機関
- 日本の臨床現場
- 日本以外の教育機関
- 日本以外の臨床現場
- 現在，留学中である
- 就職しなかった
- その他→具体的に

——次に，日本との比較やあなたの留学全般についてお聞きします．

(問20) あなたが留学した国と日本の看護とを比較した際，最も大きな違いは何だと思いましたか？
日本の看護と比較すると，あなたが留学した国の看護は

	そう思う	ややそう思う	あまりそう思わない	そう思わない
看護の専門性が高い	☐	☐	☐	☐
看護の独自性が高い	☐	☐	☐	☐
看護の効率性が優れている	☐	☐	☐	☐
看護の経済性が優れている	☐	☐	☐	☐
看護者の担う責任が重い	☐	☐	☐	☐

上記項目以外にございましたら，下欄に自由にお書きください．

（問21）もう一度機会があったら留学したいと思いますか？
●したい　　●したくない　　●どちらでもいい

（問22）問21に関して，あなたは何故もう一度機会があったら留学したい，あるいはしたくない，あるいはどちらでもいいと思いますか？　下欄に自由にお書きください．

──最後に，あなた自身についてお聞きします．
（問23）あなたの性別をお答えください．
●男　　●女

（問24）あなたの現在の年齢をお答えください．
●20歳未満　　●20歳以上30歳未満　　●30歳以上40歳未満
●40歳以上

資料2-2 アンケート調査票（留学未経験者用）

――看護留学に対するあなたの意識についてお伺いします．
（問1）あなたは現時点において以下のどの留学を考えていますか？　あてはまるものを以下の選択肢から1つお答えください．
● 学士入学　　● 修士入学　　● 博士入学　　● 臨床留学

（問2）現時点において，あなたが最も留学したい国はどこでしたか？
● アメリカ合衆国　　● カナダ　　● オーストラリア　　● イギリス
● その他→具体的に

（問3）留学前に看護婦，保健婦あるいは助産婦として働いていた経験が必要だと思いますか？

（問4）留学先（国，大学あるいは施設等）はどのような理由を重視して，選択しようと考えていますか？　最もあてはまるものを，以下の選択肢から2つまでお答えください．
● 教育内容が充実している　　● 語学プログラムが充実している
● 問い合わせに対する大学あるいは施設の対応がよい
● 知り合いの紹介がある
● 留学を支援する各種組織（民間ボランティア団体等）の紹介がある
● その他→具体的に

――次に，留学先での生活についてお聞きします．
（問5）留学を考えた時，現時点で最も不安に思うことは何ですか．以下の選択肢から2つまでお答えください．
● 語学力の不足　　● 日本人以外との付き合い
● 食事，住居等，環境の問題　　● 金銭問題　　● 留学後の就職問題
● その他→具体的に

――次に，留学についての意識についてお聞きします．
（問6）あなたが留学したいと考える国と日本の看護とを比較した際，最も大きな違いは何だと思いますか？
日本の看護と比較すると，あなたが留学したいと考える国の看護は

	そう思う	ややそう思う	あまりそう思わない	そう思わない
看護の専門性が高い	□	□	□	□
看護の独自性が高い	□	□	□	□
看護の効率性が優れている	□	□	□	□
看護の経済性が優れている	□	□	□	□
看護者の担う責任が重い	□	□	□	□

――最後に，あなた自身についてお聞きします．
（問7）あなたの性別をお答えください．
●男　　●女

（問8）あなたの現在の年齢をお答えください．
●20歳未満　　●20歳以上30歳未満　　●30歳以上40歳未満
●40歳以上

| ジュニアレポート ——未来への扉 |

オーストラリアのマクドナルドハウスを視察して

東海大学大学院健康科学研究科　保健福祉学専攻修士課程　**鈴木志保**

　難病の子供を抱える親にとって、自宅から離れた土地での治療は精神的・経済的にも大きな負担となる。今回オーストラリアの患者家族のための宿泊施設であるマクドナルドハウスを視察する機会を得たので報告する。

　この施設はマクドナルド社の関連団体であるRonald McDonald House Charitiesにより建設され、Ronald McDonald House Charities・病院・地域のボランティアの連携によって運営がなされている。オーストラリアと日本ではマクドナルドハウスや、病院や医療スタッフをはじめとする医療を取り巻く環境にも大きな違いがみられた。その要因を・医療システム・医療に対する考え方・ボランティア、チャリティーなどに対する現状の3点から考察した。

　現在日本でもマクドナルドハウス第一号が建設中である。「病気のとき、困った時ほどよりよい環境を提供すべきだ」という考え方にもとづくオーストラリアの医療から学ぶべき点は多い。

サポートハウスができるまで

　医療技術の進歩により、かつては治療が難しいとされていた小児がんや心臓病なども、現在では治療が可能になってきている。高度医療を行う「特定機能病院」は2000年現在81ヵ所[1]あるがこれらのほとんどが大都市に集中している。そのため難病の子供を抱えた親は自宅近くで医療を受けることが不可能な場合、幼い子供を連れて治療のために遠方から出てこなければならない。この場合、家族は二重生活を強いられることとなり、精神的な面だけでなく、経済的にも大きな負担を強いられることが指摘されている[2]。

　そのような中で家族の大きな力となるのが「サポートハウス」と呼ばれる患者家族のための宿泊施設である。このサポートハウスはアメリカで始まり、その後、世界中に広まった。サポートハウスは一

巨大企業がスポンサーになっているものやボランティア組織によって運営されているものまで様々な形で運営されており，日本では1993年にボランティア団体によって第一号のサポートハウスがオープンし，それ以来各地で建設への活動，また運営がなされていた[3]．

2000年3月16日から21日まで，オーストラリアのマクドナルドハウスを見学する機会を得た．この施設は難病を抱える子供とその家族のためにマクドナルドが中心となって支援を行っているサポートハウスである．マクドナルドハウスは小児への高度医療を行うそれぞれの病院の敷地内にあり，その中で今回私が見学に訪れたのは，

Royal Women's Hospital
Mater Children's Hospital
Sydney Children's Hospital
The New Children's Hospital

のRonald McDonald House 4ヵ所である．

Ronald McDonald House について

マクドナルドハウスの歴史は1974年，アメリカのフィラデルフィアのフットボール選手であるフレッド・ヒル氏の娘キム（当時3歳）が白血病になったことから始まる．娘の入院中に彼が目にしたものは，狭い病室で子供の傍らに折り重なるようにして寝ている母親，自動販売機で食事をすましている家族であった．彼自身もまた，病院が自宅から離れていたために精神的・経済的問題を抱えていた．

そこで彼は病院の近くに家族が少しでも安らげる宿泊施設ができないものかと考え活動を開始した．その結果，病院の近くのRonald McDonaldの店のオーナーや医師らが協力し，募金活動を行い，第一号のRonald McDonald Houseが1974年に誕生した．その後この活動は広がりを見せ，1999年には世界19ヵ国，200ヵ所にマクドナルドハウスが開設されている[4]．

今回私が訪れたオーストラリアには現在10ヵ所のマクドナルドハウスが運営されている[5]．それぞれの施設ごとに若干の違いはあるものの基本的には施設の土地は各病院との間で，低額または無償でのレンタルがされており，建設費と運営費の一部をRonald McDonald House Charitiesというマクドナルド社の関連団体が提供しているという形が一般的である．

マクドナルドハウスには有償のスタッフとしてハウスマネージャーが常駐し，入居希望者の受付や滞在家族の相談等の業務に当たっている．施設の運営は基本的に無償の地域のボランティアが中心となって担っており，掃除や家族のための食事の世話，病院に入院している患児の兄弟の面倒を見る等，様々な形で活動を

していた．

このボランティアコーディネートもハウスマネージャーの重要な役割の1つであり，ボランティア採用には独自のマニュアルが用意されている．

利用者の国籍，経済状況によっても違いがあるが，ほとんどの患者家族には政府から付き添い料としてマクドナルドハウスの滞在費が支払われるため，利用者が支払う経費は基本的に無料または1泊20オーストリアドル程度（日本円で約1400円）である．また患者家族が住む地域によってはマクドナルドハウスまでの交通費も国から補助がなされるとのことであった．

マクドナルドハウスと病院の関係

Royal Women's Hospital Ronald McDonald House, Sydney Children's Hospital Ronald McDonald Houseではマクドナルドハウスと病院との協力関係を間近で見ることができた．Royal Women's Hospital Ronald McDonald Houseはブリスベンの広大な敷地に佇む王立の各専門病院群の1つである産婦人科病院敷地内にあり，運営はこのRoyal Women's Hospitalの代表者，マクドナルド社のライセンス経営者，地域住民からなる委員会によって運営されている．利用対象家族は早産のため病院に入院している患者の家族と退院後の母親が80％，また小児病院の重傷患児の家族が20％である．1995年のオープン以来4年間で約4000家族，延べ1万人以上を受け入れている．

オーストラリアの医療システムではまずかかりつけ医にかかった後，専門病院へ紹介されることがほとんどであり，この病院でも患者は入院加療が必要となったと同時に，主治医やソーシャルワーカーからマクドナルドハウスを紹介される．よって家族は患者の入院予定に従ってその場で利用を申し込むことができる．また退院後の検診の際にも利用することが可能で，次回の滞在予定を予約して自宅に帰る利用者がほとんどであるとのことだった．

また滞在中の家族に専門家の援助が必要であるとハウスマネージャーが判断した場合，すぐに病院に連絡が取られ，病院から担当のソーシャルワーカーが家族の精神的ケアにあたるシステムが確立されていた．

Sydney Children's Hospital Ronald McDonald Houseではマクドナルドハウスの他に病院を見学させてもらうことができた．見学当日にマクドナルドハウスと病院が近かったので，病院も見学させていただきたいと申し出たところ，翌日までに病院のスタッフと相談し，見学プランをコーディネートしておくと返事をもらい，翌日あらためて病院を見学させてもらった．

当日はコーディネートという言葉の通り，病院のスタッフとハウスマネージャ

一の2人に先導され，彼らが計画してくれたプラン通りの道順で病院内を見学．病院の中にはRonald McDonald House Charities Care by Parent Unitというマクドナルド社の支援によって運営されている12の個室を備えた病棟があり，治療中の患児が両親とともに入院生活を送ることができる．これは子供の治療においては両親によるケアが一番良いという考え方に基づき運営されており，基本的に処置や医療ケアは病棟内の処置室で行い，医療スタッフは病室に入室することはない．

マクドナルドハウスが「病院近くのわが家」[3]であるならば，このUnitは「病院内のわが家」である．患者によっては平日をこの病棟で家族と過ごし，Unitが閉まる週末はマクドナルドハウスで生活をするということであった．また病院内にはゲーム会社の支援により，ところ狭しとテレビゲームが並ぶ「プレイルーム」や，美術館のような壁画が生徒を迎える，院内小学校と中学が併設されていた．

また子供たちに恐怖心を与えるということで医師や看護婦は白衣を着用しておらず，唯一出会った白衣を着た医師は，クレヨンで落書きをした白衣にウクレレを持ち，歌を口ずさみながら歩くピエロの姿であった．「今日は何かイベントがあるのか？」と聞くと，「子供たちが喜ぶから暇ができるとこの変装をして，診察を兼ねてプレイルームへ子供たちを見に行くのです」という返事が返ってきた．

また病院のチェアマンである医師が，病院と患者にとってマクドナルドハウスの存在の大きさを話してくれたが，見学後にマクドナルドハウスの宣伝ビデオを見ているとその画面に笑みを浮かべながらマクドナルドハウスのための寄付を呼びかけるその医師の姿が映っていた．この病院は私立病院ではなく，王立の病院であるが，一企業の広報ビデオに出演し，寄付を訴える姿に病院とマクドナルドハウスの関係の深さを感じた．

日本のサポートハウスの状況

日本のサポートハウス運動は主にボランティア団体によって行われてきた．ボランティアによって運営されている団体のひとつにNPO団体であるファミリーハウス運営委員会がある[6]．

1991年に始まった国立がんセンターの小児病棟の患者会である6A母の会の運動によって設立され，現在では委員会によって7施設が運営されている．このようなボランティア団体によるハウス設立運動は各地に展開され，現在では地域のボランティア，教会，患者団体や，国の補助を受けた病院により合計約60の施設が運営されている．

1991年に会では厚生省に対し病院で行ったアンケートの結果を携えて要望書を提出したが，その答えは「東京に来な

くても近くに良い病院があるでしょう」であった．しかし運動が広がるに従って，92年6月には「国がやるべきことをみなさんがやってくださっている」という言葉が厚生省関係者から聞かれるようになり[3]．厚生省は1998年度第三次補正予算によって慢性疾患児家族宿泊施設のための19億円の支出を決定し，全国40ヵ所に建設ための補助を行った．

しかし，土地の確保と運営に予算は使用できず，また補助の対象が「設置に必要とする小児病棟のある病院」のみに限定されているため，民間団体が補助を受けることは不可能である等の問題点がある．

日本のサポートハウスの特徴はその運営のほとんどが個人の善意，または個々の団体の努力によってなされている点である．前述の通り，今回視察した4ヵ所のマクドナルドハウスはすべて土地を病院からほぼ無償のレンタルで獲得し，建設費をマクドナルド財団が負担，運営費用は財団と地域の有力企業や有力者，そして運営のためのマンパワーはボランティアが担っている．日本ではこれらほとんどをボランティアが担っているのである．

マクドナルドハウスのみならず，見学先の病院の中でもオーストラリアと日本では大きな違いがあるような印象を受けた．スタッフとすれ違うたびに「どこから来たの？ ようこそ」という声が飛び交うオーストラリアの医療現場と3時間待って3分診療と呼ばれる日本の医療現場，なぜこのような違いが生まれるのであろうか？

日本とオーストラリアの医療の違い

日本とオーストラリアの医療について考えるにあたって，まずサミット参加7ヵ国にオーストラリア，スウェーデンを加えた9ヵ国中での医療水準，医療費，医療従事者数という視点から2国を比較してみたいと思う．

国民の医療水準を表わす指標として一般的に用いられている平均余命と乳児死亡率を見てみると，平均余命はオーストラリア75.9年（3位），日本77.2年（1位），乳児死亡率（出生1000対）はオーストラリア5.0人（5位），日本3.6人（1位）であることから[表1]オーストラリアも日本も医療水準は高いと言える[7]．

一方，医療費（対GDP比）はオーストラリア8.5％（5位）と日本7.6％（7位）と大差はなく[表1]，アメリカ（13.6％）やドイツ（10.6％）に比して医療費は低い水準に抑えられていることがわかる[7]．

さらに，医療スタッフの数を見てみると医師数は人口1千人当たりオーストラリア2.5人（6位），日本1.9人（8位）である[表1]．9ヵ国中7ヵ国が人口1千人当たりの医師数2.0人以上という水

表1

	オーストラリア	カナダ	フランス	ドイツ	イタリア	日本	スウェーデン	イギリス	アメリカ
総人口（100万人）2000	18.8	30.7	59.1	82.7	57.2	126.4	8.9	58.3	277.8
平均余命 1997/98	75.9	75.8	74.6	74.5	75.3	77.2	76.9	74.6	73.9
乳児死亡率 1997/98	5	5.5	4.7	4.7	6.2	3.6	3.6	5.7	7.2
人口1千人あたり医師数	2.5	2.1	3	3.5	5.9	1.9	3.1	1.7	2.7
医療費対GDP比	8.5	9.5	9.6	10.6	8.4	7.6	8.4	6.7	13.6

資料：OECD Health Data 2000
　　　Compendium of Health Statistics, 11th Edition 1999
出典：「厚生の指標」2001年2月

準を保っており，その中で2.0人以下は日本とイギリスのみである．

　以上まとめると，日本の医療はマンパワーや経済的な面はそれほど充実していないのにもかかわらず，見かけ上は欧米並の高い医療水準を保っていると言える．言い換えれば，医師のみならず，看護婦などのコ・メディカルも少ない中で，医師は医療に従事している．この点がオーストラリアを含めた欧米諸国と日本の医療の違いの一因となっていると思われる．

　また，病気に対する考え方の違いも大きな要因の1つであると思われる．オーストラリアでは「病気の時や困った時ほど良い環境を患者に提供すべきだ」という考え方が医療スタッフ，一般市民にまで浸透し，そのための環境を提供することを医療施設だけではなく，企業，市民，地域が支えるという考え方が一般的である．

　この考え方はマクドナルドハウスや，24時間の通訳サービスや病院設備の充実ぶり，またボランティアの多さからも見て取ることができる．一方，日本では近年病院ボランティアが導入され始めたとは言え，今でも「病気の時ぐらい我慢するのが当然だ」「病気なのだから家族と離れても仕方がない」という考え方が一般的であるように思われる．

　さらに，チャリティーに対する寄付制度の違いがある．Royal Women's Hospital Ronald McDonald Houseには「Coca Cora Sweet」というプレートが掲げられた部屋がある．これはこの部屋がCoca Coraの支援によって作られたことを意味している．

　先に述べた通り，マクドナルドハウスにはマネージャーが有償のスタッフとして常駐しているが，このマネージャーの

重要な役割の1つは企業や地域の有力者から寄付を集めることである。マクドナルドハウスの運営費は利用者からの滞在費（家族へは政府から支給されるため家族の負担はほとんどない），チャリティーイベントにおける募金活動や地域の企業や一般市民からの寄付によるところが大きく，マクドナルドハウスの広報誌には寄付金額ごとに人名・企業名が掲載されている[8]。またホームページ[6]を見ると，マクドナルドハウスへの寄付が免税措置の対象となることが明記され，寄付の呼びかけがなされている．

日本でもようやく98年に特定非営利活動促進法（NPO法）が成立したが，オーストラリアではNPO・NGOに対する寄付金への免税措置を含め，こうした団体への法律上の整備が進んでいる[9]．人口約1800万に対しNPO・NGOセクターでの雇用は10万人程度であり[10]，これらへの個人の寄付金が96-97年ベースで約13.9億ドル[11]に達することから見ると，いかにNPO・NGOの活動が社会に浸透しているか理解できる．

今後の課題

日本でも2001年11月に国立成育医療センターの隣接地に日本第一号のマクドナルドハウスがオープンする予定である．設立母体となるドナルド・マクドナルドハウス・チャリティーズ・ジャパン・デン・フジタ財団ではマクドナルドハウス建設の他に，同じ目標のため活動を行っているボランティア団体への活動資金助成やボランティア育成のための国内外研修の助成を行っている[4]．

病気の子供を持つ親の会から始まったサポートハウス設立運動は厚生省を動かし，ついに巨大企業が事業に乗り出す段階まで進歩を見せた．医療を取り巻く環境がハード面で変化を見せても，医療を取り巻く社会や実際の現場で働く医療スタッフ，また医療を支える一般市民等，ソフト面が変化していくことが必要なのではないだろうか．

「病気のとき，困った時ほどよりよい環境を提供すべきだ」というオーストラリアの医療に対する姿勢から我々が学ぶべき点は多い．

【参考文献】

1) http://www.mhlw.go.jp/search/mhlwj/mhlw/topics/medias/i-med/0009/26.html
2) 山川恵理佳：骨髄移植患者家族のための宿泊施設の設立に取り組んだソーシャルアクション報告，医療ソーシャルワーク，第32集，72号，p18-21，1998
3) 岩井啓子：『病院近くのわが家』，朝日ソノラマ，1998
4) 財団法人ドナルド・マクドナルド・ハウスチャリティーズ・ジャパン・デン・フジタ財団；マクドナルドハウス創刊号，1999
5) http://www.rmhc.com/about/index.html
6) http://plaza13.mbn.or.jp/~familyhouse/
7) 府川哲夫，竹村真治；厚生の指標，第48巻，第2号，p3-11，2001

8) Ronald McDonald House Charities; Ronald McDonald House Charities Annual Report 1998
9) 石村耕治:『オーストラリアのNPO法制と税制の構造』, 法律文化社, 1999
10) Charitable Organizations in Australia 1995 report No45
11) http:/www.auscharity.org/giving.html

BUMC移植プログラムでの学習

東京大学医学部6年 **上田高志**　　岡山大学医学部6年 **松田佳子**

2001年3月18日から2週間、JANAMEF評議員の北嘉昭先生の御厚意により、DallasにあるBaylor University Medical Center (BUMC) において主に肝臓移植医療について学ぶ機会をいただきました.

今回の訪問の目的は、(1)すでに通常の医療として定着しているアメリカでの移植医療を見学することによってシステムの充実を実感すること、(2)アメリカで主流の脳死肝移植を見学し、日本の生体肝移植と比較、考察することでした.

全米第二位の肝移植プログラム

現在アメリカでは約120の移植プログラムによって年間約5000症例の肝移植が行われています. 肝移植のメッカは肝移植の生みの親ともいわれるDr. Thomas Starzl率いるPittsburgh大学と言われていますが、BUMCの肝移植プログラムは全米でPittsburgh大学に次いで2番目の規模の成人用肝移植プログラムで、Goran Klintmalm教授をDirectorとし、Assistant Director2人、staff 2人、fellow数人によって年間約150例の肝移植が行われています.

教授によると、年間150件という数字には意味があり、医師患者関係において、より親密な関係でやっていくための最大数であるとのことでした. つまり、移植手術後のフォローにおいて、どの患者さんが病院に来ても、スタッフは顔を見ただけで瞬時にその人の病歴、家族歴、治療状況などを具体的に細かく想起できなければいけないということで、そのためには年間150件以上には増やすことはできないそうです.

ちなみにGoran Klintmalm教授はスウェーデン出身の移植外科医であり、Thomas Starzl教授のもとでFellowshipを修めた経歴をもっています. そしてDr. Klintmalmは正確にいうならばアメリカでレジデントを修了しておらず、専門医

の資格をアメリカにおいては持っていないといえるかもしれませんが，Klintmalm教授は現実にアメリカで2番目の規模の移植プログラムを指揮しています．アメリカの懐の深さとDr. Klintmalmの優秀さがうかがい知れるのではないかと思います．

実習初日

BUMCでの実習が始まると，最初にポケベルが渡されました．日本の病院実習では先生方が持っているのを見て少し憧れをいだいていたので，渡されたときは妙にうれしかったものです．ポケベルを渡された理由は，広い病院で迷子にならないようにという心配からではなく，移植は真夜中に行われることも多く，その場合に私たちを呼び出してくれるためでした．

脳死からの移植では手術の予定がたたないことが多くあります．交通事故などで脳死者がでればその都度臓器を取りに行き，真夜中であっても手術をしなくてはなりません．実際，私たちの滞在中も，真夜中に2件の肝移植，次の昼にまた肝移植が1件とハードスケジュールに追われたことがありました．このように，計画的に移植手術を行うことが不可能である点は，脳死からの移植において医師にとっても患者にとっても大変なことの1つでしょう．

充実した患者サポート

現在のアメリカの肝移植においては，患者は移植リストに掲載されて候補者となったとしても，約6ヵ月間の待機期間を経なくては自分の順番がまわってきません．また，移植後も免疫抑制剤を服用しながら拒絶と闘わなくてはならず，肉体的，精神的負担は大きいものがあります．しかし他方で，stressfulな状態にあるレシピエントの生活をサポートするシステムが充実していることに私たちは驚かされました．

BUMCでは，待機患者用に病院に隣接して格安でTwice Blessed Houseと呼ばれている家具つきマンションが提供されます．スタッフについては，移植プログラム専属の担当内科医，Pretransplant Coordinator，Posttransplant Coordinator，Social Worker，Nutrition Specialist，Housing Coordinator，精神的，宗教的な相談に応じるChaplainといった，衣食住や精神面のケアが徹底して行われています．さらにレシピエントの集会も週に一度行われ，同じ境遇にある人々と共感を持つことによって大きな心の支えとなっているようです．

入院患者に対しては，1日2回，定刻の回診が行われます．回診中，DirectorまたはAssistant Director，Fellow，Resident，Nurse Practitioner（Nurseではあるが，より専門的な教育を受けている），Nurse，Coordinatorら全員で患者の

状況についてそれぞれの専門的見地から活発に意見を交換し合い，それに基づいてDirectorあるいはAssistant Directorが検査値の変化などについて患者と家族に説明し，彼らからの質問に答えたりします．

毎回ほぼ定刻なので，患者の家族にとっても，その時間に病院に来て，医師の説明を患者と一緒に聞いたり，相談したりすることができます．このような患者の立場に立った，心身両面に対応する24時間体制ともいえるサポートによって，患者さんたちが明らかな満足感を持っていることは，私たちの目にはとても新鮮に映りました．

実際に体験した1症例

ダラスには国内線専用空港であるLove Field Airportがあります．私たちはこの空港から臓器摘出に参加する機会に恵まれました．昼過ぎ，移植外科医1人，レジデント1人，臓器獲得コーディネータ1人と私たち2人のチームでBUMCを出発，小型飛行機で30分，専用バスを乗り継いで目的のヒューストン郊外の病院に到着しました．手術室では脳死状態のドナーがすでに手術台に横たわっていました．交通事故だったそうです．臓器摘出の際には，私たちはobserverという立場でしたが，特別に手洗いをして手術に参加することが許されました．午後3時，心臓，肝臓，腎臓が迅速に取り出されました．150kgという体格のせいか，肝臓の大きさは日本で見ていたものと比べると2倍は軽くあろうかという巨大なものでした．

午後8時，臓器はそれぞれ保存液とともにクーラーボックスにつめられました．その後，再び専用バス，小型飛行機と乗り継いで，午後10時30分，BUMCの手術室に肝臓は届けられました．レシピエントの手術はすでに始まっており，バックテーブルで移植外科fellowがドナー肝の肝門部の脈管を移植に適した状態にし，replacement（右肝動脈の上腸間膜動脈からの分枝）の認められた肝動脈の再建を行うと，タイミングよく移植が始まり，veno-venous bypass下に脈管吻合が行われました．Bare areaを十分に焼却止血し，ドレーンを全く挿入することなく手術は午前4時に終了しました．手術時間は約6時間でした．

手術後，充実感とともにへとへとに疲れていた私たちに向かって移植外科Assistant DirectorのDr. Levyは同日昼，再び肝移植を行う予定であることを告げながら，"Welcome to America !"と誇らしげに声をかけてくれたのが印象的でした．

肝移植適用の原疾患について

実習中気がついたことの1つは肝移植が適用となる原疾患についてです．実習中の印象としてはC型肝硬変が半分，ア

ルコール性肝硬変が半分という感じでした。実際、西洋諸国では非代償期肝障害に陥る原因としてアルコール性肝障害が最も多くの割合を占めます。

臓器不足に窮している状況でアルコール性肝障害を移植の適応疾患とすることの倫理的な是非という問題がありますが、現在のアメリカでは、禁酒プログラムに参加し、6ヵ月間禁酒に成功した場合には移植の候補者としての資格を得ることができるようになっています。ただ、その後、飲酒が明らかになれば、その時点で治療は中止され、再移植が必要になった場合でもそのチャンスは与えられません。

移植の倫理について

前項でアルコール性肝障害について述べたことは、単に医療上の決まり事というレベルよりも深い意味を持っているような気がします。つまり、限られた移植臓器をどの患者に提供すべきかを決定する際に拠りどころとなる倫理的概念についてであります。

そこには3つの倫理的モデルが存在するのではないかといわれています。権利的モデル、実利的モデル、医学的モデルです。権利的モデルは、移植を受けたいと思う人が受けられるべきであるというもの。実利的モデルは、社会に対して利益があり得るか否かが患者選択において第一に考慮すべきであるというもの。実際に移植の歴史の初期では、幼い子供を持つ母親は50歳を超えた老人や糖尿病などの全身性の病気を持つ人よりも優先的に移植の候補者となったことがあったそうです。

医学的モデルは、その方法によって患者さえ利益を受けられれば良い、というものであり、現在の移植医療の大原則となっています。そして、アルコール性肝疾患の場合には、医学的モデルがある程度反映された結果になっているのです。

また、医学的モデルに基づくという意味ではUnited Network for Organ Sharing（UNOS）という臓器配分システムは、まさに、移植臓器の絶対数が不足しているなかで最大の医学的利益を達成するために生み出されたものといえます。UNOSについては詳しくは触れることができませんが、homepage*など、参照していただきたいと思います。homepage上では、アメリカにおける各臓器の移植成績、待機患者数など、様々な興味深い数字も公表されています。

＊http://www.unos.org/frame_Default.asp

生体肝移植と脳死肝移植

日本では文化的、社会情勢的理由から脳死肝移植は浸透せず、代わりに生体肝移植が発達しました。ここでおおざっぱにそれぞれの特徴を比較してみたいと思います。

〔脳死肝移植〕
(長所) 手技が比較的単純なため，血栓など，吻合に関連した術後の合併症が少ない．健康な人の体に傷をつける必要がない．身内，親類にdonorとして適当な人がいない患者にも移植の可能性がある．
(短所) 患者の状態が悪い状態で移植を行わなければならない．計画的に行えないため，患者の精神的負担も大きい．

〔生体肝移植〕
(長所) 手術を計画的に行える．
(短所) 部分肝移植のため手技が複雑であり，血栓症などが起こりやすい．グラフト肝の大きさに限界がある．身内，親類がdonorになってくれなければ移植をあきらめなければいけない．

これまで，アメリカでは脳死による移植，日本では生体間移植，というようにある意味二分された状況でしたが，アメリカでも深刻な臓器不足のため生体間移植が行われつつあります．BUMCにおいても生体肝移植プログラムがスタートし，すでに4症例が行われていました．また，日本においても症例数はごく少ないながらも，脳死肝移植が行われています．

脳死移植についてはアメリカから学ぶことが多いのはもちろんですが，逆に生体肝移植においては日本がリーダーシップをとって世界に貢献すべきことが多くあるように感じました．具体的には例えば，現在のアメリカにとっては，生体肝移植はその手技がより困難であること，また，アメリカでは右葉グラフトが一般的であり，ドナーの安全性（右葉を摘出すればドナーの体には生存に必要な肝容量の最低限しか残されないこともあり，当然生命の危険にさらされることになります）の確保が問題になることがあるといった困難さがあります．

一方，生体肝移植の経験が豊富な日本においてはこれらの点において進んでいて，尾状葉加左葉グラフト，後区域グラフトなど様々な手技が開発されおり，個々のドナーやレシピエントの状況に応じて柔軟に対応できるようになっています．

移植医療において，日本とアメリカでは社会的，文化的理由により，異なるアプローチを発達させてきましたが，臓器不足問題を解決していくために，お互いに学びあう点は多いのではないでしょうか．

実習を終えて

私たちは今回，移植外科，特に肝移植に集中して実習を行いましたが，そのことによって，日本とアメリカの比較がよ

り浮き彫りになった気がします．2週間という短期間の実習ではありましたが，アメリカの医療現場に実際に身をおくことで，アメリカの医療についてだけでなく，日本の医療についてもより客観的に見ることができたと思います．

今回の実習では脳死肝移植を勉強することが目的であって，実際，たくさん勉強させていただきました．しかし一方で，日本の移植医療も症例数は少ないながら，独自の社会環境のなかで培われた方法論を持っていて，世界の医療に貢献すべきものがある，という再発見のような認識を持てたのは予想外の収穫でした．

また，移植医療のなかで移植外科以外の部分，これは日本ではまだまだ未成熟ですが，アメリカでの充実ぶりは印象的であり，患者－医師関係の向上や患者さんの満足度に如実に反映されているようでした――一例として後掲の（参考文献）で，BUMCで肝移植を受けた日本人の方の体験記を紹介させていただきました．患者の立場からアメリカの医療について具体的にどのように感じたのかがよくわかると思います．

アメリカではこのような充実した医療を提供できる一方，資本主義の医療であるために患者間で医療較差が生じているのも現実です．肝移植は1回あたり2000万円以上の費用がかかりますが，貧しい人にとって肝移植をカバーする保険に入ることは困難です．

アメリカにしても日本にしてもそれぞれの社会状況に応じた医療システムが築かれているのが事実で，一方を他方と置き換えることはもちろんできません．それぞれに矛盾を抱えながらも学びあい，交流を深めていくことが両国の医療を良くしていくために必要なことでしょう．

*　　*　　*

今回の実習ではBUMCのスタッフの方々をはじめ，多くの方々に支援していただいたおかげで，不安のある私たちでしたが前向きに取り組み，今までになかった視野とエネルギーをいただくことができたと思います．

実習先を紹介してくださったのみならず，私たちが充実した実習を送れるよう，様々な資料や課題を提供してくださった北嘉昭先生にお礼を申し上げたいと思います．

そして，何にもまして，宿泊場所を提供してくれただけでなく，BUMC滞在中最後まで心遣いをしてくださったJohnson家の皆様にこの場をお借りしてお礼を申し上げたいと思います．

【参考文献】
1) Ronald W. Busuttil, Goran B. Klintmalm. Transplantation of the Liver. W.B. Saunders Company. 1996.
2) 萩原正人『僕はこれほどまで生きたかった』，扶桑社

パリ・アメリカ病院での
プライマリーケア短期臨床研修

千葉大医学部5年 **牧田美香**

私は2001年の3月に医学部4年次の春休みを利用してパリ郊外にあるパリ・アメリカ病院内でプライマリーケア医として開業している岡田正人先生のもとで1ヵ月の研修を行う機会を得ました．研修の応募要項を医学生のメーリングリスト上で見つけて要項どおりに日本語と英語で短い文章，CVを書き，写真を添えて応募しました．その後電話で岡田先生とお話をし，最終的に受け入れてくださることが決定しました．

国際総合病院内の日本セクション

パリ・アメリカ病院は大学病院と同等の設備を整えた仏国パリ郊外のNeuillyに立地している国際総合病院で，ヨーロッパで唯一JACHO（病院の質的管理を評価するアメリカの機関）の認定を受けています．内装はホテル並で「本当にここは病院なのだろうか」と感じてしまうほどでした．病院は187床と小さいように思われるかも知れませんが，外見は日本の300床クラスの大きさです．

それもそのはずで，そのほとんどが個室しかもシャワーとトイレ付きで快適な居住性を備えています．約500人の医師と170人の看護婦ならびにコ・メディカルスタッフが働いています．病院内の廊下ですれちがう患者さんは欧米人，アジア人やアフリカ人などと様々で，きれいに民族衣装をまとった患者さんなどもいらっしゃいました．

そもそもこの病院は，1910年にパリ在住のアメリカ人たちによって英語を話すスタッフによるアメリカ式の病院として創立されました．第一次，第二次世界大戦中は連合軍兵士の治療に大活躍をし，その後は施設の拡張が計られました．フランス政府より公共のための病院として認可を受けているため，病院の改善や拡張は主に企業の寄付によって支えられており，日本企業も貢献しているようです．

1990年には日本人患者のために，日本セクションが設立されました．そこでは日本語，フランス語，英語に堪能なスタッフによって日本人からの電話問い合わせに対応したり，フランス人あるいはアメリカ人医師が日本人患者を診察するときに通訳兼アドバイザーとして立ち会ったり，予約を入れたりしています．私

が研修していた時もこの日本セクションはいつも忙しく、ひっきりなしに電話が鳴っていました．

1995年には初めて日本人医師が導入されました．病院内でたった一人の日本人医師です．ここで開業できる条件としてはアメリカの医学界で成功を修めただけでは不十分で、フランスでフランス語による試験もパスしなければならないと岡田先生から伺いました。

診察は完全予約制で多いときで1日に15人〜20人の患者さんを診ました．ほとんどの方が日本企業の駐在員のご家族、留学生でした．旅行者も時々やって来ました．他科から紹介されてきたアメリカ人など外国人の患者さんもいらっしゃいました．診察時間は日本の大学病院と比較すると非常に長いと思います．1人の患者さんに1時間以上かけることも幾度かありました．疾患や検査についての説明を患者さんの納得いくまでおこない、患者さんも疑問や意見、また悩みなどがあればどんどん先生にお話ししてらっしゃいました．

また、ご自宅に帰られた後でさらに何か疑問や問題があったり、薬を服用しても症状に改善がみられない場合などは先生に電話で相談したりしていました．気軽に何でも主治医に相談できるのは、薬の服用の間違いなどを阻止できたりと、患者さんにとっても非常に安心できることだと思いました．

診断，検査・治療計画を英文サマリーにまとめる

研修の内容は自由です．自分自身で目標を定めて勉強していきます．私の場合、大学4年生を終えた直後で実際の患者さんと接した経験もなく、また医学知識も非常にあやふやでしたのでとりあえず以下の目標を設定しました．

1. 来院してきた患者さんの疾患について学ぶ
2. 患者さんのサマリーを英語で書けるようにする

まず、患者さんがオフィスに入ってきて先生が問診を取り始めると私は主訴と現病歴をノートに書いていきます．診断の目処がついたら処置室に移動し、先生と一緒に患者さんを診察します．

その後オフィスに戻り先生が患者さんと病気の説明や今後の治療計画について話し合っている間に、私は診察の結果、診断、検査・治療計画をノートに書いてサマリーを仕上げます．患者さんがオフィスを出ると先生が診断理由や鑑別診断、検査や治療についていろいろ教えてくれます．そして時間がある時にはノートに書いたサマリーをチェックしてもらいました．

空いている時間には先生とお話をしたり教科書を読んだりしていました．機会があれば患者さんと日本セクションのス

タッフの方について，フランス人，アメリカ人医師による診察を見学しました．また私の研修期間には1人しかいませんでしたが，入院患者さんの診察をするのも研修内容の1つです．

プライマリーケアの基本

私が研修していた時期は風邪症状を主訴として来院する患者さんが圧倒的に多かったです．その他腹痛，頭痛，下痢，アトピー，喘息，帯状疱疹，薬疹，STD，腎・尿路感染症，関節炎，膠原病など様々な疾患について，また総合診療を学ぶことができました．非常に基本的なことですが，

1. 患者さんの訴えを聞き，それに基づいてくつかの疾患を疑って診察
2. 診察にもとづいて論理的に考察して検査をオーダー
3. 検査の結果も含め診断をくだす
4. 最適で根拠のある治療計画をたてる

ということの大切さ，また難しさを知りました．知識のない私では1．の時点でつまずいてしまいます．知識がないと「こういう理由なのでこうである」と説明できません．やはり何よりもまず勉強しなくてはいけないということを痛感しました，と同時にどんどんやる気が沸いてきました．これが今回の研修のもっとも大きな成果かもしれません．

英文のサマリーを書くことによって，もちろん医学英単語を覚えることもできましたが，それ以上に上記した1.～4.のことを行うための良い訓練になりました．英文作成も難しかったのですが，論理的な文章を書くこともそれ以上に難しかったです．ケースを1つ載せてみました．

＊　　＊　　＊

岡田先生も含め病院で出会った医師やスタッフは皆さん個性的ですてきな方たちでしたので，とても楽しく毎日を過ごすことができました．また，患者さんもパリの日本人といった方々，例えばピアノや声楽科の学生，モード関係者，語学留学生などが多く印象的でした．訴えている症状もピアノ科であったら手首の痛み，声楽家であったら歌に差し障りがあるので風邪を早く治したい，胃が痛い，などと似通ったものがあり興味深かったです．

プライマリーケアは来院した患者さんを診断し，それぞれの専門の科へ振り分けなければなりません．そのためには広い分野の総合された知識を臨機応変に活用しなくてはならず，知識だけではなく経験も相当必要だと感じました．

また，この研修を申し込んだ理由として研修場所に惹かれたというのが大きかったです．週末はパリ観光にいそしんで

NOTE

A 38 year-old Italian woman presented with right finger pain.

A few weeks ago, she started to have finger pain and slight numbness bilaterally. The symptoms are worsening. Lately the pain is stronger in right hand especially at night and sometimes it spreads to right elbow and arm. Last night she woke up 5 times because of the pain. She is now in 19 weeks of pregnancy and had the similar symptom during the previous pregnancy.

- tendon reflex – symmetric and normal at UEs and LEs
- muscle strength (biceps, triceps)– normal
- phalen's sign–positive
- median nerve percussion– positive
- vibration sense– normal

Percussion over the right median nerve revealed the pain at every fingers but 5th digit.

The area, the timing of the pain and her pregnancy could suggest the diagnosis of Carpal tunnel Syndrome. The usual initial treatment for this syndrome is wearing wrist splint while sleeping, and an anti–inflammatory medication. But because of her pregnancy, she should not take that medication. So, she will wear the wrist splint for a while and see if the pain relives. If it will persist, despite of the splint, she is to have steroid injection. If steroid does not work, then she may need to be considered to have operation. Also, she is better examined TSH and T4 level. If they declined, thyroid therapy is indicated.

いました。おいしいお料理も満喫しました．よく学び，よく遊んだ1ヵ月となりました．

5年生になって大学病院での実習がはじまり，また他の病院での実習に参加したりし，あらためてパリでの研修の重要性を実感しています．1ヵ月間man-to-man指導によるアメリカ式プライマリーケア研修を経験する機会はめったにありません．また日本だけではなく

海外に目を向けてみることも必要です．実習先を紹介してくださった北嘉昭先生にお礼を申し上げたいと思います．そして何から何までお世話してくださった岡田正人先生にこの場をかりてお礼を申し上げたいと思います．

ワシントン大学での基礎医学実験入門

信州大学医学部5年　**加藤　格**

2001年2月から3月にかけて，信州大学医学部の自主研究期間を利用してSeattleにあるワシントン大学（University of Washington）＊にて，基礎医学実験入門を行った．

＊ http://www.washington.edu/medical/som/depts/

西海岸で2番目に古い歴史を持つ大学

信州大学では，臨床演習で病院に入る前の4年次1・2月に，2ヵ月間の体験を通して基礎の面白さを教えるプログラムが実施されている．毎年5人ほどが希望し教室の先生方の全く個人的な紹介を通して，海外で研修を行う．

以前より，何かと海外に興味を持っていた私ははじめから一人で海外研修を行うことを決めていた．行き先はアメリカ．これも勝手に決めていた．この期間だけでは短いのは百も承知だったので下見という位置付けのもとに，何かと引き合いに出されるアメリカとやらを実際に生活を通して体験してみたかったのだ．

Seattleは西海岸のカナダよりにあり，最近はイチローや佐々木のいるマリナーズで知られている通り，親日的な雰囲気のある街で，われわれ日本人としては治安も良く人も親切で，非常に過ごしやすい場所である．冬は雨が多く行くなら夏だと聞いていたが，異常気象のおかげで滞在中は毎日本当に気持ちの良い天気が続いた．

University of Washington（UW）は1861年に開校し150年近い歴史を持つ，西海岸では2番目に古い大学である．約86万坪もある広大なキャンパスには，博物館やギャラリーなども含めて約220もの建物があり，毎年平均して約3万5000人もの学生が受講する．

US News Onlineの大学ランキングによると，全米の医学部ランキング Top Schools in Medicineで100点中59点で第

9位（1位はハーバード大学，2位はジョンズ・ホプキンズ大学，3位はペンシルバニア大学），また，『Top Primary Care Schools』のランキングでは堂々全米第1位となるなど，医学部が最も高い評価を受けている．

私がお世話になったのは，UWのDepartment of Pathology, Schwartz Labである．ここに留学中の信州大学出身の渡辺徳先生のもとで生活やら，実験など様々なことで大変にお世話なった．

　＊http://www.pathology.washington.edu/labs/Schwartz/index.html

ノーベル賞受賞者のレクチャー

受入先のProf. Schwartzの専門は心臓血管系であり，私もその中の研究の1つに渡辺先生のお手伝いをするという形で携わり，主にPCR法や定量的PCRを用いた実験を行っていた．

ラボは全部で20人くらいで様々な人種の研究者，テクニシャンなどが働いている．ここのボスであるProf. Schwartzはサンタクロースのようなひげを生やし，かなり前に出たお腹をちょこっと服から出し時には食べ物を片手に歩く暖かい感じのする人である．教授は突然ふらっと私たちのいるデスクルームに入ってきては文化の話などをし，またふらっとどこかへ消えて行く．

そんなラボには自然とのんびりとしたアットホームな雰囲気が漂っていた．誰かの誕生日があったり，良い研究結果が出たりするとお昼くらいにラボの中でパーティをやって，お昼から飲んでいたりしていた．それでも先生方が言うには，「これから夏が来るともうラボはがらがらになり今が結構やっている時期かな」ということであった．

ラボでは各々の研究者が各々のテーマを持ち，週に1度のラボミーティングで順番に発表する．中には医学生も給料をもらって研究していた．いくら穏やかな雰囲気と言っても，やはり最先端の研究者たちであることには間違いはなく，外の人を招いてのレクチャーが頻繁に開かれ発表者が話している間にもすぐに質問が飛び，それに即答するというイメージ通りの活発な議論が交わされていた．

最も大きなレクチャーはノーベル賞受賞者のDr. J. Michael Bishopという人のものであった．印象的だったのは，このような大きなレクチャーでは，演者は必ずと言って良いほど，まずはじめに何やら気の利いたことを喋り，会場の雰囲気がかなり和んでから，本題を話し始めていたことだ．そして発表の最後には家族の写真などがスクリーンに映し出され，これまたまさにアメリカという感じであった．

残念ながら話の内容は難しく，いうなればレクチャーを見に行ったという感じであった．そうしたレクチャーには会場の前でコーヒーやクッキーが配られ，む

しろそれを楽しみにしていたと言っても良いだろう.

アジア系医学生との共同生活

研究室で隣に座っていたのは,中国人の雇われ医学生その名もトム.かなり頭の良さそうな切れ者医学生であった.

アメリカの医学部はご存じの通り,一度どこかの大学を卒業しなければ入学することができず,年齢層も高くなる.それ故いつも私が医学生だということを言うと,信じてもらえないか,こんなに若くして,こいつは凄いやつだ,ということになってしまい,その都度説明が必要であった.

UWは,5つの州で1つだけの医学部をもつ大学で入学するための倍率はかなり高い.でもこちらの医学生によると,数回の書類審査の後の学力検査で一定以上の点数をとれば面接を受けることができ,そこまで行けば後はいかにうまく自分を売り込むかが大切で,入学してくる人は,社会経験をしっかり積んだ"話し上手"ばかりだそうだ.

男女比はすでに女性が6割を占めているということで,黒人は一学年100人の中に2,3人ということ.アジア系は1割くらいであった.医学部は全部で4年間あり,2年間の基礎学習を終えると,5つの州の指定病院からそれぞれ自分の好きな病院を選んで後の2年間はそこで病院実習を行う.基礎の段階でもかなり早い時期から術後の縫合などの経験を積むらしい.授業の出席率は日本と変わらないようで,6割くらいのものもあれば,1割に満たないのもあるということであった.

ラボの夜は意外と早く,夜6時くらいになるとほとんどの人は帰ってしまう.その中でもアジア系の人は遅くまで良く研究していた.実験を終え,大学近くの学生向けのレストランで食事を取り家へ帰る.

滞在先としては,実際にシアトルに着いてから,自分の納得の行くまで宿探しを行った.結局シェアルームのようなところを選び同じ大学の南アフリカから来た白人学生ジミーとオーナーのトムとの3人で生活した.家へ帰ると日本のことやらアメリカのスラングのこと,文化のことなどを夜中まで話しこんだ.

1ヵ月はまさに飛ぶように過ぎて行った.研究室での経験もさることながら実際に外国人と生活を共にできたことは非常に有意義であった.短い期間とはいえ,アメリカの一部を垣間見ることができ,貴重な体験ができたと思う.

"Japanese Medicine in the 21st Century: An American Medical Student's Exchange Experience"

Noguchi Medical Research Institute Fellow
University of Pennsylvania School of Medicine **John J. Pan**

July 3–14, 2000 Department of Pediatric Surgery, University of Tokyo
July 17–22, 2000 Department of Cardiothoracic Surgery, University of Tokyo

In January 2000, I was honored to be chosen by the Noguchi Medical Research Institute as one of the fellows to spend one month in a hospital in Japan. My goals for exchange were to learn about the Japanese health system and the relationship between physicians and patients in Japan. Thanks to the help of the Noguchi Medical Research Institute and Dr. Joseph Green of the University of Tokyo, I was accepted as a student at the University of Tokyo Hospital for July 2000. The first two weeks would be the Department of Pediatric Surgery with Professor Hashizume and the final week at the Department of Cardiothoracic Surgery with Professor Takamoto. This month was without question one of the most exceptional experiences I have ever had. I was able to learn from the professors, faculty, fellow students, and many others. Even though this was my first visit to Japan, and I spoke only a few words of Japanese, everyone was very gracious and helpful. I feel truly blessed to have had this opportunity.

For the first two weeks of my stay, I studied at the Department of Pediatric Surgery under Professor Hashizume. Dr. Yoshihiro Kitano was in charge of planning my daily activities, and he was instrumental in making my experience as fulfilling as it was. On the first day, I was able to join Dr. Hashizume and the other medical students on rounds. Dr. Hashizume conducted rounds in English for my benefit, for which I was very thankful. At once, I was able to see many of the patients in the ward, and how Dr. Hashizume was personally attentive to every one. I was also very impressed at the questions which the students asked, which showed their breadth of knowledge. After rounds, Dr. Hashizume held a meeting in his office with all the students and asked everyone where they were from and what their interests were. We had a discussion about the women doctors in medicine. In Japan, as in the United States, women face certain obstacles and unique challenges in the field of medicine because medicine is a profession which is often rigorous and requires such dedication that women often have to choose between being a good wife or mother or being a doctor. I learned that while female enrollment is on the rise at medical schools in Japan, many specialties still reject women when they apply for further training. I commented that there were more women than men in my class at the University of Pennsylvania, which the other students in the room found very surprising.

Of course, the highlight of being at the hospital for me is the operating room. I was able to observe many procedures, and learned much from it. It is interesting that the Japanese custom of taking off one's shoes and changing into slippers applies to the operating suite as well. I think it truly imparts a ritualistic feel to entering the operating room. Some of the procedures I observed included hernia repairs, hydroceles, and a pectus excavatum repair which involved inverting the ribs. Apparently this is a procedure performed only in France and Japan. Through Dr. Kitano's efforts, I was also ablet to visit several other hospitals during this time, including Saitama Children's Hospital, and the Japanese Red Cross Medical Center. At each and every place I was introduced to and observed terrific doctors.

When health care is discussed in America today, the issues of managed care and medical mistakes will inevitably surface. I was able to learn about similarities and differences regarding these issues in Japan. In Japan, as in the United States, medical mistakes has been highly publicized by the media recently. The Institute of Medicine report estimates that over 40,000 deaths a year are the result of medical error. Although traditionally in Japan the physician is held is very high esteem and seldom questions, that is beginning to change. On the economics front, Japan is also beginning to face the problem of rising health care costs. Since it is a socialized medical system, patients usually pay only a small percentage of the fee, with the government picking up most of the tab. As costs rise, the government is plunging more and more money into the system. I spoke with a young couple who recently had their first baby. She had an uncomplicated vaginal delivery, and stayed in the hospital for one week. She was quite surprised when I told her that in our hospital, the mothers usually go home the day after delivery. Insurance companies simply will not pay for more days in the hospital. I also learned that due to the low birth rate currently in Japan, the community in which they live actually give the couple a small sum of money every month for having a baby as a way of encouraging more children.

My time in the Department of Cardiothoracic Surgery was very short, but also very enjoyable. Professor Takamoto was very friendly and I was able to observe several CABG (coronary artery bypass graft) procedures. While I was at the University of Tokyo, I also made friends with many of the students, and I was very happy to have spent the time with them. I can still remember one rainy night when we all went to a small Italian restaurant and had some very good pasta for dinner. My favorites were the Natto spaghetti, and the Uni spaghetti. It was my first taste of Natto, and I truly enjoyed it.

It wasn't all work for me in Tokyo, I had lots of fun outside of the hospital as well. One of things I truly wanted to do in Japan was to watch a baseball game. I am a huge baseball fan and had always heard that Japanese baseball fans were wild, so I wanted a taste of the action. Dr. Kitano heard about this and took me to a game between the Hanshin Tigers and the Yakult Swallows and Jingu Stadium. I learned that even though the Tigers were in last place, their fans were the craziest. In Japan, fans of opposing teams sit on different sides of the stadium. Naturally, we sat in the Tigers section. It was a very exciting game, and the Tigers prevailed in the end. There was an amazing moment before the 7th inning when all the fans blew up really long balloons and shot them onto the field. It seemed as if the entire stadium was filled with balloons. We had a great time, and I enjoyed a bowl of very good ramen after the game. It was truly a night to remember. Earlier that day we also went to Asakusa to the Sensoji Temple. It was the Hozuki Ichi festival, and I was just soaking up all the culture.

I had so many memorable moments in Japan that it would take at least 100 pages to write them all down. From riding the subway from Kokubunji where I lived to the Hongo 3-chome station every day, to having the best Sashimi in my life, to seeing the great shrines in Kyoto and having a Kaiseki feast, to visiting the earthquake memorial in Kobe, not a single week goes by that I don't wish I were back there again. I truly had the time of my life. It was a tremendous honor for me to have worked with all the doctors at the University of Tokyo, and I all the people there and at the Noguchi Medical Research Institute for the opportunity. I will definitely go to Japan again, hopefully many more times, for it will forever occupy a special place in my heart.

亀田総合病院における研修制度

千葉大学医学部5年 **道下崇史**

医学部4年次の春休みを利用して千葉県鴨川市にある亀田総合病院の循環器内科,救命救急科及び総合内科において2週間の診察・病棟見学をする機会を得ました.期間中は2年目のジュニアレジデントまたは3年目のシニアレジデントについて行動を共にしました.亀田総合病院の研修制度はスーパーローテーション方式をとっており,毎年12〜14名が採用されます.米国から招かれた研修専任医師による指導や1ヵ月間のハワイ大学における研修といった制度もあり,大変充実した研修制度となっています.*

＊メール　Ishiken@kameda.or.jp　　ホームページ　http://www.kameda.or.jp

研修制度の概要

研修医(レジデント)は2年間の初期研修において,内科(主に総合内科・循環器内科・呼吸器・神経・消化器)・小児科・麻酔科・救急救命科・外科を必須科として1年半で回り,残りの半年を将来の専門を考えて各自選択する,というプログラムになっています.2年間の初期研修の後にさらに専門研修を行う希望のある者は専門科に残ってシニアレジデントとして更に研修を続行することも可能です.

米国の研修専任医師による教育

総合診療科ではプライマリケア研修教育の専任医師(1名)を米国から招いており,週に1〜数回各研修医が担当している症例についてのディスカッションや

医学書を用いた勉強会に参加します．希望者についてはルーティーンの勉強会以外にも個人的に指導を受けることができます．英語での症例報告を行うため，英語によるプレゼンテーション力の向上を図ることができます．

ハワイ大学における研修

研修期間中，希望者は1ヵ月間のハワイ大学での研修を行う機会が与えられます．一月に1名ずつ留学しているので，本人が希望すればほぼ全員が留学することができます．アメリカの研修制度をじかに経験することができるため，将来的にアメリカでの臨床研修を視野に入れている人にとっては大変良い経験と実際に経験された先生方から伺いました．

研修への応募者について

各レジデントの出身大学はさまざまで，全国各地の国公立，私立大学の医学部卒業者から応募があります．応募者数は，平成13年度には14人の募集に対して昨年は60名の応募があったそうです．実際に採用されている研修医たちもバラエティに飛んでいて，人材が豊富な印象を受けました．自分の出身大学等の医局に所属したうえで研修に来ている方が6～7割程度です．

選考方法について

応募者に対しては毎年11月ごろに筆記試験と面接による選考が行われます．筆記試験はUSLMEのstep 2レベルの問題が50題（日本語の問題が3分の2，英語の問題が3分の1程度）出題され，時間は30分間行われます．

   ＊ ＊ ＊

研修期間中に比較的年次が上の先生方から伺ったお話で印象に残ったのは「卒後の2～3年で医者としての人生はほぼ決まる」という言葉でした．卒業後，「自分の出身大学だから」というだけで大学の医局に何となく進むのではなく，自分が将来どのような医師になりたいのかを考えたうえで多くの選択肢の中から研修施設を考える必要があると痛感しました．

ただ，それと同時に「医者の世界ではよほどの力がない限り一匹狼となるのは危険．医局には人や施設とのつながり上メリットもあるので積極的に利用すべき」との意見も複数伺いました．実際，亀田総合病院の研修医の多くが何らかの医局に所属しており，中には完全に医局を離れて乗りこんでいる研修医の方も見られましたが，どちらかというと少数派でした．

他に印象的だったことは，研修医の表情がみな「疲れていない」ということです．研修医といえば忙しさに追われて疲れ果てている，とのイメージがあったので，かなり意外な感想を持ちました．も

ちろんこれは「亀田での研修が楽である」ということではなくむしろ逆だと思いますが，彼らが異口同音に口にしていたことは「亀田は大学病院のように閉鎖的でなく，自由に自分の意見を言えて非常にやりやすい」ということでした．

また，互いに切磋琢磨して力をつけて行くのだ，といった気概も感じられました．それと同時に，過去の研修医自身が自分たちの経験から作り上げた「亀田レジデントマニュアル」には「暇を見つけてできる限り寝ること」とあり，休めるときにはできる限り休んでフレッシュな気持ちで研修に取り組むべき」との考え方が現れていると感じました．

私を含め，これから国家試験を経て医師としての第一歩を踏み出そうと考えている医学生にとって，"研修先の選択"は非常に関心の高い事項であると同時に，限られた情報の中でいかにベストの選択をするのか悩ましい事柄でもあります．今回の研修を経てたどり着いた結論は「出来る限り色々な種類の施設を実際に見，いろいろな先輩医師から話を聞いた上で自分に一番あっている研修先を選択すべき」ということでした．

* * *

最後になりましたが，今回亀田総合病院における研修の機会を与えてくださった亀田信介院長，期間中大変お世話になった医師研修部の皆様，そして数多くのアドバイスをいただき院長への推薦をしてくださった北嘉昭先生に心より感謝申し上げます．

【参考文献】
1) Kita Y, Michishita T, Takase,Y, Yoshida O, Kodama M, Ojima A, Nabeya K. Japan-North America Medical Exchange Foundation (JANAMEF) Fellowship Program: A 10-year experience. Medicine of the Americas 2001: 2: 47-50

● 資料1
2002年度JANAMEF
《研修,調査・研究助成募集要項》

助成要項(A)──研修助成
(JANAMEF-A)

1. 助成内容　医療関係者の米国・カナダ他における医療研修助成ならびに米国・カナダ他の医療関係者の日本における医療研修助成(研修期間1年以上).

2. 応募資格　2002年度(対象:2002年4月1日から2003年3月31日までに出国)に臨床研修あるいは医学研究を希望する医療関係者で,FMGEMS/USMLE・MCCEEGFMS・CGFNS等の合格者,海外での生活に直ちに順応できる程度の外国語の能力を有する人物であることが望まれます.海外での有給者(4万ドル年/以上)ならびに当財団から4年以内に助成を得た者は原則として応募資格はありません.

3. 助成人数　毎年約20数名
   助成額　　最高100万円(総額1,500万円)

4. 提出書類　①申込書(所定用紙・JANAMEF A-1, A-2, A-3, A-4による)
   ②履歴書・和文(B5サイズ/市販横書),英文(A4サイズ/書式自由)各1通
   ※注:①・②の写真は同一写真で,証明用として最近3

か月以内に撮られたもの
＊家族構成（既婚者のみ）
③健康診断書
＊応募前3か月以内で現在の健康状態がわかる程度の内容のもの
④卒業証書のコピーまたは卒業証明書
⑤専門職種免許証のコピー（縮小コピー可）
⑥USMLE等の合格証をお持ちの方はコピーを提出してください
⑦英語能力試験（TOEFL等）の点数通知書のコピー
＊TOEFLを取得されていない場合は受験し，点数通知書のコピーを選考委員会開催日までに送付してください
⑧論文リスト（主な3篇以内）をA4サイズ1枚に．
⑨誓約書（所定用紙・JANAMEF A-5による）
⑩推薦書（英文・A4サイズ）2通
＊推薦者のうち1名は当財団賛助会員であること
＊2名とも賛助会員でない場合は，どちらか1名に賛助会員になってもらってください（賛助会費・1口1万円）
＊自己・近親者などの推薦は認められません
⑪米国・カナダ他あるいは日本での研修または研究受け入れを証明する手紙
＊受け入れ先機関の代表者または指導者のサイン入りのもの，コピー可
⑫応募者一覧表作成用書式
＊在米応募者で現地での収入がある方は1年間の総額を必ず明記し，それを証明するものをつけてください
⑬上記①-⑫のセルフチェックリスト

5. 応募締切　　2002年1月末日（期日厳守）

6. 選考方法　　選考委員会が書類審査ならびに，面接の上採否を決定します．
　　　　　　　在米者は書類審査に加え，電話面接を計画しています．

7. 選考基準　　臨床研修の可能性を重視します．

8. 選考結果の通知
　　　　　　　応募者本人宛に郵便により通知します．
　　　　　　　在米者は原則として日本国内連絡先に通知します．

9. 送金方法　　合格者は出入国日を所定の連絡票によって財団に通知してください．それにもとづいて振込みます．

10. 義務　　　1) 研修開始後の近況報告（手紙や葉書で，JANAMEF NEWS掲載用）
　　　　　　　2) 研修報告
　　　　　　　＊様式は特に定めていません．A4，1枚（40字×30行くらい）日本語または英語．帰国後1か月以内）
　　　　　　　3) 賛助会員に入会
　　　　　　　4) 財団主催のセミナーや財団活動への協力等

11. 助成金の取消
　　　　　　　次に述べる行為が確認された時，助成金の取消，助成金の停止，もしくは振込まれた助成金の返却を通告します．
　　　　　　　1) 提出書類に虚偽の記載があった場合
　　　　　　　2) 医療関係者としてふさわしくない行為があった場合

調査・研究助成要項（B）——調査・研究助成
(JANAMEF–B)

1. 助成内容　日本の医療関係者の米国・カナダ他における調査・研究助成，ならびに米国・カナダ他の医療関係者の日本における調査・研究助成（在外期間1年以内）．

2. 応募資格　財団の事業目標に合致した分野での短期調査・研究を希望する医療関係者で，海外および日本での生活に直ちに順応できる人物であること．ただし当財団から4年以内に助成を得た者は対象としません．

3. 助成人数　約20名
   助成額　　10万～50万円（総額500万円）

4. 提出書類　①申込書（所定用紙・JANAMEF B–1，B–2による）
   ②履歴書・和文（B5サイズ／市販横書），英文（A4サイズ／書式自由）どちらか1通
   ※注：①，②の写真は同一写真で証明用として最近3か月以内に撮られたもの
   ③卒業証書のコピーまたは卒業証明書
   ④専門職種免許証のコピー
   ⑤米国・カナダ他および日本での調査・研究の受け入れを証明する手紙等（コピー）
   ＊受け入れ先機関の代表者または指導者のサイン入りの手紙
   ⑥推薦書（英文・A4サイズ）2通
   ＊推薦者のうち1名は当財団賛助会員であること

　　　　　　＊2名とも賛助会員ではない場合，どちらか1名に賛助
　　　　　　　会員になってもらってください（賛助会費・1口1万
　　　　　　　円）
　　　　　⑦英語能力試験の点数通知のコピー（TOEFLなど受験
　　　　　　の方は）
　　　　　⑧旅行計画書
　　　　　⑨応募者一覧表作成用書式

5．応募締切　　毎年9月末日および2月末日（期日厳守）

6．選考方法　　選考委員会が書類審査により行います．

7．選考結果の通知
　　　　　　　応募者本人宛，郵便により通知します．

8．送金方法　　財団所定の連絡票による出国または入国日の本人の通知
　　　　　　　にもとづいて振込みます．

9．義務　　　　1）調査・研究報告
　　　　　　　＊様式は特に定めていません．A4，1枚（40字×30行
　　　　　　　　くらい）
　　　　　　　＊帰国後1か月以内
　　　　　　　2）賛助会員に入会
　　　　　　　3）財団主催のセミナーや財団活動への協力等

10．助成金の取消
　　　　　　　次に述べる行為が確認された時，助成金の取消，助成金
　　　　　　　の停止，もしくは振込まれた助成金の返却を通告する．

1）提出書類に虚偽の記載があった場合
2）医療関係者としてふさわしくない行為があった場合

●問い合わせ先
（財）日米医学医療交流財団
〒160-0004　東京都新宿区四谷2-11-9-303
TEL: 03-3357-5333
FAX: 03-3357-5776
e-mail ● nichibei@cd.mbn.or.jp

● 資料2
JANAMEF助成者リスト

2000年度追加者及び2001年度助成者リスト（医師A項）

ID	Year	氏名	留学先および留学予定施設
208	2000	菊池正二郎	University of Califolnia. San Francisco
209	2000	黒田敏彦	Harvard Medical School
210	2000	佐藤和毅	University of New York at Buffalo, Hand Center
211	2000	鈴木浩一	The Burnham Institute Oncogene & Tumor Suppressor Gene Program
212	2000	増野智彦	Denver Health Medical Center
213	2000	村上正基	VA Medical Center University of California at San Diego
214	2001	荒木　尚	Hospital for Sick Children, Toronto
215	2001	猪飼秋夫	University of California at San Francisco
216	2001	入交重雄	University of Southern California School of Medicine
217	2001	片岡　亨	Center for Research in Cardiovascular Interventions, Stanford University School of Medicine
218	2001	菰方輝夫	University of Miami School of Medicine
219	2001	迫本　実	Beth Israel Deaconess Medical Center
220	2001	山藤雅之	St. Vincent's Hospital Melbourne
221	2001	島本　健	LDS Hospital, Salt Lake City
222	2001	清水直樹	The Hospital for Sick Children, Toronto
223	2001	鈴木孝明	The University of Michigan
224	2001	瀧川奈義夫	Cleveland Clinic Foundation
225	2001	中村めぐみ	Georgetown University Medical Center
226	2001	野村恭子	Harvard School of Public Health
227	2001	橋本洋之	Harvard School of Public Health
228	2001	東　尚弘	University of California, Los Angeles

229	2001	平岡栄治	University of Hawaii Internal Medicine
230	2001	藤谷茂樹	University of Hawaii
231	2001	星　寿和	Roswell Park Cancer Institiute, Buffalo
232	2001	松林景二	University of Toronto, Toronto General Hospital
233	2001	向山秀樹	Department of Urology, UCLA School of Medicine
234	2001	向山由美	Harvard School of Public Health
235	2001	森本　剛	Harvard School of Public Health
236	2001	山本貴道	New York University Medical Center, Neurosurgery
237	2001	渡辺　励	Baylor College of Medicine

＊頭のID番号は既刊『アメリカ・カナダ医学留学へのパスポート』よりの続きの番号です．

1989−2001年度
助成者リスト（医師B項）

ID	Year	名前	出張先
1	1989	青木　眞	University of Kentucky, Lexington
2	1989	落合武徳	1992; International Congress of Transplantation Society, Barcelona
3	1989	平賀聖悟	Methodist Medical Center, Dallas
4	1989	福原俊一	Harvard University, School of Public Health
5	1990	掛川暉夫	1991; 27th International College of Surgeons, San Paolo
6	1990	阪井裕一	1991; 3rd International Conference on Pulmonary Rehabilitation
7	1990	横田和彦	1990; 2nd Transplant Recipients International Organization, Meeting Youngstown, Ohio
8	1991	赤澤　晃	1992; 48th Annual Meeting of American Academy of Allergy and Immunology, Orlando, Florida
9	1991	飯倉洋治	1992; 48th Annual Meeting of American Academy of Allergy and Immunology, Orlando, Florida
10	1991	笹子三津留	1992; 17th European Federation Congress, Amsterdam
11	1991	田村正徳	Medicines Sans Frontieres, Holland
12	1991	横田和彦	University of Pittsburgh Medical Center
13	1992	甲斐達朗	University of Pittsburgh, International Resuscitation Research Center
14	1992	高木啓吾	MD Anderson Cancer Center, Thoracic Surgery
15	1992	次田　正	University of Pittsburgh, Department of Surgery
16	1993	池田俊也	University of Pennsylvania, Wharton School
17	1993	伊藤裕司	University of Western Ontario, Lawson Research Institute
18	1993	今井大洋	University of Pittsburgh, Anesthesiology
19	1993	小野充一	Memorial Sloan-Kettering Cancer Center, New York
20	1993	柏谷義宏	NIH, Lab of Metabolism and Molecular Biology
21	1993	佐藤英俊	Mayo Clinic, Rochester, Minnesota, Pain Clinic
22	1993	曽根智史	School of Public Health, Emory University
23	1993	代田浩之	Mayo Clinic Rochester, Minnesota, Cardiovascular Health Clinic

24	1993	田中和豊	Beth Israel Medical Center, Department of Medicine, New York
25	1993	寺崎充洋	University of Washington, Department of Radiology
26	1993	徳重克年	MGH Cancer Center, Boston
27	1993	永田　靖	University of Minnesota, Radiation Oncology
28	1993	西川光重	Tronto University, The Welleslay Hospital
29	1993	林　秀樹	MGH Transplantation Biology Research Center, Boston
30	1993	原口庄二郎	Mayo Clinic Rochester, Minnesota, Departemnt of Neuropathology
31	1993	ピアス洋子	The Hope Heart Institute, Seattle
32	1993	藤宮峰子	The University of British Columbia, Canada
33	1993	松本健治	Allergy Center, Johns Hopkins University
34	1993	山下雅知	Department of Surgery, University of Maryland
35	1993	山本啓雅	Department of Surgery, University of North Carolina
36	1993	渡辺浩志	Department of Physiology, Queen's University, Ontario, Canada
37	1998	伊藤史人	University of Michigan
38	1998	岡崎悦夫	Department of Public Health, The Commonwealth of Massachusetts, Boston
39	1998	金丸　浩	Children's Hospital, Los Angeles
40	1998	船矢寛治	John P. Roberts Research Institute, London Ontario, Canada
41	1998	本間洋子	Neurobehavior Infant and Child Studies, Harvard Mecical School, Childrens's Hopsital
42	1999	荒崎圭介	1999; American Association of Electrodiagnostic Medicine, Vancouver, Canada
43	1999	川口　章	State University of New York, Buffalo, Cardiothoracic Surgery
44	1999	中田智明	Albert Einstein College of Medicine, Departmnt of Cardiology
45	1999	早川幸博	Albert Einstein College of Medicine, Department of Molecular Cardiology
46	1999	前田知子	Dermatopathology Service Center, Mount Sinai Medical Center, NY
47	2000	金子文成	Motor Unit Lab, Boston University
48	2000	福西勇夫	Harvard Medical School, Brigham and Women's Hospital, Department of Psychiatry
49	2000	北　嘉昭	Baylor University Medical Center, Dallas

50	2000	高松順太	Seminar on Clinical Endocrinelogy Update in Philadelphia
51	2000	安　隆則	University of California, San Diego
52	2001	秋山和己	Mount Sinai Hospital
53	2001	阿部好弘	Liverpool Hospital Trauma Department
54	2001	石塚文平	University of Toronto, Canada
55	2001	大橋洋三	Mount Sinai Hospital
56	2001	柿澤幸成	University of Florida, College of Medicine
57	2001	庄司　剛	Harvard Medical School Massachusetts General Hospital
58	2001	白井久也	West Viginia University, Robert C. Byrd Health Science Center
59	2001	田邊晴山	University of Florida
60	2001	西　光雄	Mount Sinai Hospital
61	2001	野々村秀彦	Duke University Medical Center
62	2001	吉田裕之	Mount Sinai Hospital

1989-2001年度
助成者リスト（看護婦）

ID	Year	氏名	留学先
1	1989	長内佐斗子	University of Pittsburgh
2	1989	鈴木琴江	University of Pittsburgh
3	1989	堀尾一哉	Cleveland Clinic, University of Pittsburgh
4	1989	安岡美奈	Concordia University, Montreal
5	1989	湯浅光利	1989: NATCO meeting Arizona
6	1990	市来純子	Johns Hopkins University
7	1990	西尾万平	Cleveland Clinic, University of Pittsburgh
8	1990	原岡直美	Mount Sinai Medical Center, New York
9	1990	東山由実	University of Pittsburgh, Boston Children's Hospital
10	1990	藤森晴美	Dorset Community College
11	1991	阿部さとみ	Children's Hospital Pittsburgh
12	1991	五十嵐靖子	Thomas Jefferson University
13	1991	片山悦子	Concordia University, Montreal
14	1991	加納尚美	New York University
15	1991	拵 はつほ	The University of Calgary, Canada
16	1991	佐藤邦子	University of Pittsburgh
17	1991	田中千里	Concordia University, Montreal
18	1991	野口琴代	Concordia University, Montreal
19	1991	野辺いづみ	University of Pittsburgh
20	1991	松岡 恵	1993; 23rd International Confederation of Midwives, Vancouver
21	1992	立溝江三子	Concordia University, Montreal
22	1992	田中 恵	The Cathoric University America, Washington DC
23	1992	新野由子	Augustana College, Sioux Falls, SD
24	1992	野地有子	Massachusetts General Hospital, Boston
25	1992	橋本紀子	Concordia University, Montreal
26	1992	藤野みつ子	University of Pittsburgh

27	1992	若林光子	University of Pittsburgh
28	1993	飯田美代子	Univeristy of Limburg, Holland
29	1993	遠藤恵美子	University of Minnesota
30	1993	大西和子	University of California, San Francisco
31	1993	木村留美子	University of Pittsburgh
32	1993	中内園恵	Loyola University of Chicago
33	1993	新田静江	University of California, Los Angeles
34	1993	松岡　恵	1991; Royal College of Midwives
35	1993	吉野八重	Concordia University, Montreal
36	1994	山村真佐枝	Vanderbilt University
37	1995	石川彩子	Children's Hospital Pittsburgh
38	1996	大淀秀美	Thomas Jefferson University
39	1998	大石時子	School of Public Health, Boston University
40	1998	小平愛子ミッチェル	Johns Hopkins University
41	1998	谷口初美	Johns Hopkins University
42	1998	西川まり子	College of Mount Sinai Vincent
43	1999	和泉成子	Oregon Health Science University
44	1999	川野雅資	Queen's Medical Center, Hawaii
45	2000	宮林郁子	University of Florida

1989-2001年度
助成者リスト（歯科医，薬剤師その他医療者）

ID	Year	氏名		
1	1990	西川喜美子	（薬剤師）	Texas Medical Center, St. Luke's Episcopal Hospital
2	1990	蒔田美加	（移植コーディネーター）	Cedars-Sinai Medical Center, Los Angels
3	1992	矢永由里子	（カウンセラー）	5th National Update Conference in AIDS, San Francisco
4	1994	遠藤光宏	（歯科医師）	Massachusetts General Hospital
5	1996	秋山　徹	（薬剤師）	The Children's Hospital, Massachusetts
6	1998	坂本美佐	（臨床検査技師）	Massachusetts General Hospital
7	1999	大橋直子	（歯科医師）	Indiana University School of Dentistry
8	1999	本間真人	（薬剤師）	University of California San Francisco, School of Pharmacy
9	1999	福村雅雄	（獣医師）	Children's Hospital Research Fund, Cincinnati, Ohio
10	2000	井上相子	（薬剤師）	St. Jude Children's Resesarch Hospital, Tennese

●資料3
環太平洋・アジア基金

1. 助成内容　①日本での講演，研究並びに研修のために来日する医療関係者の助成
　　　　　　②日本の医療関係者で環太平洋・アジア諸国へ調査，研究並びに研修のために訪問する者の助成
　　　　　　③その他

2. 応募資格　原則として医療関係者．

3. 助成人数　1年間：5名以内
　 助 成 額　1件：50万円以内（総額200万円）

4. 提出書類　①申込書
　　　　　　②履歴書　和文または英文1通
　　　　　　③受入れを証明する手紙等（コピー）
　　　　　　④推薦者（A4サイズ）2通．推薦者のうち1名は当財団賛助会員であること
　　　　　　⑤旅行計画書
　　　　　　⑥応募者一覧表作成用書式

5. 応募締切　毎年6月30日及び12月10日

6. 選考方法　選考委員会が書類審査により行う

7. 選考結果の通知
　　　　　　応募者本人宛てに通知する

8. 支給方法　　財団所定の連絡票による出国または入国日の本人の通知にもとづいて支給する

9. 被助成者の義務
    1) 調査・研究報告（様式は特に定めていない．A4判．日本語または英語．帰国後1ヵ月以内）
    2) 財団事業の支援（賛助会員に入会，帰国後は財団主催のセミナー，財団の活動への協力等）

10. 助成金の取消
    次に述べる行為が確認された時，助成金支給の取消，助成金の停止，もしくは支給された助成金の返却を通告する．
    1) 提出書類に虚偽の記載があった場合
    2) 医療関係者としてふさわしくない行為があった場合

11. 問合せ先　　財団法人　日米医学医療交流財団
    〒160-0004　東京都新宿区四谷2-11-9-303
    Tel: 03-3357-5333
    Fax: 03-3357-5776
    e-mail ● nichibei@cd.mbn.or.jp

●資料4
AMPPフェローシップ

　（株）エイエム・ピーピーは，米国の最先端医療の情報提供と最上級クラスの病院，専門医を紹介することにより，米国での治療の機会を日本の皆様にご紹介する会社として，米国のアーマック社の要請により設立された会社です．

　アーマック社（AAMAC：アジア・アメリカン・メディカル・アシスタンス・カンパニー）は，米国の医療大学・医療機関や全米唯一の医療専門TV局等と提携し，米国国民以外の人々に対しても，最先端医療の治療の機会を作っています．

　（株）エイエム・ピーピー社は，米国のアーマック社（AAMAC）との提携において，医学留学の受入体制の準備を進めています．

　私どもでは次の病院に対して医学留学の問い合わせが可能です．

1. The University of Texas Southwestern Medical Center
   Dallas, Texas
   * http://www3.utsouthwestern.edu/

2. Zale Lipshy Hospital, University Southwestern Medical Center
   Dallas, Texas
   * http://www.zluh.org/

3. Cedars-Sinai Medical Center
   Los Angeles, California
   * http://www.csmc

4. Emory University School of Medicine
   Atlanta, Georgia
   * http://www.emory.edu/

医学留学を希望される方は履歴書を用意され下記に連絡ください．

（株）エイエム・ピーピー
担当　二宮紀治
〒102-0085　東京都千代田区六番町1番地　番町一番館
Tel: 03-3512-0699
Fax: 03-3512-0710
e-mail ● ninomiya@ampp.co.jp
URL ● **http://www.ampp.co.jp**

●資料5
助成団体への連絡および,留学情報問い合わせ先

財団法人　日米医学医療交流財団
JAPAN-NORTH AMERICA MEDICAL EXCHANGE FOUNDATION (JANAMEF)

〒160-0004 東京都新宿区四谷2-11-9-303

Tel: 03-3357-5333

Fax: 03-3357-5776

e-mail ● nichibei@cd.mbn.or.jp

URL ● http://plaza27.mbn.or.jp/~nichibei

米国財団法人　野口医学研究所（本部）
NOGUCHI MEDICAL RESEARCH INSTITUTE (NMRI)

3600 Market Street, Suite 350, Philadelphia, PA 19104-2644, USA

Tel: +1-215-387-1888

Fax: +1-215-387-1077

e-mail ● nmri@libertynet.org

米国財団法人　野口医学研究所（東京本部）

〒105-0001 東京都港区虎ノ門1-20-7 興武虎ノ門ビル5F

Tel: 03-3501-0130

Fax: 03-3580-2490

e-mail ● nmri-jpn@mx1.alpha-web.ne.jp

URL ● http://www.noguchi-net.com

＊野口医学研究所（東京本部）は,2002年1月末をもちまして下記住所へ移転いたします。　〒113-0034 東京都文京区湯島4-1-13 ルネ湯島ビル4F

東京海上メディカルサービス（株）
THE TOKIO MARINE MEDICAL SERVICE CO., LTD.

窓口／医療本部長　西元慶治

〒100–0005 東京都千代田区丸の内1–2–1 東京海上ビル新館11階

Tel: 03–3214–1808

Fax: 03–3214–3806

e-mail ● tms-nish@wb3.so-net.ne.jp

URL ● http://member.nifty.ne.jp/TMS-DOCTOR/index.htm

カプラン・エデュケーショナルセンター・ジャパン

窓口／ディレクター　平間健治

〒107–0052 東京都港区赤坂7–2–21 草月会館 8F

Tel: 03–3403–3546

Fax: 03–3403–3547

e-mail ● k-hirama@kaplan.ac.jp

URL ● http://www.kaplan.ac.jp

● あとがき ●

> JANAMEF常務理事，出版・広報委員会委員長　**遠藤直哉**
> JANAMEF評議員　**北　嘉昭**

　日米医学医療交流財団は1988年以来，350人を越える医師やコメディカルが主として北米に留学する際の経済的援助を行ってきた．助成を受け留学を終えて帰国したフェローが留学先でした仕事を日本でどのように生かしているか，あるいは，現在北米で行われている医療のstate of the artとはどのようなものなのかということは，医学生や医師だけでなく患者や多くの方々の興味もそそるだろう．

　これからも毎年出版される予定の「日米医学交流シリーズ」は基本的には日米医学医療交流財団の業績の年次報告である．しかし，前述のような要望に応えるためには，本誌の読者層は，受益者である患者に始まって，医学生から教授に至るまでの広い範囲を対象とすべきであると考えている．平たく言えば，患者にも分かりやすく，教授にも興味をもっていただけるような質の高い出版物にしたい．

　また，本誌には2000年度の日米医学医療交流財団と野口医学研究所の合同セミナー（First JANAMEF/NMRI Joint Seminar）の一部も掲載されている．今後も続けられるであろう合同セミナーは，両財団の具体的な貢献内容をより多くの人に知ってもらうために，財団のフェローが留学先で行った仕事や北米の最新情報についてレポートする場である．すなわち，その発表内容のエキスが「日米医学交流シリーズ」として出版されていくだろう．これらの事業こそが，財団が行うべき最も重要な社会的責務であると言っても過言ではない．

　さて，2001年度の「日米医学交流シリーズ」の編集を終えるにあたって，僭越ではあるが「文章に著すことの重要性」と「教え合い学び合うことの重要性」の二点について述べてみたい．

まず，「文章に著すことの重要性」である．「こんなこと，聞いたことある，見たことある．」と口でいくら言っても何も始まらない．悲しいけれども，「形」にならなければ，何もしなかったのと同じである．例えば，ちょっとしたレポートであっても，文章に書いてみてはじめて自分の至らなさが分かる．なぜなら，本当に納得のいく文章を書くためには，自分が書く量の何十倍もの他人が書いた文章を読んで物事を体系的に理解しなければならないからである．さらに，書いてみた文章が第三者の批判を受けてみてはじめて，自分が見えなかったところが見えてくる．つまり，peer-reviewに耐えうる文章を書くことは，ソクラテスが言ったように自分の「無知を知り」（つまり，自分にはどこまでが分かっていて，どこからが分からないのかを明確にする），自分の頭の整理をすることにもなるからである．

　また，医学のデータは文章（論文）となってはじめて体系化される．そして，淘汰されて生き残った論文が最終的に医学の進歩，医療の発展，ひいては人類の幸福に役立つものになる．この観点からすれば，文章を書く技術は自ずと明確になる．すなわち，得られた知見を多くの人に十分理解してもらうためには，推敲に推敲を重ねて，簡にして要を得る文章を書く必要がある．具体的には，背景と目的を明らかにし，内容は論理的でかつ余分な内容は出来る限り削って結論を簡潔明瞭に伝える文章にすべきである．さらに，得られた知見をより多くの人に知ってもらうために，論文は積極的に英文にすべきで，発行部数の多いメジャーの雑誌に投稿することも重要になってくるだろう．

　しかし他方で，恐らく何事をするにもそうなのであろうが，そのことに当事者の「心」，言い換えれば「一貫した思い入れ」がないと，人の心に訴えることは出来ない．いくら一流雑誌に論文が掲載されても，その内容に「一貫した思い入れ」，つまりその著者の個性を著す哲学がなければ，その論文の価値は半減してしまう．レオナルド・ダビンチの絵が，ベートーベンの音楽が，あるいはリンカーンの演説が，時代を超えて人の心に深く語りかけるのは，単にその技術が優れているだけではなく，

その絵や音楽や言葉に作者の「心」が如実に表現されているからだと思う．医学論文もかくあるべきで，たとえ小さな臨床のレポートであっても，その著者の心や主張がにじみ出ているものは素晴らしい．

　従って，留学を終え帰国されたフェローの方が本誌に報告書を寄稿される際には，是非とも上記のような視点を大切にして欲しい．また，同時に原稿を依頼し編集を担当する我々編集委員も肝に銘じたいと思う．

　次に，「教え合い学びあうことの重要性」である．医師の「師」は何故，「士」ではなく，教師の「師」と同じ字を書き，「先生」と呼ばれるのか．答えは簡単である．医師は患者の「師」（先生）であるだけでなく，医師同士がお互いの「師」であり「弟子」である存在だからだ．「生涯一学徒」として教え合い学び合うことこそ素晴らしい．また，当然のことながら実務家としての医師は，患者の治療を行うにあたっては，様々な角度から調査・検討をし，持てる英知と創造力のすべてを結集しなければならない．そのためには，医師は身分や立場を越えて，お互いの知識や技術を常に好奇心と向上心と謙虚さを持って教え合い学び合いながら，その成果を広く社会に普及させなければならない．この考えからすれば，教授が学生や患者から教わることもある．患者からもたらされた情報には意外に有益なものが多いことにいったい何人の医師が気付いているだろうか．

　しかしながら，人間の能力には自ずと限界がある．正直なところ日々の臨床に従事していて，自分の担当患者に専門外の疾患が見つかったとき，「誰がこの分野の第一人者なのか」はおろか，誰に聞けば問題解決の糸口が見つかるのか分からないことすら多い．残念ながら専門が違えば疾患概念さえ知らないというのが実状ではないだろうか．21世紀になって，医学が秒進分歩の勢いで進歩し，情報が氾濫し，世界がどんどん狭くなり，分化と統合が加速度的に進んでいる現状では致し方ないのかも知れない．そんな時に本誌に掲載されている情報や両財団のアラムナイの組織は，出身校や職場などの範囲をはるかに超えて役に立つ情報ネットワークになる．

本誌にも，昨年刊行された「日米医学交流2000」にも，先人とも言える財団の過去のフェローの珠玉の努力が記されている．「私の留学体験記」に留まらないこれらのレポートは，未来に読み継がれていくかも知れない．また，これから勉強や仕事を始めようとする若い人たちに夢を与えるかもしれない．

　我々は先人の英知を学ばなければいけない．なぜなら，先人の歩んできた跡に自らが進むべき道が示されることが多いからである．さらに，我々は過去を学ぶだけでなく，最新の情報をいち早く取り入れるため，感度の良いアンテナを張り巡らせる努力を常に怠ってはならない．また，できればたとえ小さくてもたとえ一つでもキラリと光るライフラークと言える分野を切り開いていきたいものである．最後に最も大切なことは，我々は先人の心意気に負けてはいけないということである．今ほどすべての面で恵まれていなかった時代に，新しい分野を切り開いていった先人の創意，工夫，熱意は大変なものであったからである．

　稿を終えるにあたり，本書籍の出版にご支援頂いた多くの方々に感謝申し上げる．その中には，患者としても多くの苦難を乗り越えられ，その患者としての実体験から，医学知識の普及の重要性を十分に理解していただき，この度の出版に私財を投じてくださった方もおられた．この場をかりて深甚なる謝意を捧げたい．

平成13年10月3日

執筆者紹介（執筆順）

本間俊一 （ほんま・しゅんいち）
和歌山県出身
1977年　ダートマス大学卒業
1981年　アルバート・アインシュタイン医科大学卒業
同　年　モンテフィオレ・メディカルセンター内科インターン
1984年　ハーバード大学医学部内科リサーチフェロー，マサチューセッツ総合病院循環器内科クリニカル兼リサーチフェロー
1986年　コロンビア大学プレスビテリアン・メディカルセンター循環器内科クリニカルフェロー
1988年　コロンビア大学医学部臨床内科講師
1992年　コロンビア大学医学部循環器内科心エコー・ラボ・ディレクターを兼任
1994年　コロンビア大学医学部臨床内科助教授
1998年　コロンビア大学医学部内科助教授
1999年より
　　　　コロンビア大学医学部内科兼循環器内科副部長

杉岡憲一 （すぎおか・けんいち）
大阪府出身
1996年　大阪市立大学医学部卒業
同　年　大阪市立総合医療センター内科系研修医
1998年　大阪市立大学医学部第一内科研究医
2000年より
　　　　コロンビア大学医学部循環器内科リサーチフェロー

西田聖剛 （にしだ・せいご）
鹿児島県出身
1986年　鹿児島大学医学部卒業
1986年　九州大学循環器内科入局，同退局
1987年　鹿児島大学第二外科入局
1997年　マイアミ大学留学
2000年　マイアミ大学外科移植部門助手

橋本洋之 (はしもと・ひろゆき)

大阪府出身
1997年 大阪大学医学医学科卒業
同　年 大阪大学医学部産婦人科入局
1998年 西宮市立中央病院産婦人科勤務
2000年 東ティモールにおける日本の保健NGO「SHARE」の活動にボランティアとして参加（6月～8月の3ヶ月間）
同　年 ハーバード大学公衆衛生院修士課程国際保健学専攻
2001年より
　　　 NTT西日本大阪病院産婦人科勤務

山本　悟 (やまもと・さとる)

三重県出身
1992年 三重大学医学部医学科卒業
1992年 徳州会湘南グループにて研修
1994年 東京医科歯科大学眼科入局
1995年 土浦協同病院眼科
1997年 出田眼科病院
1999年 東京医科歯科大学眼科
2000年 取手協同病院眼科
同　年8月より
　　　 ウィルマー眼研究所病院リサーチフェロー

Yutaka Niihara, M.D. (新原　豊)

Birthplace: Tokyo, Japan
- 1973　Arrive in Honolulu, Hawaii
- 1986　M.D. from Loma Linda University
- 1989　Completion of Residency in Internal Medicine at Kettering Medical Center in Kettering, OH
- 1992　Completion of Hematology/Medical Oncology Fellowship at Harbor—UCLA Medical Center
- 1990　Certified, American Board of Internal Medicine
- 1991　Certified, American Board of Internal Medicine/Medical Oncology
- 1992　Certified, American Board of Internal Medicine/Hematology
- 1992　Assistant Professor of Medicine, UCLA School of Medicine
- 1994　Certified, Japanese National Board of Medical Examiner
- 1998　R29 NIH FIRST Award
- 1997　Fellow, American College of Physicians
- 1999　Associate Professor of Medicine, UCLA School of Medicine
- 2000　Recertified, American Board of Internal Medicine, American Board of Internal Medicine/Medical Oncology, American Board of Internal Medicine/Hematology
- 2001　Founder, Hope Therapeutics

山田　亮（やまだ・りょう）
山口県出身
1992年　東京大学医学部医学科卒業
1992年　国立病院医療センター（現　国立国際医療センター）内科研修医
1994年　米国ミシガン大学病院内科（subintern）
同　年　同内科（house officer I II III）
1997年　American Board of Internal Medicine取得
1997年　東京大学医学部附属病院物療内科
1998年　東京大学医学部附属病院アレルギー・リウマチ内科
2000年より
　　　　理化学研究所遺伝子多型研究センター慢性関節リウマチ関連遺伝子研究チーム

武田裕子（たけだ・ゆうこ）
宮崎県出身
1986年　筑波大学医学専門学群卒業
1990年　筑波大学大学院博士課程医学研究科修了
同　年　ハーバード大学リサーチフェロー，ベスイスラエル病院総合診療科エクスターン
1991年　ハーバード大学ベスイスラエル病院内科インターン
1992年　同　　　　　内科レジデント（プライマリ・ケア専攻）
1994年　ハーバード大学感染症科フェロー，フレミングハム病院内科チーフレジデント
同　年　マサチューセッツ州開業資格（Board of Registration in Medicine）を取得
1995年　米国内科専門医資格（American Board of Internal Medicine）を取得
同　年　筑波大学附属病院呼吸器内科医員
1997年　筑波大学附属病院卒後臨床研修部講師
2000年　琉球大学医学部附属病院地域医療部講師

真野俊樹（まの・としき）
愛知県出身
1987年3月
　　　　名古屋大学医学部卒業．臨床医を経て，1995年9月　米国コーネル大学薬理学研究員その後，外資系製薬企業，国内製薬企業のマネジメントに携わる．同時に慶應大学大学院　経営管理研究科で医療政策，医療経済，国立病院管理研究所医療政策部で病院管理の研究，2000年5月から昭和大学医学部公衆衛生学専任講師，現在株式会社大和総研・企業経営戦略部・バイオ・ヘルスケア担当主任研究員，米国財団法人野口医学研究所評議員会副会長，名古屋大学医学部医療情報部客員研究員
著書：医師は変われるか―医療の新しい可能性を求めて―（はる書房），糖尿病療養指導基本トレーニング（日本医学社）
資格：医師，医学博士（内科学），内科学会認定専門医，東洋医学会専門医，臨床薬理学会認定医，医師会産業医，MBA（英国レスター大学）

町　淳二 (まち・じゅんじ)
神奈川県出身
1977年　順天堂大学卒業
1977年　沖縄県立中部病院で外科卒後研修
1981年　渡米．イリノイ大学研究留学
1984年　イリノイ大学大学院で修士号・博士号を取得
1985年　帰国後，久留米大学外科助手
1987年　再渡米．ペンシルバニア医科大学研究助教授
1989年　ペンシルバニア医科大学とピッツバーグマーシー病院で外科レジデント研修
1994年　同科チーフレジデント
1995年　ハワイ大学外科准教授
1997年　外科専門認定医を取得
2001年より
　　　　ハワイ大学医学部外科教授

谷口　誠 (たにぐち・まこと)
石川県出身
1987年　金沢大学医学部卒業
同　年　三井記念病院内科入局（内科，消化器内科）
1993年　イエール大学医学部関連ノーウオーク病院内科レジデント
1996年　イエール大学医学部関連ノーウオーク病院消化器・栄養科フェロー
同　年　American Board of Internal Medicine取得
1997年　ピッツバーグ大学消化器・肝臓病科臨床フェロー
1998年　同チーフ・フェロー
同　年　American Board of Internal Medicine/ subspecialty in Gastroenterology取得
1999年　三井記念病院消化器内科科長．現在に至る

新明裕子 (しんみょう・ゆうこ　旧姓南)
神奈川県出身
1999年　聖マリアンナ医科大学卒業
2000年　横須賀米海軍病院インターン修了
2001年　川崎市立川崎病院小児科初期研修修了
現　在　コロンビア大学St.Luke's Roosevelt Hospital Center内科研修中

伊藤澄信（いとう・すみのぶ）
東京都出身
1982年　信州大学医学部医学科卒業
1986年　信州大学大学院医学研究科卒業
1986年　国立佐渡療養所内科勤務
1987年　ニューヨーク州立大学ブルックリン健康科学センター，家庭医学科レジデント
　　　　（厚生省保健医療局臨床研修指導医海外留学生として派遣）
1989年　同科チーフレジデント
1990年　国立東京第二病院総合診療科
1993年　同病院救命救急センター副主任（併任）
1994年　ハーバード公衆衛生大学院短期留学（臨床疫学）
1997年　国立医薬品食品衛生研究所　医薬品医療機器審査センター，主任審査官国立東京
　　　　第二病院 総合診療科併任（平成10年4月より国立病院東京医療センターと改称）
1999年　国立病院東京医療センター内科医長，治験管理室長．現在に至る

山村真佐枝（やまむら・まさえ）
東京都出身
1989年　聖路加看護大学看護学部卒業
1989年　長谷川病院精神科女子急性期病棟勤務
1991年　聖路加国際病院小児科外来勤務
1992年　私立香蘭女学校中学校高等学校養護教諭として勤務
1994年　テネシー州Vanderbilt University看護学部修士課程留学．精神科看護学専攻
1996年　オレゴン州Oregon Health Sciences University，看護学部修士課程精神看護学修了
1997年　Oregon　Health Sciences University Hospital急性期精神科病棟，Oregon State
　　　　Hospital慢性期精神科病棟にてRNとして勤務
1999年　兵庫県立看護大学広域講座精神看護学助手
2001年より
　　　　カリフォルニア州ロサンゼルスNippon Medical ClinicにおいてRNとして勤務

桑原直子（くわはら・なおこ）
大阪府出身
1994年　国立療養所刀根山病院附属看護学校卒業
1994年　国立小児病院勤務(血液腫瘍，感染，アレルギー科)
1995年　オレゴン大学英語学校入学（3ヵ月）
1996年　Lane community college 編入（1年6ヵ月）
1998年　Oregon Health Science University 入学（1年9ヵ月）
1999年　Oregon Registered Nurse 免許取得
2000年　Oregon Health Sciences University 看護学部卒業，看護学士号取得
2000年　Oregon Health Sciences University 附属Doernbecherこども病院勤務（血液／腫瘍科）

東山由実 (ひがしやま・ゆみ)
東京都出身
1986年　東京都立広尾看護専門学校卒業
1986年　国立小児病院勤務（血液・感染・アレルギー科）勤務
1990年　モントリオール総合病院・モントリオール小児病院・ロイヤルビクトリア病院・ボストン小児病院・ピッツバーグ小児病院にてがん看護・臓器移植看護を研修
1991年　三井不動産株式会社新規事業部にて有料老人ホーム企画担当（1992年まで）
同　年　二葉看護学院　小児看護学講師
同　年　国立小児病院血液腫瘍科無給研究員（2001年まで）
1993年　看護学生国際交流研究会アドバイザー
2001年　放送大学教養学部卒業
現　在　伊達赤十字看護専門学校外来講師（93年〜）

順子・ミルズ（Junko M. Mills）
東京都出身
1986年　聖路加看護大学卒業．看護婦，保健婦の資格取得．
同　年　聖路加国際病院にて勤務
1993年　ロチェスター大学看護大学よりMSの学位をOncology Nursing（CNS/NP）で取得．米国RNの資格取得．
2000年　ロチェスター大学よりPhDの学位を博士論文 An Investigation of Suffering Throught the Examination of the Lived Experiences of Hospice Patients で取得
現　在　Genesee Region Home Care Hospice Advisory Board メンバー，ホスピスボランティア，フリーランス講師

谷口初美 (たにぐち・はつみ)
大分県出身
1976年　国立別府病院看護高等学校卒業
1977年　九州大学医学部附属助産婦学校卒業
1977年　順天堂大学病院勤務助産婦
1978年　東京マタニティークリニック勤務病棟婦長（〜93年）
1986年　青山学院大学英米文学科卒業
1994年　米国看護婦国家試験（RN）取得
1996年　ハワイ大学公衆衛生学部修士課程卒業
1997年　佐賀医科大学医学部看護学科臨床看護学講座講師
1999年より
　　　　佐賀医科大学医学部看護学科臨床看護学講座助教授

高松聖子 (たかまつ・せいこ)
東京都出身
1997年　東京大学医学部健康科学・看護学科卒業
1997年　東京大学医学部附属病院（整形外科）勤務
1999年　東京大学大学院医学系研究科修士課程健康科学・看護学科専攻入学，保健医療情報学教室に在籍
2001年　東京大学大学院医学系研究科博士課程進学，東京大学医学部附属病院（血液・腫瘍内科）勤務

■ Annual Review『日米医学交流』出版・編集委員■

出版・広報委員会

井上大輔
麻酔科

北 嘉昭
外科

遠藤直哉
弁護士

高瀬義昌
小児科

編集委員

青木 眞
感染症学

相馬孝博
胸部外科

青山剛和
外科

武田裕子
総合診療内科

生坂政臣
総合診療内科

谷口 誠
消化器内科

伊藤澄信
総合診療内科

津田 武
小児科

賀来玲玲
国際保健

照屋 純
血液内科

木村哲郎
内科

富江 久
麻酔科

小池 薫
救命救急

新原 豊
腫瘍／血液内科

小林恵一
内科

野村 実
麻酔科

酒井哲郎
胸部外科

町 淳二
外科

佐藤隆美
腫瘍臨床学

真野俊樹
内科・医療経済

庄司 亮
病理学

山村真佐枝
看護学

編集担当

佐久間章仁
はる書房

財団法人 日米医学医療交流財団
JAPAN–NORTH AMERICA MEDICAL EXCHANGE FOUNDATION
(JANAMEF)

1988年10月，財団法人として設立．翌1989年の5月には特定公益増進法人として認定された．北米諸国間の医療関係者の交流，医療関係者の教育ならびに保健医療の向上への寄与を主な事業目的に，医学医療研修者の留学助成，セミナーやシンポジウムなどを年に数回開催，日米両国の医学医療に関する調査助成も行なっている．医学医療研修者に対する助成は，財団設立初年度の10名を手始めに現在まで約400名に達している．

〒160-0004 東京都新宿区四谷2-11-9-303
Tel：03-3357-5333/Fax：03-3357-5776
e-mail●nichibei@cd.mbn.or.jp
URL●http://plaza27.mbn.or.jp/~nichibei

シリーズ日米医学交流◇2001 **アメリカ・カナダ 医学・看護留学へのパスポート**

2001年11月24日初版第1刷

©編　者　財団法人 日米医学医療交流財団

発行所　株式会社　は　る　書　房
〒101-0065　東京都千代田区西神田1-3-14根木ビル
Tel.03-3293-8549/Fax.03-3293-8558
振替 00110-6-33327

落丁・乱丁本はお取替いたします．　印刷 中央精版印刷／組版 ワニプラン
© JAPAN–NORTH AMERICA MEDICAL EXCHANGE FOUNDATION, Printed in Japan
ISBN 4-89984-022-5 C3047